IMMUNITÉ

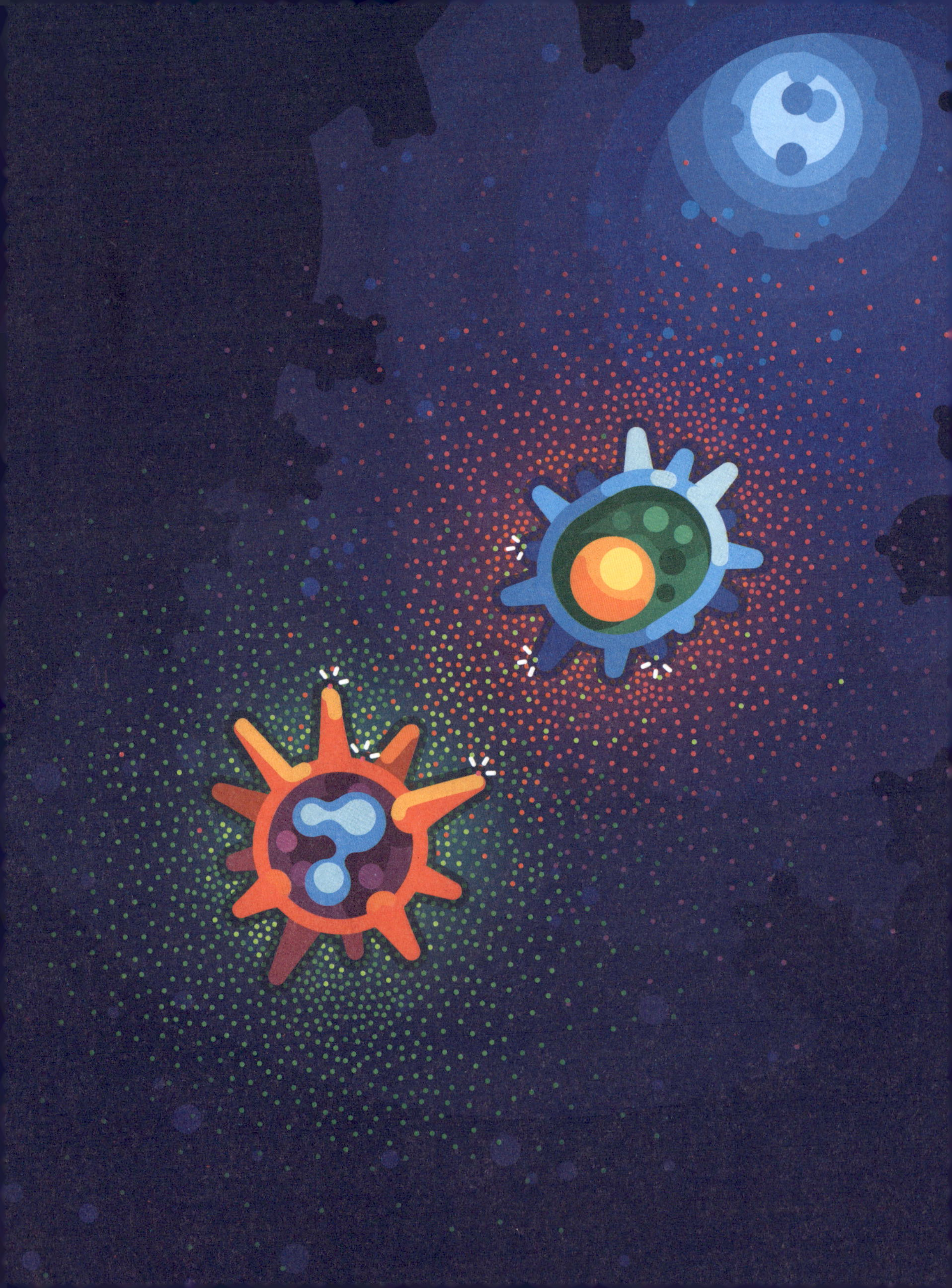

IMMUNITÉ

VOYAGE AU CŒUR DU SYSTÈME IMMUNITAIRE, NOTRE ALLIÉ SANTÉ

Philipp Dettmer

Guy **Trédaniel** éditeur
19, rue Saint-Séverin
75005 Paris

Titre original : *Immune.*
Publié pour la première fois en 2021 par Random House.

Traduit de l'anglais par Danièle Ball.

Relecture scientifique : Dr Christine Dufès,
Reader (Professeur associé) en Nanomédicaments
à l'Université de Strathclyde (Glasgow, Grande-Bretagne).

ISBN : 978-2-8132-2629-7

www.editions-tredaniel.com
info@guytredaniel.fr
www.facebook.com/editions.tredaniel
@editions_guy_tredaniel

À Cathi et Mochi

Sommaire

Troisième partie
La prise de contrôle hostile

Introduction

Imaginons que demain matin, vous ne vous sentiez pas très en forme au moment où vous vous réveillez. Vous ressentez une douleur désagréable dans la gorge, votre nez coule, vous toussez un peu. Tout en entrant dans la douche, passablement contrarié par la pensée que votre vie est tellement difficile, vous vous dites que malgré tout, votre état n'est pas assez grave pour que vous n'alliez pas au travail. Vous n'êtes pas un petit bébé pleurnichard, et votre système immunitaire ne se plaint pas. Il travaille pour vous maintenir en vie, afin que vous puissiez continuer de pleurnicher demain. Et ainsi, tandis que des intrus parcourent votre corps, tuant des centaines de milliers de vos cellules, votre système immunitaire organise des défenses complexes, communique sur de vastes distances, active des réseaux de défense élaborés et inflige une mort rapide à des millions, voire à des milliards d'ennemis. Tout cela pendant que vous êtes debout sous votre douche, quelque peu agacé.

Mais cette complexité est en grande partie cachée.

Et c'est vraiment dommage, car il n'y a pas beaucoup de choses qui ont un impact aussi crucial sur votre qualité de vie que votre système immunitaire. Il est omniprésent, vous protégeant de nuisances incommodantes telles que le rhume, les égratignures et les coupures, mais aussi de maladies potentiellement mortelles telles que le cancer, la pneumonie ou des infections tueuses comme le COVID-19. Votre système immunitaire est aussi indispensable que votre cœur ou vos poumons. Et en réalité, c'est l'un des systèmes d'organes les plus importants et les plus vastes de tout votre corps, même si nous n'y pensons généralement pas en ces termes.

Pour la plupart d'entre nous, le système immunitaire est une entité vague et nébuleuse qui obéit à des règles étranges et opaques, et dont nous avons le sentiment que quelquefois il fonctionne et quelquefois non. C'est un peu comme la météo, extrêmement difficile à prévoir et sujette à d'interminables spéculations et opinions, ce qui déclenche des actions qui nous paraissent aléatoires. Malheureusement, comme beaucoup de gens parlent du système immunitaire avec assurance sans réellement le connaître, il peut s'avérer difficile de savoir à quelle information se fier et pourquoi. Mais qu'est-ce que le système immunitaire et comment fonctionne-t-il réellement ?

Comprendre les mécanismes qui vous maintiennent en vie tandis que vous lisez ces lignes n'est pas seulement un bel exercice de curiosité intellectuelle : c'est un savoir absolument indispensable. Si vous savez comment fonctionne le système immunitaire, vous pouvez comprendre et apprécier les vaccins et la manière dont ils peuvent vous sauver la vie ou celle de vos enfants, et aborder la maladie avec un état d'esprit tout à fait différent et nettement moins craintif. Vous accorderez moins de crédit aux charlatans qui proposent des médicaments miracles totalement dépourvus de logique. Vous obtenez une meilleure compréhension des types de médicaments qui pourraient réellement vous aider lorsque vous êtes malade. Vous savez ce que vous pouvez faire pour renforcer votre système immunitaire. Vous pouvez protéger vos enfants des microbes dangereux sans trop vous stresser lorsqu'ils se salissent en jouant dehors. Et dans le cas très improbable d'une pandémie mondiale, le fait de savoir ce qu'un virus vous fait et comment votre corps le combat peut vous aider à comprendre ce que disent les experts en santé publique.

Outre tous ces aspects pratiques et utiles, le système immunitaire est aussi quelque chose de magnifique, une merveille de la nature absolument unique en son genre. Le système immunitaire n'est pas un simple outil destiné à faire disparaître votre toux. Il est inextricablement lié à quasiment tous les autres processus de votre corps, et bien qu'il soit d'une importance capitale pour vous maintenir en vie, il est probable qu'il soit aussi la partie de votre organisme qui cause votre mort prématurée, soit par défaillance, soit par excès d'activité.

Cela fait près d'une décennie que je suis fasciné et obsédé par l'incroyable complexité du système immunitaire humain. Cela a commencé à l'université où j'étudiais le traitement graphique de l'information ; je cherchais un projet pour le semestre, et le système immunitaire me semblait une bonne idée. Je me suis alors procuré une grosse pile de livres sur l'immunologie et j'ai commencé à creuser le sujet, mais, malgré toutes mes lectures, les choses ne devenaient pas moins compliquées. Plus j'apprenais, plus il semblait impossible de simplifier le système immunitaire, car chaque couche révélait plus de mécanismes, plus d'exceptions, plus de complexité.

Et c'est ainsi qu'un projet censé durer tout le printemps s'est prolongé durant l'été, puis l'automne et même l'hiver. Les interactions des parties du système immunitaire étaient trop élégantes et la danse qu'elles exécutaient trop belle pour que je parvienne à cesser d'apprendre à les connaître. Ces découvertes ont fondamentalement modifié la manière dont je vivais et dont je ressentais mon corps.

Quand j'ai contracté la grippe, je n'ai pas pu me contenter de me plaindre comme je l'avais fait jadis, car il m'a fallu observer mon corps, toucher mes ganglions lymphatiques enflés et visualiser ce que mes cellules immunitaires faisaient à ce moment-là, quelle partie du réseau était activée et comment les lymphocytes T tuaient des millions d'intrus pour me protéger. Quand je me suis coupé par inadvertance un jour dans la forêt, j'ai ressenti de la gratitude envers mes macrophages, de grandes cellules immunitaires qui chassent les bactéries effrayées et les réduisent en pièces pour protéger la plaie ouverte de l'infection. Après avoir avalé une bouchée d'une mauvaise barre de céréales et subi un choc allergique, j'ai songé tandis qu'on me transportait d'urgence à l'hôpital aux mastocytes et aux anticorps IgE, et à la manière dont ils m'avaient presque tué dans une tentative malavisée de me protéger des aliments dangereux !

À l'âge de 32 ans, on m'a diagnostiqué un cancer et j'ai dû me soumettre à diverses interventions chirurgicales, puis à une chimiothérapie. À la suite de cela, mon obsession pour l'immunologie est devenue encore plus prononcée. L'une des tâches de mon système immunitaire est de tuer le cancer. Et là, il avait échoué.

Étrangement, je ne me suis pas mis en colère et je ne me suis pas senti affreusement contrarié, car j'avais appris entre-temps à quel point c'est une tâche difficile pour mes cellules immunitaires et à quel point le cancer avait dû déployer des efforts pour les tenir en échec. Et tandis que la chimio faisait disparaître le cancer, mes pensées se tournèrent à nouveau vers mes cellules immunitaires qui envahissaient les tumeurs mourantes et les dévoraient, une cellule après l'autre.

Les affections et les maladies nous font peur et nous compliquent la vie, et j'en ai eu beaucoup dans ma vie. Mais le fait de savoir comment mes cellules – mon système immunitaire, cette partie intime et personnelle de moi-même – ont défendu l'entité que je suis, comment elles se sont battues, sont mortes, ont guéri et restauré ce corps que j'habite, m'a toujours apporté beaucoup de réconfort. Apprendre à connaître le système immunitaire a rendu ma vie meilleure et plus intéressante, et a soulagé une grande partie de mon anxiété liée à la maladie. Connaître le système immunitaire permet de toujours mettre les choses en perspective.

Grâce à cet effet positif et au plaisir d'apprendre et de lire à propos du système immunitaire, ce sujet s'est transformé en mon passe-temps permanent, car je suis finalement devenu communicateur scientifique, et la vulgarisation de notions complexes est devenue mon but dans la vie. Il y a environ huit ans, j'ai lancé Kurzgesagt – In a Nutshell, une chaîne YouTube dont l'objectif est de rendre l'information à la fois facile à comprendre et belle, tout en essayant d'être aussi fidèle que possible à la science.

Au début de l'année 2021, l'équipe de Kurzgesagt s'est agrandie au point de compter désormais plus de quarante personnes travaillant sur ce projet, tandis que la chaîne a attiré plus de quatorze millions d'abonnés et atteint environ trente millions de spectateurs chaque mois. Mais alors, si cette grande plateforme existe, pourquoi passer par l'épouvantable processus d'écriture de ce livre ? Eh bien, même si certaines de nos vidéos les plus réussies concernent le système immunitaire, j'ai toujours regretté de ne pas pouvoir explorer ce merveilleux sujet dans toute la profondeur qu'il mérite. Une vidéo de dix minutes n'est assurément pas le bon support pour cela. Ce livre est donc un moyen de transformer mon histoire d'amour de dix ans avec le système immunitaire en quelque chose de tangible qui, espérons-le, sera un moyen utile et divertissant pour en apprendre davantage sur cette éblouissante et magnifique complexité qui vous permet de survivre chaque jour.

Malheureusement, le système immunitaire est très complexe, même si ce mot n'est pas assez fort. Le système immunitaire est complexe dans le sens où l'ascension du mont Everest est une belle balade dans la nature. C'est comme prétendre qu'il serait divertissant de passer un dimanche après-midi à lire la traduction en chinois du code fiscal allemand. Le système immunitaire est le système biologique le plus complexe connu de l'humanité, à part le cerveau humain.

Plus le manuel d'immunologie que vous lisez est gros, plus les détails s'accumulent, plus il y a d'exceptions aux règles, plus le système devient complexe, plus il semble être spécifique pour toutes les éventualités possibles. Chacune de ses nombreuses parties a de multiples emplois, fonctions et domaines d'expertise qui se chevauchent et s'influencent mutuellement. Même si vous parvenez à surmonter ces défis et que vous voulez toujours comprendre le système immunitaire, vous vous heurterez à un autre problème : les humains qui l'ont décrit.

Les scientifiques ont jeté les bases de l'incroyable monde moderne dont nous avons la chance de profiter aujourd'hui grâce à un travail acharné et à une curiosité sans fin, et nous leur devons beaucoup de gratitude. Malheureusement, de nombreux scientifiques sont plutôt médiocres lorsqu'il s'agit de choisir des noms judicieux et de proposer un langage accessible pour décrire ce qu'ils découvrent. À cet égard, la science de l'immunologie est l'un des exemples les plus flagrants parmi toutes les disciplines scientifiques. Un domaine déjà incroyablement complexe est truffé de mots tels que «complexe majeur d'histocompatibilité de classe I et II», «lymphocytes T gamma delta», «interférons alpha, bêta, gamma et kappa», et «système du complément», avec des acteurs nommés «complexe C4b2a3b». Rien de tout cela ne fait qu'il est agréable de prendre un manuel et d'en apprendre davantage par soi-même sur le système immunitaire. Mais même sans cette barrière, les relations complexes entre les nombreux acteurs du système immunitaire, avec leurs innombrables exceptions et leurs règles peu compréhensibles, représentent un défi à elles seules. L'immunologie est difficile, même pour les personnes qui travaillent dans le domaine de la santé publique, même pour celles qui étudient l'immunologie, et même pour les plus grands experts en ce domaine.

Tout cela rend le système immunitaire affreusement difficile à expliquer. Si on s'aventure trop loin dans la simplification, on prive l'apprenant de la beauté et de l'émerveillement que recèle le génie évolutif de la complexité infinie qui traite des problèmes les plus cruciaux des êtres vivants. Mais si l'on inclut trop de détails, il devient vite extrêmement difficile de suivre le rythme. Tout énumérer, chaque partie du système immunitaire, serait tout simplement trop. Cela équivaudrait à raconter à quelqu'un toute l'histoire de votre vie au premier rendez-vous : c'est accablant et risquerait fort de décourager l'autre personne de sortir avec vous.

Par conséquent, mon objectif pour ce livre est de tenter de contourner prudemment tous ces problèmes. Il utilisera un langage humain et n'emploiera de mots compliqués que lorsque cela sera nécessaire. Le cas échéant, les processus et les interactions seront simplifiés, tout en restant aussi fidèles que possible à la science. La complexité augmentera et diminuera entre les chapitres, de sorte qu'après avoir reçu beaucoup d'informations, il y aura des parties plus agréables pour se détendre un peu. Et nous résumerons à intervalles réguliers ce que nous aurons appris. Je veux que ce livre permette à chacun de comprendre son propre système immunitaire et de se divertir un peu en le faisant. Et comme cette complexité et cette beauté sont profondément liées à votre santé et à votre survie, il y a de très fortes chances que vous appreniez quelque chose d'utile. Et bien sûr, la prochaine fois que vous serez malade ou que vous devrez faire face à une maladie, vous pourrez, espérons-le, appréhender votre corps sous un angle différent.

Je tiens également à préciser que je ne suis pas immunologiste, mais communicateur scientifique, et passionné par le système immunitaire. Ce livre ne fera pas le bonheur de tous les immunologistes. Ce qui est devenu évident dès que j'ai commencé mes recherches, c'est qu'il y a beaucoup d'idées et de concepts différents sur les détails du système immunitaire, et de nombreux désaccords entre les scientifiques qui soutiennent ces idées. (D'ailleurs, c'est ainsi que la science est censée fonctionner !) Par exemple, certains immunologistes considèrent certaines cellules comme des fossiles inutiles, tandis que d'autres sont d'avis qu'elles sont primordiales pour vos défenses. Ce livre est donc basé autant que possible sur des conversations avec des scientifiques, sur la littérature actuelle utilisée pour enseigner l'immunologie et sur des articles évalués par des pairs.

Pourtant, à un certain moment dans le futur, certaines parties de ce livre auront besoin d'une mise à jour. Ce qui est une bonne chose ! La science de l'immunologie est un domaine dynamique où se produisent beaucoup de choses étonnantes et où différentes théories et idées évoluent les unes par rapport aux autres. Le système immunitaire est un sujet vivant où de grandes découvertes sont encore en cours. Ce qui est formidable, car cela signifie que nous en apprenons toujours davantage sur nous-mêmes et sur le monde dans lequel nous vivons.

Avant de nous lancer dans l'exploration de ce que fait votre système immunitaire, définissons tout d'abord les grandes lignes, afin de disposer d'une base solide sur laquelle nous appuyer. Qu'est-ce que le système immunitaire, dans quel contexte fonctionne-t-il et quelles sont ces minuscules composantes qui font le véritable travail ? Après avoir examiné ces bases, nous explorerons ce qui se passe quand vous vous blessez et comment votre système immunitaire se précipite pour vous défendre. Ensuite, nous explorerons vos points les plus vulnérables et

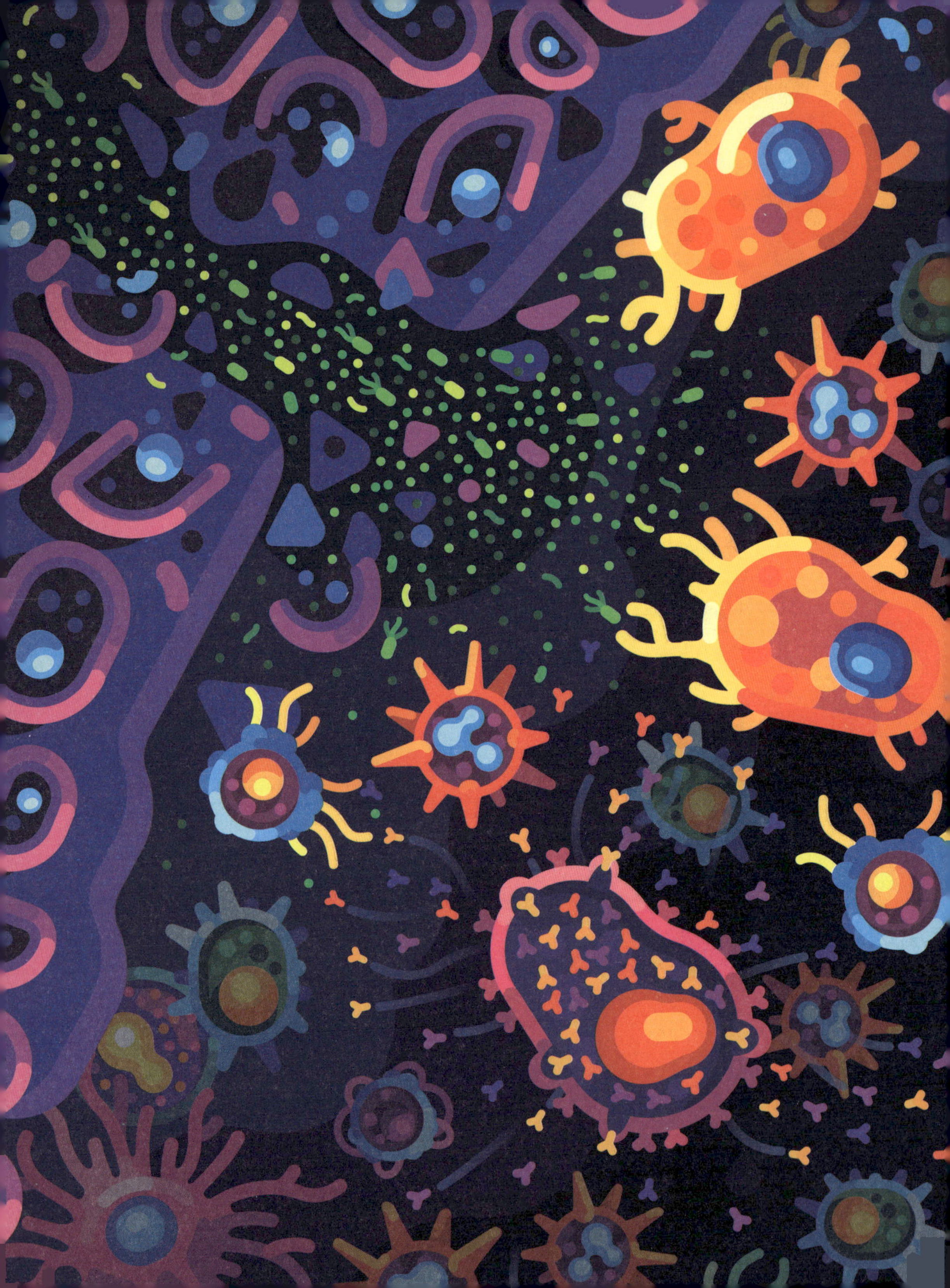

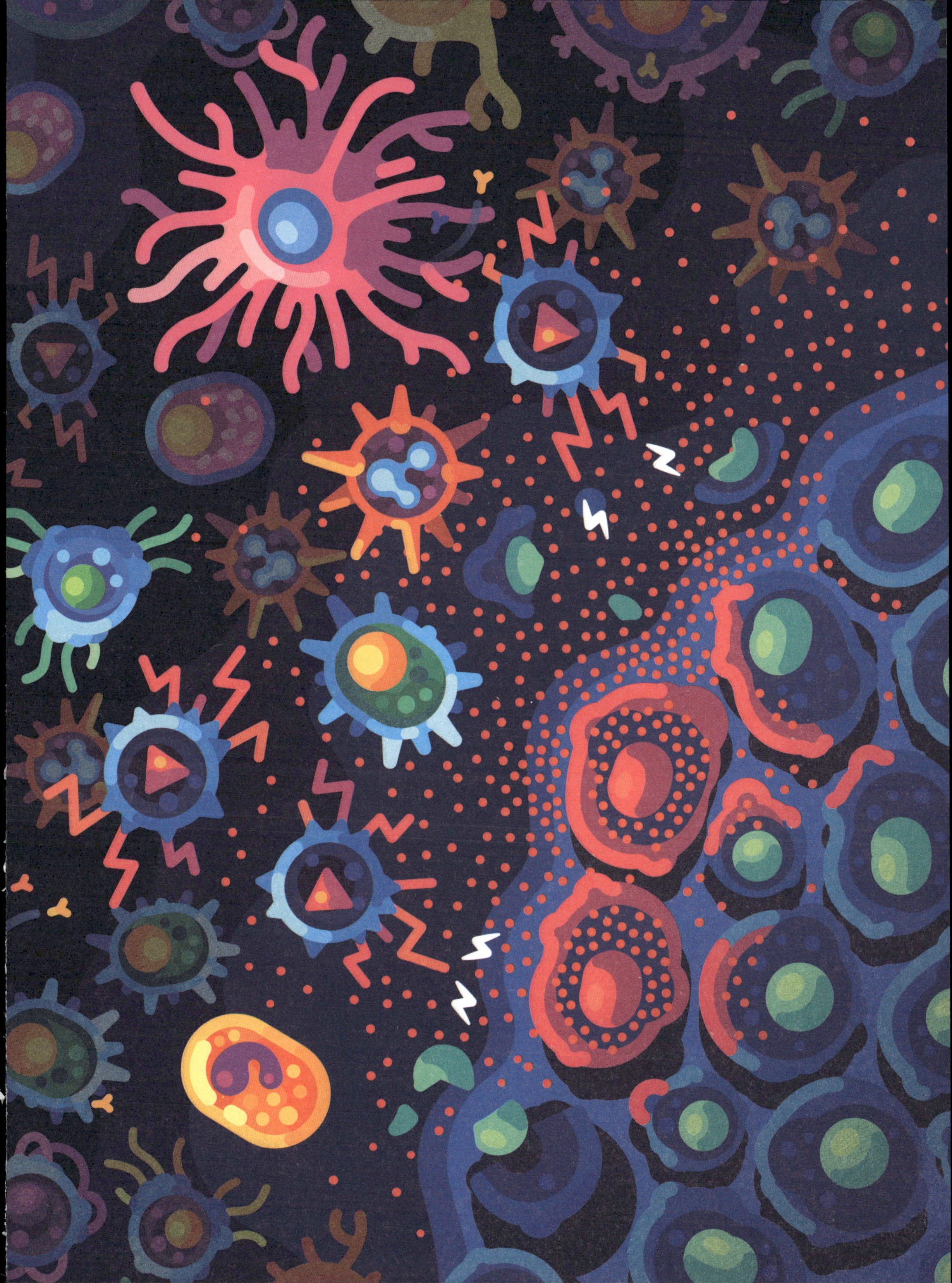

nous verrons comment votre corps se démène pour vous protéger d'une infection grave. Et enfin, nous nous pencherons sur différents troubles immunitaires tels que les allergies et les maladies auto-immunes, et nous aborderons la manière dont vous pouvez renforcer votre système immunitaire. Mais venons-en maintenant au tout début de cette histoire.

Première partie

À la découverte de votre système immunitaire

1 Qu'est-ce que le système immunitaire ?

L'HISTOIRE DU SYSTÈME IMMUNITAIRE A COMMENCÉ PAR LA VIE ELLE-même, il y a près de 3,5 milliards d'années, dans une étrange flaque d'eau, sur une planète hostile et infiniment vide. Nous ignorons ce que faisaient ces premiers êtres vivants et quel était leur objectif, mais nous savons qu'ils ont très rapidement commencé à être agressifs les uns envers les autres. Si vous trouvez que la vie est dure parce que vous devez vous lever tôt le matin afin que vos enfants soient prêts pour la journée, ou parce que votre hamburger est tiède, les premières cellules vivantes de la Terre ont quelques mots à vous dire. Tandis qu'elles cherchaient à transformer les éléments chimiques qui les entouraient en éléments utilisables et à obtenir l'énergie nécessaire pour continuer à vivre, certaines des premières cellules ont pris un raccourci. Pourquoi s'embêter à faire tout le travail soi-même quand il suffit de voler quelqu'un d'autre ? D'ailleurs, il y avait différentes manières de le faire, par exemple avaler quelqu'un d'autre tout entier, ou faire des trous dans son corps pour aspirer ses entrailles. Mais cela pouvait s'avérer dangereux, et au lieu d'obtenir un repas gratuit, vous pouviez devenir le repas de ce qui devait être votre victime, surtout si cette dernière était plus grande et plus forte que vous. Une autre manière de remporter le prix avec moins de risques pouvait être de simplement pénétrer dans son corps et de s'y installer confortablement. Manger ce qu'elle mange et être protégé par son étreinte chaleureuse. Ce serait quelque chose d'assez beau, si ce n'était pas si horrible pour l'hôte.

La stratégie de devenir performant dans l'exploitation des autres s'étant avérée valable, la capacité à se défendre contre les prédateurs est devenue une nécessité évolutive. Et ainsi, les micro-organismes se sont affrontés et battus entre eux à armes égales pendant les 2,9 milliards d'années qui ont suivi. Si vous pouviez disposer d'une machine à remonter le temps et retourner admirer les merveilles de cette compétition, vous vous ennuieriez passablement, car il n'y avait rien d'assez grand pour être visible, hormis quelques traces ténues de bactéries sur des roches humides. La Terre était un lieu assez terne pendant les premiers milliards d'années. Jusqu'à ce que la vie fasse ce qui est sans doute le plus grand saut de complexité de son histoire.

On ne sait pas exactement ce qui a provoqué le passage des cellules individuelles, le plus souvent isolées, à d'énormes collectifs travaillant en étroite collaboration et se spécialisant[1].

Il y a environ 541 millions d'années, la vie animale multicellulaire a soudain explosé et est devenue visible. Et il n'y a pas que cela, car très rapidement, elle est devenue de plus en plus diversifiée. Bien sûr, cela a engendré un problème pour nos ancêtres nouvellement évolués. Pendant des milliards d'années, les microbes vivant dans leur petit monde se sont affrontés et battus pour l'espace et les ressources dans chaque écosystème disponible. Et que sont en réalité les animaux pour une bactérie et autres créatures, sinon un très bel écosystème ? Un écosystème regorgeant de nutriments gratuits. C'est pourquoi, dès le début, les intrus et les parasites ont représenté un danger vital pour l'existence de la vie multicellulaire.

1. Même si curieusement, cela peut avoir été un effet secondaire de la maltraitance d'organismes unicellulaires les uns envers les autres. Car à un moment donné, une cellule en a avalé une autre, mais ne l'a pas dévorée. Au lieu de cela, ces deux cellules ont sans doute commencé le partenariat le plus prospère de la planète Terre, un partenariat qui est toujours aussi fort aujourd'hui. La « cellule intérieure » (que nous appelons aujourd'hui « mitochondrie ») s'est spécialisée dans la mise à disposition d'énergie pour l'hôte, tandis que la « cellule extérieure » lui offre une protection et de la nourriture gratuite. Cet accord a parfaitement fonctionné et a permis à la nouvelle supercellule de se complexifier et de devenir de plus en plus sophistiquée.

Seuls les êtres multicellulaires qui ont développé des stratégies pour faire face à cette menace ont survécu et eu la possibilité de devenir encore plus complexes. Malheureusement, comme les cellules et les tissus ne se conservent pas bien sur des centaines de millions d'années, nous ne pouvons pas observer les fossiles du système immunitaire. Mais grâce à la magie de la science, nous pouvons examiner la diversité de l'arbre de vie et les animaux qui existent encore aujourd'hui, et étudier leur système immunitaire. Plus deux créatures sont éloignées sur l'arbre de vie et partagent tout de même un aspect du système immunitaire, plus cet aspect est généralement ancien.

Ainsi, les grandes questions qui se posent sont les suivantes : où le système immunitaire est-il différent et quels sont les dénominateurs communs entre les animaux ? Aujourd'hui, quasiment tous les êtres vivants disposent d'une forme de défense interne, et à mesure que les êtres vivants deviennent plus complexes, leur système immunitaire le devient aussi. Comparer les défenses d'animaux très éloignés les uns des autres nous permet d'en apprendre beaucoup sur l'âge du système immunitaire.

Même à plus petite échelle, les bactéries possèdent des moyens de se défendre contre les virus, car elles ne se laissent pas prendre sans se battre. Dans le monde animal, les éponges, qui sont les plus élémentaires et les plus anciens de tous les animaux et qui existent depuis plus d'un demi-milliard d'années, possèdent quelque chose qui a probablement été la première réponse immunitaire primitive chez les animaux. On appelle cela *l'immunité humorale. Humor* (« humeur ») est un terme grec ancien qui signifie « fluide corporel ». L'immunité humorale est donc un tout petit truc, fait de protéines, qui flotte dans les fluides corporels à l'extérieur des cellules d'un animal. Ces protéines blessent et tuent les micro-organismes qui n'ont rien à faire là. Ce type de défense s'est avéré tellement efficace et utile que quasiment tous les animaux aujourd'hui vivants en disposent, y compris vous. Donc l'évolution n'a pas éliminé ce système, mais l'a au contraire rendu crucial pour toute défense immunitaire. *A priori*, il n'a pas changé depuis un demi-milliard d'années.

Mais ce n'était que le début. Être un animal multicellulaire offre l'avantage de pouvoir utiliser de nombreuses cellules spécialisées différentes. Ainsi, il n'a probablement pas fallu très longtemps aux animaux, en termes d'évolution, pour obtenir des cellules qui font précisément cela : se spécialiser dans la défense. Cette nouvelle *immunité à médiation cellulaire* a été une réussite dès le départ. Même chez les vers et les insectes, on trouve des soldats immunitaires spécialisés qui se déplacent librement dans le corps de ces minuscules créatures et qui sont capables de s'attaquer aux intrus de front. Plus on monte dans l'arbre de l'évolution, plus le système immunitaire devient sophistiqué. Mais dès la branche la plus ancienne de la partie vertébrée de l'arbre de vie, on voit des innovations majeures : les premiers organes immunitaires dédiés et les centres d'entraînement cellulaire, ainsi que l'émergence de l'un des principes les plus puissants de l'immunité : la capacité d'identifier des ennemis spécifiques et de produire rapidement de nombreuses armes spécifiques contre eux, puis de s'en souvenir ultérieurement !

Même les vertébrés les plus primitifs, les poissons sans mâchoire à l'air ridicule, disposent de ces mécanismes. Au fil de centaines de millions d'années, ces systèmes de défense sont devenus de plus en plus sophistiqués et raffinés. Mais en somme, ils sont les mécanismes de base et ils fonctionnent suffisamment bien pour avoir probablement existé sous certaines formes il y a environ un demi-milliard d'années. Ainsi, si les défenses dont vous disposez aujourd'hui sont assez puissantes et développées, les mécanismes sous-jacents sont extrêmement répandus et leurs origines remontent à des centaines de millions d'années. L'évolution n'a pas eu à réinventer le système immunitaire encore et encore : elle a trouvé un excellent système, puis elle l'a perfectionné.

Ce qui nous amène jusqu'à l'humanité… et à vous. Vous profitez des fruits de centaines de millions d'années de perfectionnement du système immunitaire. Vous êtes le summum du développement du système immunitaire. Cependant, votre système immunitaire n'est pas réellement à l'intérieur de vous. *Il est vous.* C'est une expression de votre biologie qui se protège elle-même et rend votre vie possible. Ainsi, lorsque nous parlons de votre système immunitaire, nous parlons de *vous.*

Mais votre système immunitaire n'est pas non plus un élément unique. C'est une collection complexe et interconnectée de centaines de bases et de centres de recrutement répartis dans tout votre corps. Ils sont reliés par une superautoroute, un réseau de vaisseaux aussi vaste et omniprésent que votre système cardiovasculaire. Plus encore, il y a dans votre poitrine un organe immunitaire dédié, aussi gros qu'une aile de poulet, qui devient moins efficace avec l'âge.

En plus des organes et de l'infrastructure, des dizaines de milliards de cellules immunitaires patrouillent sur ces superautoroutes ou dans votre circulation sanguine et sont prêtes à affronter vos ennemis dès qu'elles sont alertées. Des milliards d'autres montent la garde dans les tissus de votre corps qui bordent vos frontières extérieures, attendant que des envahisseurs les traversent. Outre ces défenses actives, vous disposez d'autres systèmes de défense constitués de quintillions d'armes protéiques que l'on peut comparer à des mines terrestres autoassemblées et flottantes. Votre système immunitaire dispose également d'universités dédiées où les cellules apprennent qui combattre et comment. Il possède quelque chose que l'on pourrait décrire comme la plus grande bibliothèque biologique de l'univers, capable d'identifier et de se souvenir de tous les envahisseurs possibles que vous pourriez rencontrer au cours de votre vie.

Par essence, le système immunitaire est un outil destiné à distinguer **l'autre** du **soi**. Peu importe si l'autre veut vous nuire ou non. Si l'autre ne figure pas sur une liste d'invités parfaitement exclusive qui accorde le libre passage, il doit être attaqué et détruit, car cet « autre » pourrait vous nuire. Dans le monde du système immunitaire, tout « autre » est un risque à ne pas prendre. Sans cet engagement, vous mourriez en quelques jours. Et comme nous l'apprendrons plus tard, malheureusement, lorsque votre système immunitaire s'engage trop ou pas assez, les conséquences en sont la souffrance ou la mort.

Bien que l'identification de ce qui est soi et de ce qui est autre soit absolument *fondamentale,* ce n'est techniquement pas l'*objectif* de votre système immunitaire. Son objectif est avant tout d'établir et de maintenir l'*homéostasie,* c'est-à-dire l'équilibre entre tous les éléments et les cellules du corps. Une chose sur laquelle on ne saurait trop insister à propos du système immunitaire est à quel point il s'efforce de conserver son équilibre et à quel point il s'efforce de garder son calme et de ne pas réagir de manière excessive. On pourrait dire qu'il recherche la paix, un ordre stable qui rend la vie agréable et facile. Ce que nous appelons la santé. La base d'une vie agréable et libre où l'on peut faire ce que l'on veut, sans être limité par la douleur et la maladie.

C'est lorsqu'elle fait défaut que l'importance de la santé devient la plus évidente. La santé est vraiment un concept abstrait, car il décrit l'absence de quelque chose. L'absence de souffrance et de douleur, l'absence de limitations. Si vous êtes en bonne santé, vous vous sentez normal, vous vous sentez bien. Une fois qu'on voit sa santé disparaître, même pour une courte période, il est difficile d'oublier à quel point on est fragile et à quel point on vit en sursis. La maladie est une réalité inévitable de la vie. Si vous avez eu de la chance, vous n'y avez pas été confronté jusqu'à présent. Si vous ou l'un de vos proches avez déjà eu à y faire face, vous savez que rien n'est plus élémentaire pour une vie agréable que d'être en bonne santé. Pour le système immunitaire, cela signifie l'homéostasie. Alors que la bataille pour rester en bonne santé est finalement futile et finira par être perdue, nous nous battons quand même pour gagner plus d'années, de mois, de jours et d'heures. Car, dans l'ensemble, il est plutôt agréable d'être humain, et cela vaut la peine de vivre cette expérience un peu plus longtemps.

Cependant, la santé est difficile à préserver, car chaque jour de votre vie, vous êtes en contact avec des centaines de millions de bactéries et de virus qui aimeraient élire domicile dans votre corps, comme nous l'avons vu pour ces organismes unicellulaires il y a des milliards d'années. Pour les micro-organismes, vous êtes un écosystème à conquérir. Un continent sans fin, plein de ressources, de terrains de reproduction et d'opportunités pour prospérer, un domicile vraiment très agréable. On peut soutenir qu'à un moment donné, ils réussiront, car lorsque vous mourrez, la décomposition de votre corps sera immensément accélérée par une armée de microbes déchaînés que vos défenses ne pourront plus contenir.

Et il vous faut vous inquiéter non seulement de la pléthore de vie qui essaie de pénétrer à l'intérieur, mais aussi de votre propre « moi » qui peut annuler par méprise le contrat social du corps : le cancer. L'une des tâches les plus importantes de votre système immunitaire est de s'assurer que cela n'arrive pas. D'ailleurs, tandis que vous lisez ce livre, quelque part en vous, une jeune cellule cancéreuse a été discrètement éliminée par vos cellules immunitaires.

Mais la partie destinée à vous protéger peut également se tromper et être perturbée. Lorsqu'il est trompé, votre système immunitaire peut aider les maladies à se propager ou protéger les cellules cancéreuses de la détection. Ou si le système est déréglé ou défectueux, il peut s'embrouiller et décider que le corps lui-même est l'ennemi. Il peut décider que le *soi* est l'*autre* et commencer à attaquer littéralement les cellules qu'il a pour mission de protéger, ce qui provoque un grand nombre de maladies auto-immunes qui nécessitent d'être constamment réprimées par des médicaments, parfois avec de sérieux effets secondaires.

Ou prenons les allergies, qui sont une réaction très intense de votre système immunitaire contre des éléments dont il ne devrait pas se soucier. Un choc allergique montre de manière frappante à quel point votre système de défense est puissant et à quel point il peut se dérégler :

une maladie peut mettre des jours à vous tuer, tandis que votre système immunitaire peut y parvenir en quelques minutes.

Et même si votre système immunitaire fonctionne comme il se doit, il peut autant être un fardeau qu'une aide : bon nombre des symptômes désagréables que vous ressentez lorsque vous êtes malade sont les conséquences du travail que réalise votre système immunitaire lorsqu'il est activé ; dans certaines maladies, les dommages les plus graves voire la mort sont provoqués par une réponse déséquilibrée à une intrusion. Par exemple, de nombreux décès dus au COVID-19 proviennent du système immunitaire faisant son travail avec trop d'enthousiasme.

Les dommages collatéraux que vos réseaux de défense vous infligent peuvent s'accumuler avec le temps et l'on pense aujourd'hui que de nombreuses maladies mortelles commencent par le fonctionnement normal de votre système immunitaire. Par conséquent, il est certes important pour votre santé d'avoir un système immunitaire rapide et agressif, mais il est tout aussi important de le maintenir sous contrôle et de l'empêcher de se dérégler et de devenir destructeur. Tout comme dans le monde humain, si vous êtes contraint de faire la guerre, vous voulez au moins qu'elle se termine rapidement et par une victoire incontestable. Vous ne voulez pas des décennies d'occupation ou de conflit qui épuisent les ressources et laissent les infrastructures détruites.

Ainsi, votre système immunitaire assume l'énorme responsabilité de vous garder en bonne santé aussi longtemps que possible. Même si la bataille sera assurément perdue à la fin, il vous importe aujourd'hui, en cet instant, qu'elle soit bien menée et avec la responsabilité nécessaire.

En résumé, la distinction entre le soi et l'autre est essentielle, l'homéostasie est le but, et il y a apparemment une infinité de possibilités pour que tout se passe mal.

Ce qui rend le système immunitaire tellement fascinant est que tout ce travail complexe doit être effectué par des éléments sans cerveau et qui, individuellement, sont relativement stupides. Et pourtant, ils sont capables de se coordonner et de réagir à des situations dynamiques qui évoluent à grande vitesse. Imaginez la Seconde Guerre mondiale, mais dix fois plus grande et sans généraux. Sur le terrain, il n'y a que de stupides soldats sans cervelle qui tentent de déterminer s'ils ont besoin de chars ou d'avions de chasse et où ils doivent se rendre. Et tout cela se passe en à peine quelques jours. C'est à cela que ressemble votre combat contre un simple rhume.

Et maintenant, découvrons votre système immunitaire, de sorte que la prochaine fois que vous entrerez dans la douche, agacé par les symptômes d'un rhume, vous pourrez au moins vous arrêter un instant pour apprécier ce qui se passe en vous avant de recommencer à vous énerver.

2 Qu'y a-t-il à défendre ?

Avant de pouvoir vraiment apprendre à connaître votre système de défense complexe, jetons un œil à ce qui doit être défendu : votre corps. Dans un premier temps, cela semble assez simple : c'est toute la zone située sous votre peau, y compris votre peau. C'est plutôt simple, non ? Mais tout comme lorsque vous regardez une planète dans l'espace, vous ne voyez jamais rien qui s'approche de l'image complète qu'on pourrait en avoir depuis l'orbite.

Alors, avant de passer à quoi que ce soit d'autre, il nous faut tout d'abord faire un voyage ensemble, dans un monde étrange et étranger, plus étrange que les profondeurs de l'océan ou qu'une planète inconnue. Un monde où aucun être vivant ne sait qu'il existe, où les monstres sont une réalité quotidienne, mais dont personne ne se soucie. Un monde vieux de plusieurs milliards d'années, qui existe en vous, en tout et en chacun, tout autour de nous, omniprésent, mais invisible. C'est le monde du minuscule, où la frontière entre mort et vivant se fait floue. Où la biochimie devient vie pour des raisons que nous ne comprenons toujours pas. Zoomons sur vous et examinons vos organes, vos tissus et jusqu'à vos éléments constitutifs les plus fondamentaux : vos cellules.

Les cellules sont des êtres vivants minuscules, elles comptent parmi les plus petites unités de vie sur Terre. Pour une seule cellule, votre corps est une planète à la dérive dans un univers hostile. Pour comprendre les dimensions énormes de votre corps, il nous faut le considérer du point de vue d'une cellule. À l'échelle d'une cellule, votre corps est une structure absolument gigantesque composée de tuyaux aussi larges que des montagnes, remplie d'océans de fluides, de torrents rapides pénétrant des systèmes de grottes complexes s'étendant sur des pays entiers. À l'exception des parties cristallisées et dures de vos os, tout l'environnement, la totalité du monde est vraiment vivante pour une cellule. Une cellule peut demander poliment à un mur de la laisser passer, puis se faufiler à travers un minuscule interstice qui se referme derrière elle. Elle peut nager dans des canaux et gravir des montagnes de chair pour se rendre là où elle doit aller.

Si vous aviez la taille de l'une de vos cellules, le corps d'un humain aurait la hauteur de quinze à vingt monts Everest empilés les uns sur les autres. Ce serait une montagne de chair d'au moins cent kilomètres de haut qui s'étendrait dans l'espace. Si vous êtes près d'une fenêtre, prenez une seconde et regardez le ciel. Essayez d'imaginer cela durant un instant, un géant tellement grand que des avions de ligne s'écraseraient contre ses jambes, et sa tête serait si loin au-dessus de vous que vous ne pourriez pas même la voir.

Les cellules de votre système immunitaire sont chargées de défendre tout *cela*. En particulier les points faibles par lesquels les intrus pourraient y pénétrer, c'est-à-dire principalement les frontières, les *parties extérieures* du corps. Lorsque vous pensez à ces *parties extérieures*, la première chose qui vous vient à l'esprit est bien sûr votre peau. La surface totale de votre peau est d'environ deux mètres carrés (environ la moitié de la taille d'une table de billard) et, heureusement, elle n'est pas si difficile à défendre, car la majeure partie est constituée d'une barrière dure et épaisse recouverte de son propre système de défense. Elle semble douce, mais il est assez difficile de la transpercer quand elle est intacte.

Vos *véritables* points faibles face aux infections sont vos muqueuses, c'est-à-dire la surface qui tapisse votre trachée et vos poumons, vos paupières, votre bouche et votre nez, votre estomac et vos intestins, votre appareil reproducteur et votre vessie. Il est difficile d'indiquer leur superficie totale, car les chiffres varient grandement d'une personne à l'autre, mais en moyenne, un adulte en bonne santé a environ deux cents mètres carrés de muqueuses (à peu près la surface d'un court de tennis), dont la majeure partie est située dans vos poumons et dans votre tube digestif.

Peut-être pensez-vous que vos muqueuses sont vos parties intérieures. Mais ce n'est pas vrai, vos muqueuses sont des parties extérieures. Si nous examinons honnêtement ce que vous êtes, vous n'êtes en réalité rien de plus qu'un tube complexe. Certes, un tube qui peut se fermer aux deux extrémités. Et qui est aussi humide, visqueux et dégoûtant.

Vos organes reproducteurs, vos narines et vos oreilles sont des orifices supplémentaires, des entrées vers de grands tunnels et des systèmes de grottes supplémentaires qui vous traversent. Tous ces lieux sont vos frontières directes, vos points de contact avec le monde extérieur. Votre corps est simplement enroulé autour d'eux. Ces parties extérieures, à l'intérieur de vos parties intérieures, sont des surfaces par lesquelles des millions d'intrus tentent de pénétrer en vous chaque jour. Cela fait beaucoup de terrain à défendre quand on a la taille d'une cellule. Pour vos cellules, la surface des muqueuses est aussi grande que l'Europe centrale ou le centre des États-Unis le sont pour vous. Construire des murs frontaliers ne suffirait pas, puisqu'elles n'ont pas à défendre que les frontières, mais *toute la surface*! Ce n'est pas comme si des intrus tentaient d'entrer juste sur les bords. Ils pourraient en quelque sorte s'y laisser tomber avec des parachutes. Vos cellules doivent donc défendre tout le continent. La totalité de sa surface.

Pourtant, il est beaucoup plus facile d'attraper un ennemi sur un de ces points qu'ailleurs. Par exemple, si on prenait tous les vaisseaux sanguins et capillaires de votre corps et qu'on les disposait en ligne droite, ils auraient une longueur impressionnante de 120 000 kilomètres, soit trois fois la circonférence de la Terre, avec une superficie

Votre corps est un tube.

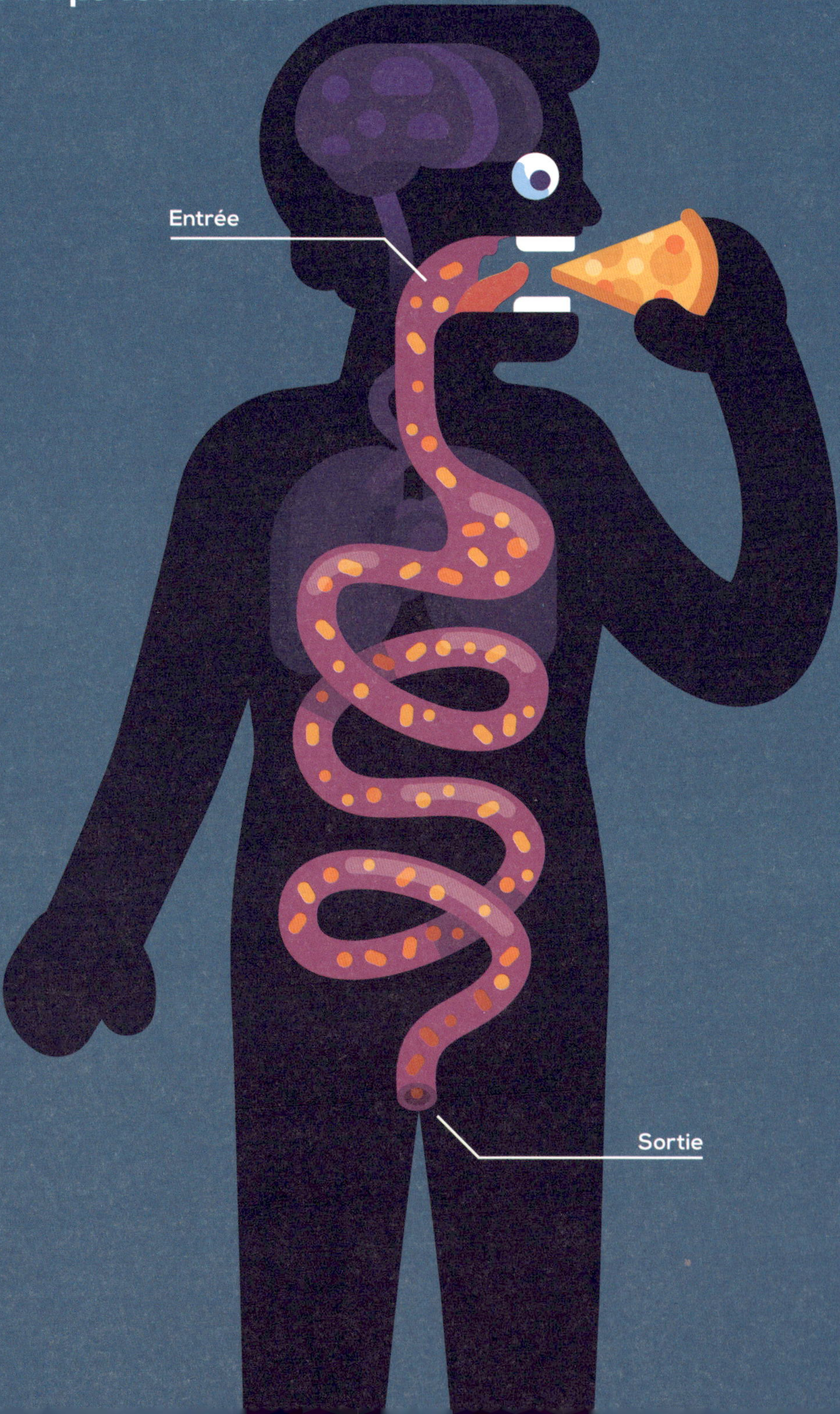

d'environ 1 200 mètres carrés. Alors, il vaut mieux attraper les ennemis aux frontières, qui sont nettement plus petites et donc plus faciles à défendre. Mais plus faciles ne veut pas dire faciles.

Réalisons une expérience amusante et imaginons que nous voulons construire un corps humain à l'échelle, mais à partir de personnes réelles comme vous. Des humains vivants qui respirent, juste pour voir quel genre de dimensions délirantes nous trouvons ici.

Tout d'abord, nous avons besoin de beaucoup de monde pour réaliser cela. Un corps humain moyen est composé d'environ *quarante mille milliards de cellules.* En chiffres, quarante mille milliards s'écrit : 40 000 000 000 000. Un nombre réellement impressionnant. Si nous voulons que vos cellules soient représentées par des humains, nous avons besoin de plus de cent fois plus de personnes que celles qui ont vécu au cours des 250 000 ans d'histoire de l'humanité. Tentons de visualiser cela. À l'heure actuelle, environ 7,8 milliards de personnes sont en vie. Si nous les mettions côte à côte, elles ne couvriraient étonnamment qu'une superficie d'environ 1 800 kilomètres carrés, c'est-à-dire un peu plus que la superficie de Londres. Pour obtenir quarante mille milliards de personnes, il nous faut multiplier ce chiffre par 120[1].

1. Et ce n'est que la moitié de l'histoire, parce que votre corps héberge des bactéries dont vous avez besoin pour survivre. Combien sont-elles ? Une bactérie pour chacune des quarante mille milliards de cellules de votre corps (ce qui s'avère être une assez bonne approximation en termes de taille ; si vous aviez la taille d'une cellule corporelle moyenne, une bactérie aurait à peu près la taille d'un lapin). Imaginons-les comme des bébés lapins pour rendre l'idée moins terrifiante. La plupart de ces adorables lapins vivent dans votre intestin. Dans cette grotte gigantesque, 36 trillions de lapins vivent leur vie, mourant et se reproduisant constamment, décomposant des morceaux de nourriture de la taille de gratte-ciel afin qu'ils puissent être distribués à tous les habitants du continent de chair. Les quatre autres trillions de lapins rampent sur votre peau, se trouvent dans vos poumons, sautent par-dessus vos dents et votre langue, nagent dans le liquide de vos yeux, entrent dans vos oreilles et en ressortent. Nous en parlerons plus tard, mais pour l'instant, imaginez-vous comme étant couvert d'adorables lapins qui sont vos amis et qui n'ont en tête que votre meilleur intérêt.

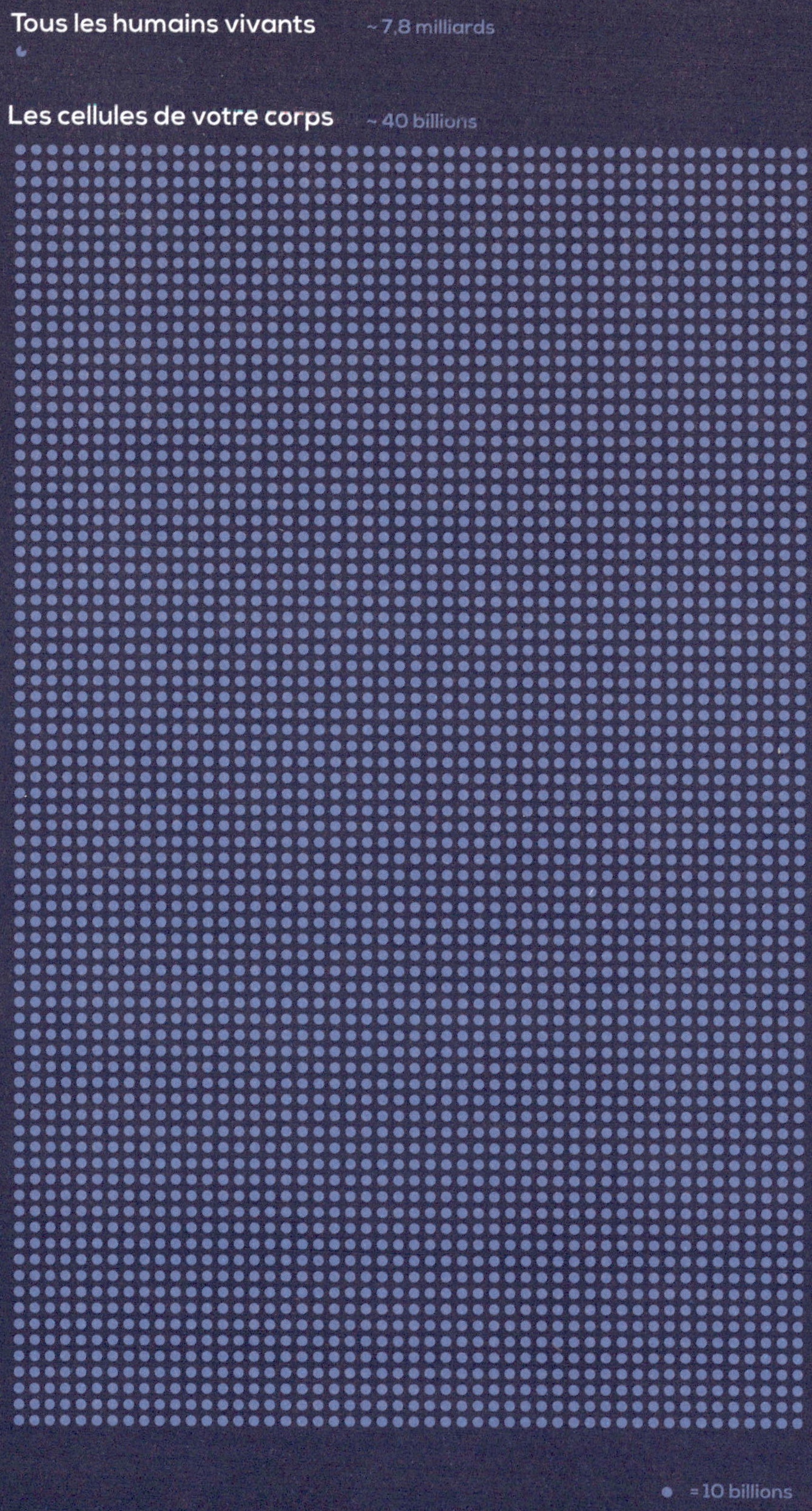
Tous les humains vivants
~ 7,8 milliards
Les cellules de votre corps
~ 40 billions
= 10 billions

Ainsi, nous avons maintenant quarante mille milliards d'individus, debout côte à côte. Cet océan d'individus couvrirait tout le Royaume-Uni, jusqu'au moindre recoin, lacs et montagnes inclus. Pour créer un corps à l'échelle, composé d'individus représentant des cellules, il nous faut les empiler jusqu'à ce que des billions d'individus se tiennent debout les uns sur les autres, se tenant la main et reliant leurs bras, formant des structures vivantes. Un géant fait de chair s'élève à cent kilomètres dans le ciel, atteignant la limite de l'espace. Ce géant est composé de cavernes aussi vastes que de petits pays, d'os aussi denses et larges que des montagnes, il est rempli de grottes et de tunnels intriqués. Ses artères sont remplies d'océans de fluides et d'individus transportant de la nourriture et des réservoirs d'oxygène jusqu'au dernier recoin. Si vous étiez un globule rouge, ou dans ce cas un « individu à sang rouge », vous parcourriez la distance de Paris à Rome et retour une fois par minute dans un courant pompé par un cœur aussi grand qu'une ville. Tout cela pourrait être parfait. Tout le monde travaillerait de concert pour garder en vie la montagne de chair, et par conséquent se garder en vie soi-même.

Mais l'énorme richesse en ressources et en nourriture et l'abondance d'espaces humides et chauds sont tout simplement trop attrayantes. Le géant n'a pas seulement la taille d'un continent pour ses habitants, mais aussi pour les visiteurs indésirables. Ce sont littéralement des milliards de parasites qui tentent de pénétrer à l'intérieur du géant de chair. Certains sont aussi gros que des éléphants ou des baleines bleues, et leur objectif est de pondre des œufs géants pour que leurs petits puissent se régaler des pauvres individus qui composent les tissus. D'autres sont de la taille de ratons laveurs ou de rats, et désireux de voler la nourriture et de faire de ce géant leur domicile permanent pour y élever des générations de leur progéniture. Ils n'ont peut-être pas l'intention de nuire aux individus qui composent ce corps, mais ils le feront en déféquant partout, rendant la vie exécrable. La vermine la plus dégoûtante à laquelle notre géant de chair doit faire face chaque jour est constituée de milliards d'araignées qui veulent entrer dans la bouche ou les oreilles des individus pour se reproduire dans l'estomac de leurs victimes. Pour un géant composé de milliers de milliards d'individus, en perdre quelques-uns ici et là n'est pas vraiment dangereux. Mais si la vermine était autorisée à procréer librement, cela pourrait signifier sa fin. L'idée n'est-elle pas épouvantable ?

C'est ce à quoi vos cellules font face jour et nuit, depuis votre naissance jusqu'au jour de votre mort. Rester en vie n'est pas une chose à considérer comme acquise. Mais ne laissez pas cette idée d'être attaqué vous affliger outre mesure. Vous n'êtes pas qu'une montagne de chair à conquérir. Heureusement, dans cette lutte pour la survie, vous avez un formidable allié, sauf que, comme nous le savons désormais, nous ne le chérissons pas et ne le célébrons pas autant qu'il le mérite : votre système immunitaire.

Il fait de vous une forteresse. Et plus encore, une forteresse remplie de milliards de soldats parmi les plus efficaces et les plus féroces de l'univers. Ils ont à leur disposition d'innombrables armes qu'ils utilisent sans pitié. L'armée de votre système immunitaire a déjà tué des milliards d'ennemis et de parasites dans votre vie, et elle est prête à en tuer des milliards ou des millions de milliards de plus.

3 Que sont vos cellules ?

Jusqu'ici, nous avons beaucoup parlé des cellules et nous le ferons plus encore dans la suite de cet ouvrage. Afin de comprendre votre corps, votre système immunitaire et les maladies qu'il combat, du cancer à la grippe, il faut une compréhension de base de ses éléments constitutifs. Il faut savoir que les cellules sont probablement l'élément le plus fascinant de la biologie. Après ce chapitre, nous ferons à nouveau un zoom arrière et nous examinerons votre système immunitaire pour de bon.

Mais qu'est-ce qu'une cellule et comment fonctionne-t-elle ?

Comme nous l'avons dit, les cellules sont les plus petites unités de la vie : des entités que nous pouvons clairement identifier comme vivantes. La définition de la vie est en elle-même une grande affaire très compliquée, à mettre le cerveau en surchauffe. Nous la reconnaissons lorsque nous la voyons, mais elle est extrêmement difficile à définir. En général, on lui attribue quelques caractéristiques : quelque chose de vivant se sépare de l'univers qui l'entoure. Quelque chose de vivant a un métabolisme, ce qui signifie que cela absorbe les nutriments de l'extérieur et se débarrasse des déchets internes. Cela répond à des *stimuli*. Cela grandit et peut se reproduire. Les cellules font tout cela. Et vous êtes presque entièrement constitué de cellules. Vos muscles, vos organes, votre peau et vos cheveux sont constitués de cellules. Votre sang en est rempli. Aussi petites qu'elles soient, elles ne sont pas conscientes, elles n'ont pas de libre arbitre, de sentiments ou d'objectifs et elles ne prennent pas de décisions actives. En un mot, les cellules sont des robots biologiques, entièrement pilotés par des myriades de réactions biochimiques guidées par les parties encore plus petites dont elles sont constituées.

Vos cellules possèdent des « organes » appelés organites, tels que le noyau, le centre d'information de votre cellule, une structure assez grande avec sa propre paroi protectrice qui abrite votre ADN, votre code génétique. Il y a des mitochondries, des générateurs qui transforment la nourriture et l'oxygène en énergie chimique permettant à vos cellules de fonctionner. Il y a un réseau de transport spécialisé, un centre de conditionnement, des pièces pour la digestion et le recyclage, des centres de construction. Quand on étudie les cellules, elles sont souvent illustrées comme des sortes de sacs vides remplis de ces organites. Mais cette image donne une fausse impression de l'activité complexe dont elles sont le théâtre. Regardez autour de vous dans la pièce où vous êtes assis en cet instant[1].

Imaginez maintenant que cette pièce est remplie de choses de bas en haut. Des millions de grains de sable, des millions de grains de riz, quelques milliers de pommes et de pêches et une douzaine de grosses pastèques. C'est en quelque sorte ce à quoi ressemble l'intérieur d'une cellule. Qu'est-ce que cela signifie en réalité ?

Une seule cellule humaine est remplie de dizaines de millions de molécules. La moitié d'entre elles sont des molécules d'eau, représentées dans notre métaphore par les grains de sable qui confèrent à l'intérieur de vos cellules une consistance comparable à une gelée souple et qui permettent à d'autres éléments de se déplacer facilement. Parce qu'à cette échelle, l'eau n'est plus un fluide fin, mais visqueux et semblable à du miel[2].

L'autre moitié de l'intérieur de vos cellules est principalement composée de millions de protéines. Il en existe entre mille et dix mille types différents, selon la fonction de la cellule et ce dont elle

1. Si vous lisez ceci en pleine nature, ce sera dommage pour la métaphore, n'est-ce pas ? Dans ce cas, s'il vous plaît, faites comme si vous vous trouviez quelque part à l'intérieur d'une pièce.

2. Vous vous demanderez peut-être pourquoi il en est ainsi. Eh bien, nous pourrions passer beaucoup de temps à en parler, et c'est en réalité assez fascinant, mais ce serait aussi ouvrir une nouvelle boîte de Pandore. Disons simplement que votre taille a de l'importance. Pour vous, qui avez un corps à l'échelle humaine, l'eau est cette substance homogène, mais si vous aviez la taille d'une protéine, une seule molécule d'eau serait énorme, une chose qui pourrait vous rentrer dedans. Vous auriez donc aussi beaucoup plus de mal à nager dedans.

a besoin pour faire son travail. Dans notre exemple de la pièce, il s'agirait du riz et de la plupart des fruits. Les pastèques sont les organites que l'on voit toujours sur les photos de cellules. Ainsi, vos cellules sont principalement constituées et remplies de protéines.

Il nous faut brièvement parler des *protéines*, car elles sont très importantes pour la compréhension du système immunitaire, de vos cellules et du micromonde dans lequel elles vivent. Elles sont si importantes qu'il est légitime d'appeler vos cellules des robots protéiques. Vous avez probablement surtout entendu parler des protéines dans le contexte de l'alimentation. Vous suivez peut-être même un régime riche en protéines, surtout si vous vous entraînez beaucoup et si vous essayez de développer votre musculature. C'est logique, parce que les parties solides, non grasses de votre corps, sont principalement constituées de protéines (même vos os sont constitués d'un mélange de protéines et de calcium). Mais les protéines ne sont pas seulement bonnes pour les muscles : elles sont les blocs de construction organiques et les outils les plus fondamentaux de tous les êtres vivants sur cette planète. Elles sont tellement utiles et multiples qu'une cellule peut les utiliser pour quasiment tout, depuis l'envoi de signaux jusqu'à la construction de parois et de structures simples, en passant par des micromachines complexes.

Les protéines sont constituées de chaînes d'acides aminés qui sont de minuscules blocs de construction organiques déclinés en vingt variétés différentes. Il suffit de les assembler en une chaîne, dans l'ordre que l'on souhaite, et le tour est joué, on obtient une protéine. Ce principe permet à la vie de construire une étonnante variété de choses différentes. Par exemple, si vous souhaitez fabriquer une simple protéine à partir d'une chaîne de dix acides aminés et que vous avez le choix entre vingt types d'acides aminés différents, cela donne le nombre époustouflant de 10 240 000 000 000 protéines différentes possibles.

Imaginez que vous disposez d'une machine à sous de casino, avec vingt symboles différents et dix rouleaux. Il est déjà difficile d'obtenir le même symbole sur une machine à trois rouleaux, alors imaginez

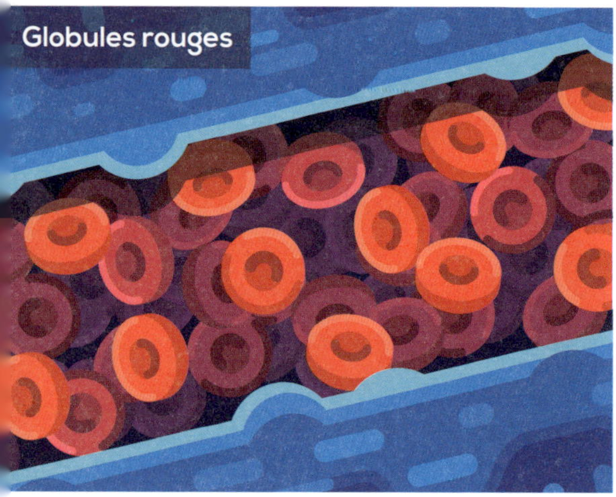
Globules rouges

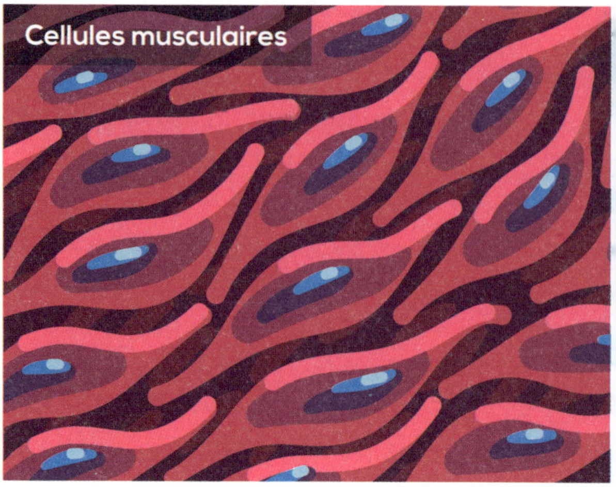
Cellules musculaires

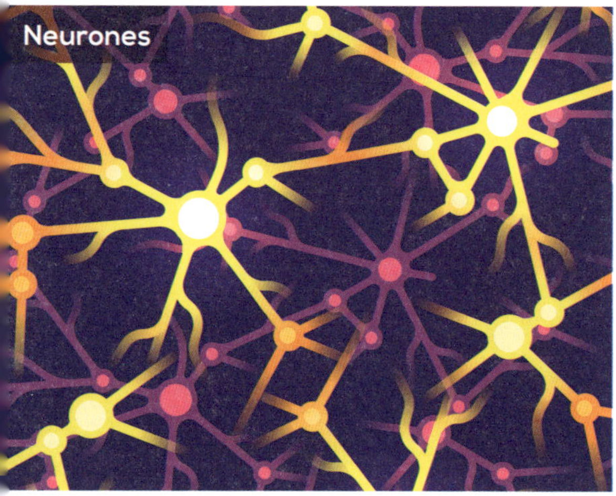
Neurones

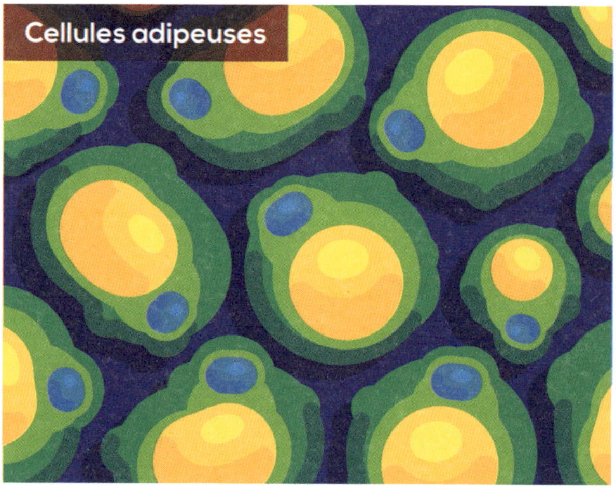
Cellules adipeuses

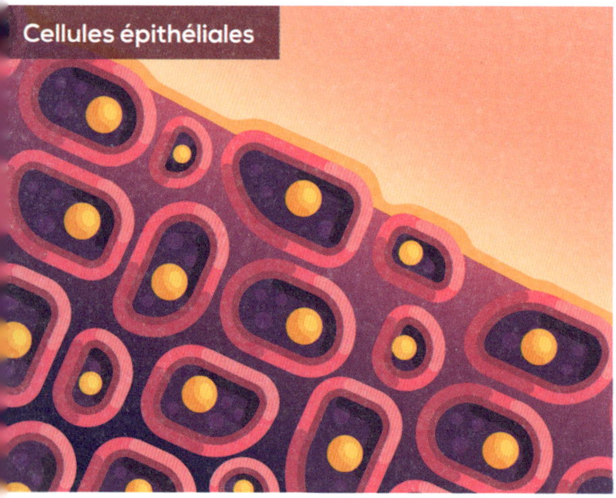
Cellules épithéliales

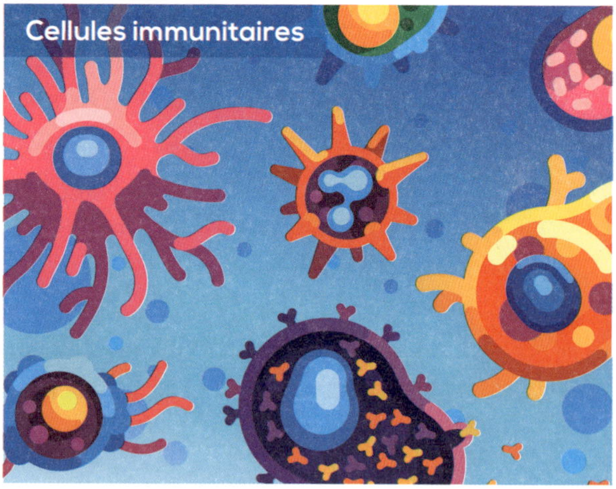
Cellules immunitaires

combien de combinaisons sont possibles sur votre machine à sous à protéines. Une protéine typique est généralement composée de 50 à 2 000 acides aminés (ce qui serait l'équivalent d'une machine à sous avec 50 à 2 000 rouleaux) et les plus longues que nous connaissons en comportent 30 000. Cela fait des milliards de milliards de protéines potentiellement utiles que nos cellules peuvent fabriquer.

Évidemment, la plupart de ces protéines possibles ne serviraient à rien. Selon certaines estimations, seule une combinaison d'acides aminés sur un million à un milliard produira une protéine utile. Mais comme il y a tellement de protéines possibles, une sur un milliard, c'est tout de même beaucoup ! Comment vos cellules savent-elles dans quel ordre disposer les acides aminés pour fabriquer les protéines dont elles ont besoin ?

En fait, c'est précisément le rôle du code de la vie : *votre ADN*, une longue séquence d'instructions qui sont nécessaires pour qu'un être vivant soit un être vivant. Ce que cela signifie dans ce contexte, c'est qu'environ 1 % de l'ADN est composé de séquences qui sont des manuels de construction pour des protéines appelées *gènes*. Le reste de votre ADN détermine quelles protéines sont construites, quand et comment, et combien d'entre elles sont construites à quel moment. Les protéines sont donc tellement cruciales pour les êtres vivants que le code de la vie est essentiellement un manuel d'instructions pour les construire. Mais comment cela fonctionne-t-il ? En quelques mots, et seulement parce que ce sera un point important plus tard lorsque nous parlerons de virus : les instructions de l'ADN sont converties en protéines grâce à un processus à deux étapes : des protéines spéciales lisent les informations de la chaîne d'ADN et les convertissent en une molécule messagère spéciale appelée ARNm qui est en réalité le langage que notre ADN utilise pour communiquer ses ordres.

La molécule d'ARNm est ensuite transportée depuis le noyau de la cellule vers un autre organite, la machinerie de production de protéines appelée ribosome. Là, la molécule d'ARNm est lue et traduite en acides aminés qui sont ensuite assemblés dans l'ordre qui y est inscrit. Et voilà, la cellule a fabriqué une protéine à partir de votre ADN. Donc, votre ADN est essentiellement un ensemble de codes avec des sections appelées gènes qui forment un manuel de construction et de régulation des protéines pour votre machinerie cellulaire. Et concrètement, cela se traduit par toutes les caractéristiques qui vous sont propres en tant que personne : votre taille, la couleur de vos yeux, votre prédisposition à certaines maladies ou vos cheveux bouclés. Votre ADN ne dit pas à votre corps « fabrique des cheveux bouclés ! », il dit à vos cellules « fabriquez telles protéines ». Si on exprime cela de manière extrêmement simplifiée, on pourrait dire que tous vos traits personnels se manifestent de cette manière.

Vous avez une grande quantité de ce code génétique, et si vous deviez dérouler l'ADN d'*une seule* de vos cellules, il mesurerait environ deux mètres de long. En effet, l'ADN à l'intérieur de chacune de vos cellules est probablement plus long que votre taille. Si nous prenions tout l'ADN de votre corps et que nous le combinions en une longue chaîne, cette dernière ferait l'aller-retour de la Terre à Pluton. Et tout ce code juste pour créer de longues chaînes d'acides aminés[3] !

Au fur et à mesure que ces chaînes d'acides aminés sont fabriquées, elles se transforment, passant d'une longue chaîne en 2D à une structure en 3D. Cela signifie qu'elles se replient sur elles-mêmes d'une manière très complexe qui n'a pas encore été complètement déchiffrée. Selon les types d'acides aminés et la séquence dans laquelle ils sont assemblés, la chaîne se replie dans des formes spécifiques.

3. Certains d'entre vous feront le calcul et obtiendront des chiffres encore plus fous. Quarante mille milliards de cellules multipliées par deux mètres correspondent à environ 80 000 000 000 000 mètres, ce qui représente en réalité cinq fois la distance aller-retour entre Pluton et la Terre. Mais il y a un petit problème que nous n'avons pas mentionné dans l'introduction sur le corps : la grande majorité de vos cellules n'ont pas d'ADN. Les globules rouges en particulier représentent environ 80 % de vos cellules en nombre, et ils n'ont pas de noyau, car ils sont remplis de la tête aux pieds de molécules de fer qui transportent l'oxygène. Vous devrez donc vous contenter de n'aller sur Pluton et d'en revenir qu'une seule fois.

Les protéines

Les protéines sont le matériau de construction le plus courant pour vos cellules. Mais elles transmettent aussi des messages ou véhiculent des informations. Les cellules peuvent quasiment tout construire à partir des protéines.

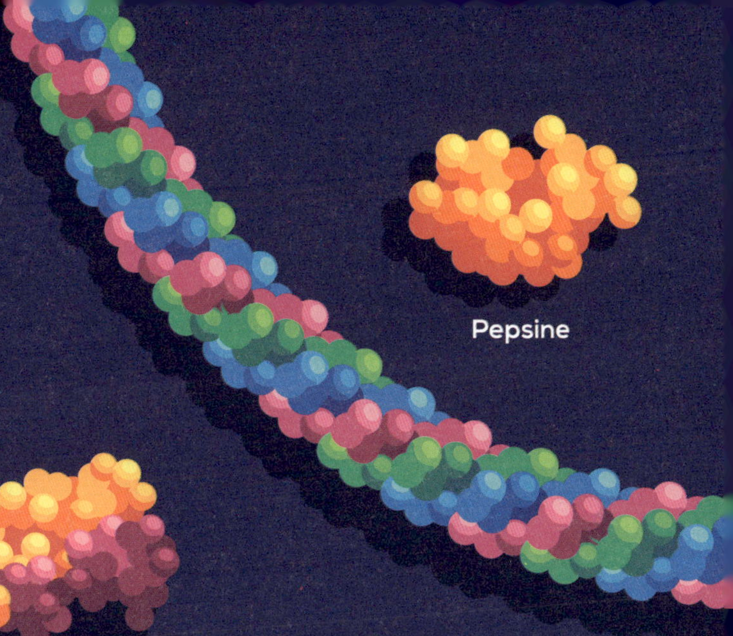

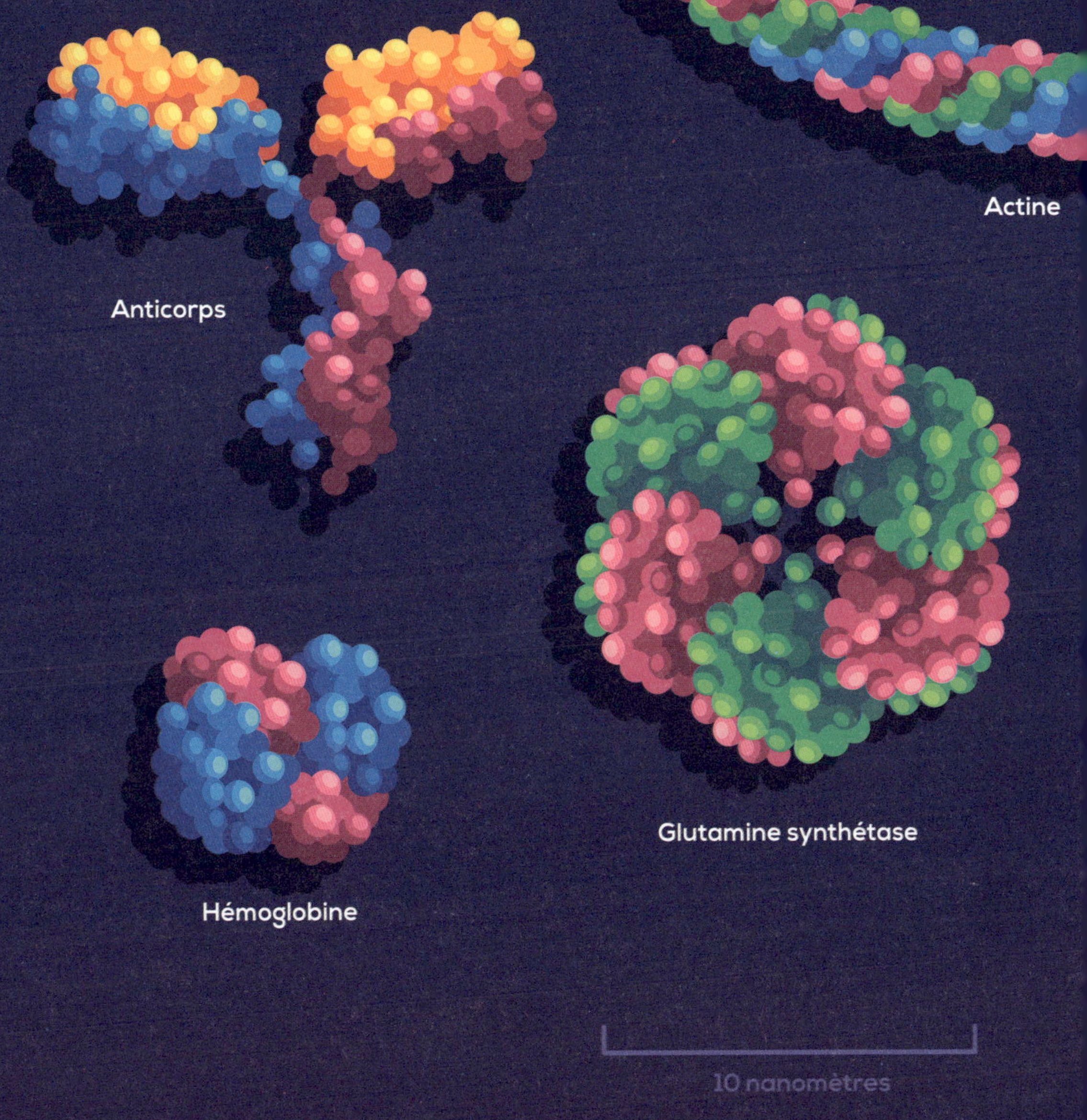

Dans le monde des protéines, la forme détermine ce qu'elles peuvent et ne peuvent pas faire. La forme est tout. D'une certaine manière, on peut imaginer les protéines comme des pièces de puzzle tridimensionnelles et hautement complexes. Selon leur forme, les protéines sont l'outil et le matériau de construction par excellence. Une cellule peut les utiliser pour construire quasiment tout. Mais la magie des protéines va plus loin qu'être de simples matériaux de construction. Les protéines sont utilisées comme des messagers pour transmettre des informations : elles peuvent recevoir ou envoyer des signaux qui changent de forme et déclenchent des réactions en chaîne extrêmement complexes. Pour vos cellules, les protéines sont tout. Pensez à la pièce remplie de riz, de pêches et de pommes. Toutes ces protéines ne ressemblent pas à des sphères, mais plutôt à un mélange incroyablement complexe d'engrenages, de roues, d'interrupteurs, de pièces de dominos et de rails.

Aussi longtemps que votre cellule est vivante, elle est continuellement en mouvement et se déplace. Des roues tournent et renversent des dominos qui actionnent des interrupteurs, tirent sur des leviers et transportent des billes sur des rails qui font ensuite tourner d'autres roues, et ainsi de suite. Si vous voulez entrer dans la métaphysique, l'esprit du robot cellulaire est à la fois constitué par les protéines et par la biochimie qui les guide.

Certaines des protéines les plus courantes sont extrêmement abondantes à l'intérieur de vos cellules, avec jusqu'à un demi-million de copies individuelles. D'autres sont spécialisées et existent moins de dix fois au total. Mais elles ne se contentent pas de flotter dans leur coin. Toutes ces minuscules pièces de puzzle et structures protéiques à l'intérieur de vos cellules interagissent de nombreuses manières, formidables et complexes. Comment font-elles cela ? En gigotant très vite. Les protéines sont si petites, pèsent si peu et existent à une échelle si fondamentalement différente qu'elles se comportent très étrangement par rapport aux phénomènes du niveau du géant humain. La gravité n'est pas une force pertinente pour les choses à cette échelle. Ainsi, à température ambiante, une protéine moyenne peut en théorie se déplacer d'environ cinq mètres par seconde. Cela ne semble peut-être pas rapide, mais il faut se souvenir qu'une protéine moyenne est environ un million de fois plus petite que le bout de votre doigt. Si vous pouviez courir aussi vite qu'une protéine dans votre monde, vous seriez aussi rapide qu'un avion à réaction et vous mourriez de manière horrible en vous écrasant contre quelque chose.

En pratique, les protéines ne peuvent pas se déplacer aussi vite à l'intérieur des cellules, car il y a une foule d'autres molécules sur leur chemin. Ainsi, elles entrent constamment en collision et se heurtent dans toutes les directions aux molécules d'eau et à d'autres protéines. Tout le monde se bouscule et se fait bousculer. Ce processus est appelé *mouvement brownien* et il décrit le mouvement aléatoire des molécules dans un gaz ou un fluide. C'est la raison pour laquelle l'eau est tellement importante pour vos cellules, car elle permet à d'autres molécules de se déplacer facilement. Malgré, ou peut-être même à cause du chaos des mouvements aléatoires combiné à la vitesse de vos pièces de puzzle protéiques, les cellules accomplissent leurs tâches[4].

Tentons de simplifier cela. Pour imaginer le principe de base dont se servent les cellules pour organiser les choses, nous allons utiliser un sandwich comme métaphore. Si vous étiez à l'intérieur d'une cellule et que vous vouliez préparer un sandwich à la confiture, la meilleure approche serait de jeter le pain grillé et la confiture en l'air et d'attendre quelques secondes. En raison de la vitesse à laquelle tout s'écrase, ils s'assembleraient tout seuls, s'unissant en un sandwich que vous pourriez simplement attraper dans les airs[5].

4. Cela ne veut pas dire que nos cellules humaines complexes dépendent entièrement du hasard. Les cellules disposent de nombreux mécanismes complexes et merveilleux pour amener les choses exactement là où elles doivent être, et nous en ferons abstraction ici. Si le sujet vous intéresse : il existe des protéines de transport qui se déplacent le long de l'échafaudage des cellules. La meilleure chose à leur sujet est qu'elles ressemblent à des pieds gigantesques et ridicules qui sautent en avant par magie, et si vous avez un moment pour vous distraire, vous devriez regarder des vidéos d'elles sur YouTube.

5. En réalité, cela revient plutôt à lancer des milliers de toasts et des milliers de pots de confiture en l'air. Vos cellules ne trouvent pas leur compte dans un seul sandwich à la confiture, mais elles ont besoin de grandes quantités de tout pour que les choses fonctionnent.

Dans le micromonde, les différentes formes d'une molécule déterminent quelles molécules s'attirent et lesquelles se repoussent. Ainsi, la forme des protéines de vos cellules détermine quelles protéines s'attirent ou se repoussent et comment elles interagissent (tandis que le nombre de types de protéines détermine la fréquence à laquelle ces interactions se produisent). Cela crée les interactions qui forment la biochimie de toutes les cellules sur Terre. Ces interactions sont d'une importance fondamentale pour la biologie et sont appelées *voies biologiques*. Le mot « voies » est un mot fantaisiste pour décrire une série d'interactions entre des éléments individuels qui provoquent un changement dans une cellule. Cela peut signifier l'assemblage de nouvelles protéines spéciales ou d'autres molécules qui peuvent activer et désactiver les gènes, ce qui modifie ce que la cellule peut et ne peut pas faire. Ou cela peut inciter une cellule à agir et l'amener à avoir ce que nous appellerions un *comportement*, par exemple réagir à un danger en s'éloignant.

Certes, les dernières pages que vous venez de lire contiennent beaucoup d'informations. Et nous ne sommes pas encore tout à fait sortis de la cellule, mais presque ! Résumons brièvement ce que nous avons appris :

Les cellules sont remplies de protéines. Les protéines sont des pièces de puzzle en trois dimensions. Leurs formes spécifiques leur permettent de s'emboîter ou d'interagir avec d'autres protéines de manière spécifique. Les séquences de ces interactions, appelées voies, amènent les cellules à faire certaines choses. C'est ce que nous voulons dire lorsque nous affirmons que les cellules sont des robots protéiques guidés par la biochimie. Les interactions complexes entre des protéines stupides et mortes créent une cellule moins stupide et moins morte, et les interactions complexes entre des cellules légèrement stupides créent le système immunitaire, dont l'intelligence est remarquable.

Comme souvent avec ce genre de questions, il s'agit d'un gros sujet et il y a d'innombrables pièges dans lesquels nous pourrions tomber. Dans notre cas, nous avons découvert comment et pourquoi de nombreux éléments stupides peuvent créer quelque chose de plus intelligent que la somme de ses parties. Cet aspect n'est généralement pas abordé quand on explique le système immunitaire, mais il vaut la peine d'y consacrer une minute avant d'aller plus loin, car il ajoute au système immunitaire et à vos cellules en général une couche supplémentaire d'émerveillement à laquelle nous ne pensons jamais vraiment lorsque nous devons surmonter une grippe ou observer la guérison d'une plaie.

Mais comme tout cela devient bien vite abstrait, il nous faut une autre analogie, alors parlons brièvement des fourmis. Les fourmis ont quelques caractéristiques en commun avec les cellules, la plus importante étant qu'elles sont vraiment stupides. Il ne s'agit nullement d'être méchant envers les fourmis. Si vous prenez une seule fourmi et que vous l'isolez, elle trébuchera continuellement et sera absolument inutile, incapable de faire quoi que ce soit de valable. Mais si vous rassemblez beaucoup de fourmis, elles peuvent échanger des informations, interagir les unes avec les autres et réaliser ensemble des choses incroyables. De nombreuses fourmis construisent des structures complexes avec des zones spécialisées telles que des chambres à couvain, des lieux dédiés aux déchets ou des systèmes de ventilation complexes qui contrôlent le flux de l'air. Les fourmis s'organisent automatiquement en différentes classes et tâches, allant de la recherche de nourriture jusqu'à la défense ou à l'alimentation de leur progéniture. Pas juste au hasard, mais dans les proportions les plus utiles à la survie collective. Si l'une de ces différentes classes est décimée, par exemple à la suite du passage d'un fourmilier affamé, certaines des fourmis survivantes changeront de travail pour rétablir la bonne répartition des tâches. Et elles font tout cela en dépit de leur réelle stupidité individuelle. Mais ensemble, elles deviennent quelque chose de plus grand et elles sont capables de réaliser des choses véritablement stupéfiantes qu'elles ne parviendraient pas à faire seules. Ce phénomène se produit partout dans la nature et est appelé *émergence*. C'est l'observation selon laquelle les entités ont des propriétés et des capacités que leurs parties ne possèdent pas. Ainsi, une colonie de fourmis en tant qu'entité peut réaliser des choses complexes, alors que la fourmi individuelle ne le peut pas.

C'est un peu la manière dont tout fonctionne dans votre corps. Vos cellules ne sont que des sacs de protéines guidées par la chimie. Mais ensemble, ces protéines forment un être vivant qui peut réaliser beaucoup de choses réellement sophistiquées. Pourtant, nos cellules restent des robots stupides qui, individuellement, sont encore plus bêtes que les fourmis. Mais beaucoup d'entre elles agissant ensemble peuvent réaliser des choses que les individus ne peuvent pas faire. Par exemple, former des tissus spécialisés et des systèmes d'organes, des muscles qui font battre votre cœur et jusqu'aux cellules de votre cerveau qui vous font penser et lire cette phrase. Et de nombreuses parties et cellules stupides forment ensemble votre système immunitaire, grâce à des interactions complexes qui aboutissent à la création de quelque chose de vraiment intelligent.

Nous allons maintenant passer à l'étape suivante. Mais cette digression vous aura, je l'espère, permis de retenir les choses suivantes : les cellules sont des machines merveilleusement complexes de la vie. Elles sont principalement constituées et remplies de pièces de puzzle fabriquées à partir d'un nombre étonnamment varié de protéines, et entièrement gérées par la biochimie. La combinaison de tous ces éléments crée un être vivant qui peut sentir et interagir avec son environnement. Les cellules effectuent leur travail sans émotion ni objectif. Mais elles le font très bien, c'est pourquoi elles méritent notre gratitude et un peu d'attention. Dans les chapitres suivants, nous anthropomorphiserons de temps à autre nos minuscules cellules robots.

Nous parlerons de ce qu'elles veulent et de ce qu'elles essaient de réaliser, de leurs pensées, de leurs espoirs et de leurs rêves. Ce qui leur donne un peu de caractère et permet d'expliquer plus facilement certaines choses, même si ce n'est pas vrai. Aussi étonnantes que soient vos cellules, n'oubliez pas qu'elles ne veulent rien. Elles ne ressentent rien. Elles ne sont jamais ni tristes ni heureuses. Elles sont juste là, ici et maintenant. Elles sont aussi conscientes qu'une pierre, une chaise ou une étoile à neutrons. Les robots cellulaires suivent leur code qui évolue et change depuis des milliards d'années et qui s'est avéré plutôt formidable, puisque vous êtes capable de vous asseoir confortablement et de lire ce livre en cet instant. Pourtant, les considérer comme de petits camarades pourrait nous amener à les traiter avec plus de respect et de compréhension et rendra ce livre bien plus plaisant à lire, ce qui semble être une bonne excuse pour le faire.

Maintenant, vous pourriez vous demander : si nous avons cet immense continent de chair peuplé de milliards de robots qui sont collectivement intelligents tout en étant, à l'échelle individuelle, intérieurement complexes mais relativement stupides, comment diable peuvent-ils défendre votre corps ?

Eh bien…

4 Les empires et les royaumes du système immunitaire

IMAGINEZ QUE VOUS ÊTES LE GRAND ARCHITECTE DU SYSTÈME IMMUNITAIRE. Votre travail consiste à organiser les défenses contre des millions d'intrus qui veulent s'en emparer. Vous pouvez construire toutes les défenses que vous voulez, mais les comptables vous rappelleront que votre corps a un budget énergétique limité et qu'il n'a pas de ressources à revendre, de sorte qu'ils vous prient gentiment de ne pas les gaspiller. Comment aborderiez-vous cette tâche monumentale ? Quel genre de forces placeriez-vous au front et lesquelles mettriez-vous en réserve ? Comment feriez-vous pour être certain de pouvoir réagir vigoureusement à une invasion soudaine tout en évitant que votre armée ne s'épuise trop vite ? Comment géreriez-vous l'immense étendue du corps et les millions d'ennemis différents dont vous auriez à tenir compte ? Heureusement, votre système immunitaire a trouvé de nombreuses solutions à la fois belles et élégantes à ces problèmes.

Comme nous l'avons mentionné dans le dernier chapitre, le système immunitaire n'est pas un élément unique, mais est composé de plusieurs éléments différents. Des centaines d'organes minuscules et quelques organes plus gros, un réseau de vaisseaux et de tissus, des milliards de cellules avec des dizaines de spécialisations et des quintillions de protéines flottantes[1].

1. Vous avez probablement entendu dire que vous avez des globules blancs et qu'ils sont vos cellules immunitaires ou quelque chose de ce genre. Eh bien, si cette expression a son utilité

Toutes ces parties forment des couches et des systèmes différents qui se chevauchent, de sorte qu'il est utile de les imaginer comme des empires et des royaumes qui, à l'unisson, défendent ce continent qu'est votre corps. Nous pouvons les organiser en deux royaumes très différents qui représentent ensemble les principes les plus puissants et les plus ingénieux que la nature ait trouvés pour défendre votre continent de chair : le royaume de votre **système immunitaire inné** et le royaume de votre **système immunitaire adaptatif**.

Le royaume du système immunitaire inné contient toutes les défenses avec lesquelles vous êtes né et qui peuvent être mobilisées en à peine quelques secondes après une invasion. Ce sont les défenses de base qui remontent aux tout premiers animaux multicellulaires sur Terre et elles sont absolument cruciales pour votre survie. L'une de ses caractéristiques les plus importantes est qu'il s'agit d'une partie pour ainsi dire intelligente de votre système immunitaire. Le système immunitaire inné a la capacité de distinguer le *soi* des *autres*. Et dès qu'il détecte un *autre*, il passe immédiatement à l'action. Toutefois, ses armes ne sont pas conçues pour identifier un ennemi spécifique, elles tentent plutôt d'être efficaces contre un large éventail d'ennemis communs. Il ne dispose pas d'armes spécifiques contre certains types de bactéries, par exemple les *E. coli*, mais contre les bactéries en général. Il est conçu pour être aussi largement efficace que possible. Considérez-le comme votre kit de démarrage de base : il contient tous les éléments fondamentaux, mais pas les articles spécialisés que vous obtiendriez avec un kit avancé. Mais sans les fondamentaux, les articles spécialisés sont quasiment inutiles.

Sans votre système immunitaire inné, vous seriez submergé et tué par des micro-organismes en quelques jours ou en quelques semaines.

---

dans le bon contexte, elle signifie généralement « les cellules du système immunitaire », et je ne pense pas que l'immunologie se soit fait une faveur avec ce terme. L'expression « globules blancs » désigne tellement de cellules différentes qui font tellement de choses différentes qu'elle est inappropriée si on veut comprendre ce qui se passe réellement ici. Vous pouvez donc oublier l'expression « globules blancs », car nous n'allons pas l'employer.

Les acteurs les plus importants du système immunitaire

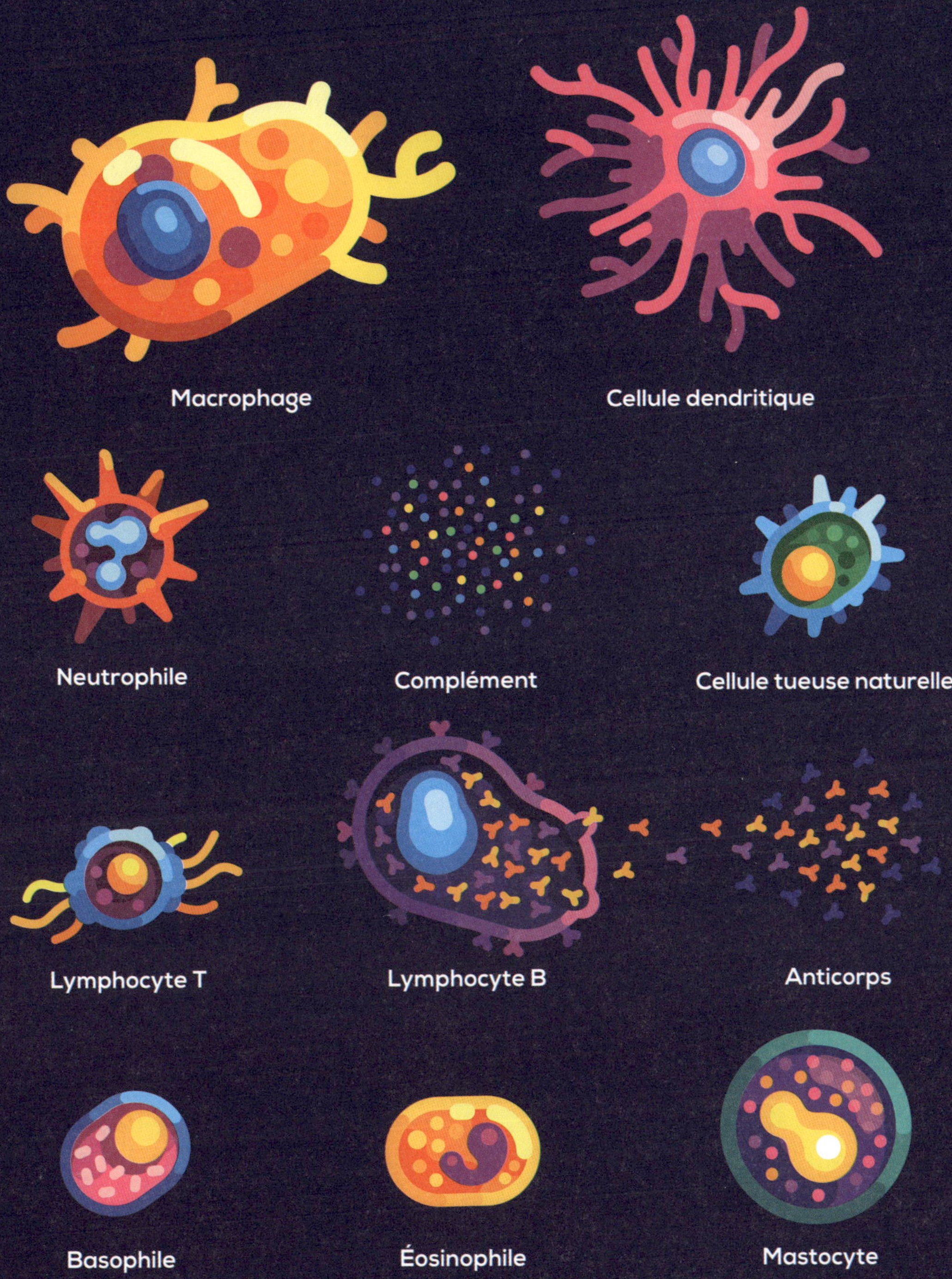

Il fait le gros du travail et livre la plupart des combats. La grande majorité de vos centaines de milliards de cellules soldats et de cellules gardes font partie de votre système immunitaire inné. Elles sont assez rudes et préfèrent se cogner la tête plutôt que de parler et de réfléchir. La plupart des micro-organismes qui parviennent à vous envahir sont tués par votre système immunitaire inné sans même que vous vous en aperceviez. Le système immunitaire inné étant la première ligne de défense, il n'est pas seulement chargé de lancer les soldats contre le danger, il doit également prendre des décisions cruciales : à quel point une invasion est-elle dangereuse ? Quel genre d'ennemi est en train d'attaquer ? Et faut-il plus d'armes lourdes ?

Ces décisions sont vitales, car elles influencent le type d'armes que votre système immunitaire tout entier va déployer. Une invasion bactérienne nécessite une réponse très différente d'une invasion virale. Ainsi, pendant un combat, le système immunitaire inné recueille des informations et des données, puis prend les décisions qui, dans de nombreux cas, détermineront votre sort. Si votre système immunitaire inné estime qu'une attaque est suffisamment grave, il a le pouvoir d'activer et d'appeler la seconde ligne de défense à se mobiliser et à rejoindre le combat.

Le royaume du système immunitaire adaptatif contient des supercellules spécialisées qui coordonnent et soutiennent votre première ligne de défense. Il contient des usines qui fabriquent des armes protéiques lourdes et des cellules spéciales qui chassent et tuent les cellules du corps infectées en cas d'infections virales. Sa particularité est d'être *spécifique*. Incroyablement spécifique. Votre système immunitaire adaptatif « connaît » tous les intrus possibles, leurs noms, ce qu'ils ont mangé au petit déjeuner, leur couleur préférée, leurs espoirs et leurs rêves les plus intimes. Le système immunitaire adaptatif a une réponse spécifique pour chaque micro-organisme qui existe sur cette planète en ce moment et pour chaque micro-organisme qui peut évoluer à l'avenir. Songez à quel point cela est effrayant. Si vous étiez une bactérie, par exemple, tout ce que vous voudriez, c'est entrer dans un être humain et y trouver un endroit pour faire des bébés, mais tout à coup, vous vous retrouveriez nez à nez avec des agents qui connaissent votre nom, votre visage, votre histoire personnelle et tous vos secrets les plus intimes, et ils seraient armés jusqu'aux dents.

Cette défense d'une spécificité stupéfiante et son fonctionnement seront au cœur des prochains chapitres, mais pour le moment, n'oubliez pas que votre système immunitaire adaptatif possède la plus grande bibliothèque de l'univers connu, avec une mention pour chaque ennemi potentiel actuel et futur. Mais pas seulement cela, car il est aussi capable de se souvenir de tout à propos d'un ennemi qui n'est apparu qu'une seule fois. C'est la raison pour laquelle la plupart des maladies ne peuvent se manifester qu'une seule fois dans votre vie. Mais cette connaissance et cette complexité présentent des inconvénients.

Contrairement au système immunitaire inné, votre système immunitaire adaptatif n'est pas encore au point à votre naissance. Il doit être formé et affiné sur de nombreuses années. Il est tout d'abord comme une ardoise vierge, puis il devient progressivement plus performant, pour ensuite s'affaiblir à nouveau avec l'âge. Un système immunitaire adaptatif faible est l'une des principales raisons pour lesquelles les humains, jeunes et vieux, sont souvent beaucoup plus susceptibles de mourir de maladies que les personnes qui en sont au milieu de leur vie. En fait, les mères prêtent à leurs nouveau-nés un peu de leur immunité adaptative par le biais de leur lait maternel pour les aider à survivre et leur offrir une certaine protection !

Bien que le système immunitaire adaptatif soit facilement considéré comme votre défense la plus sophistiquée, l'une des choses les plus importantes qu'il fait en réalité est de renforcer vos défenses innées en motivant vos cellules soldats innées à se battre plus vigoureusement et plus efficacement (nous y reviendrons plus tard).

Récapitulons : votre système immunitaire se compose de deux royaumes principaux : l'immunité innée et l'immunité adaptative. Votre système immunitaire inné est prêt à se battre dès la naissance et peut déterminer si un ennemi n'est pas *soi*, mais un *autre*. C'est lui qui se charge du combat au corps à corps, mais il détermine également la catégorie générale à laquelle appartiennent vos ennemis et leur degré de dangerosité. Et enfin, il a le pouvoir d'activer votre deuxième ligne de défense : votre système immunitaire adaptatif, qui a besoin de quelques années avant d'être capable de se déployer efficacement. Il est *spécifique* et peut puiser dans une bibliothèque extraordinairement vaste pour combattre tous les ennemis individuels possibles que la nature peut lui présenter, avec de puissantes superarmes. Mais malgré sa puissance, l'une de ses tâches les plus importantes est de rendre le système immunitaire inné encore plus fort.

Ces deux domaines sont interconnectés de manière profonde et incroyablement complexe. Et c'est dans les interactions entre ces deux systèmes que réside une partie de la magie et de la beauté de votre système immunitaire.

Pour explorer les différents royaumes avec l'attention qu'ils méritent, le reste de cet ouvrage est structuré en trois grandes parties. Dans la seconde partie, nous ferons l'expérience d'une invasion qui se produira à travers votre peau et par des bactéries, et dans la troisième partie, nous assisterons à une attaque surprise sournoise de votre muqueuse par des virus. Dans la quatrième partie, nous verrons comment tout s'assemble et nous aborderons des troubles et des maladies spécifiques, depuis les maladies auto-immunes jusqu'au cancer.

Voyons maintenant ce qui se passe lorsque vos frontières sont franchies.

Deuxième partie

Les dommages catastrophiques

5 Découvrez vos ennemis

Pour comprendre vos défenses, il est fondamental de comprendre qui vous attaque. Comme nous l'avons déjà dit, pour la plupart des êtres vivants, vous n'êtes pas une personne, mais un paysage couvert de forêts, de marécages et d'océans regorgeant de précieuses ressources et de beaucoup d'espace pour y fonder une famille et s'installer. Vous êtes une planète, un foyer.

La plupart des micro-organismes qui pénètrent accidentellement dans votre corps sont éliminés assez rapidement, car ils ne sont tout simplement pas capables de résister aux mesures de défense draconiennes de l'organisme. Ainsi, la majorité des êtres vivants qui vous entourent ne sont que modérément gênants pour votre système immunitaire.

Vos véritables ennemis sont un groupe d'élite qui a trouvé des moyens pour vaincre plus efficacement vos défenses. Certains se sont même spécialisés dans la chasse aux humains, ou vous utilisent comme une étape cruciale de leur cycle de vie – il s'agit dans ce cas d'ennemis tels que le virus de la rougeole qui ont décidé d'être extrêmement pénibles pour nous. Ou du *Mycobacterium tuberculosis* qui a peut-être évolué avec nous il y a 70 000 ans et qui tue encore quelque deux millions de personnes chaque année. D'autres, comme le nouveau coronavirus qui provoque la maladie COVID-19, nous tombent dessus par accident et n'en reviennent pas de leur chance.

Dans le monde moderne d'aujourd'hui, lorsque nous pensons à des choses qui nous rendent malades, nous parlons principalement de bactéries et de virus. Toutefois, dans les pays en voie de développement, les protozoaires, des «animaux» unicellulaires qui provoquent des maladies comme le paludisme, qui tue jusqu'à un demi-million de personnes chaque année, sont encore et toujours un problème grave.

Tout type d'envahisseur capable de donner du fil à retordre à votre système immunitaire est qualifié d'**agent pathogène**, ce qui signifie à juste titre «celui qui fait souffrir». Ainsi, chaque micro-organisme qui provoque une maladie est un agent pathogène, quelles que soient son espèce et sa taille. Et presque tout peut devenir un agent pathogène lorsque les circonstances lui sont favorables. Par exemple, une vieille et banale bactérie qui vit sur votre peau peut ne pas vous déranger du tout, mais elle peut devenir un agent pathogène si vous suivez une chimiothérapie et que vous êtes immunodéprimé, ce qui lui permet de vous envahir facilement. Ainsi, chaque fois que vous lisez «agent pathogène», rappelez-vous simplement que cela signifie «quelque chose qui vous rend malade».

Votre système immunitaire est «conscient» qu'il existe des types d'agents pathogènes très différents qui exigent tous des réponses très différentes pour s'en débarrasser. Par conséquent, il a développé de nombreux systèmes d'armement et de réponse contre tout type d'envahisseur. Les aborder tous en même temps serait un peu trop et rendrait le système immunitaire, déjà assez complexe, encore plus difficile à comprendre. Alors par souci de simplicité, nous allons vous expliquer vos mécanismes de défense complexes à l'aide de vos ennemis. Un à la fois et l'un après l'autre. Plus tard, vous apprendrez à connaître quelques maladies spécifiques et comment elles vous gâchent la vie, et enfin, nous examinerons les dangers internes, tels que le cancer, les allergies et les maladies auto-immunes.

Dans la deuxième partie de ce livre, nous traiterons de certains des micro-organismes bien connus auxquels votre système immunitaire doit faire face: les **bactéries**. Elles font partie des êtres vivants les plus anciens de cette planète et y font la fête depuis des milliards d'années. Ce sont les plus petites choses que nous pouvons considérer comme vivantes sans éprouver de maux de tête. Si, comme nous l'avions imaginé précédemment, une cellule avait la taille d'un être humain, une bactérie moyenne aurait la taille d'un lapin. Tout comme vos propres cellules, les bactéries sont des robots protéiques unicellulaires qui se présentent sous une grande variété de formes et de tailles et qui sont pilotés par voie chimique et par leur code génétique. Une idée fausse répandue à leur sujet est de les considérer comme primitives, juste parce qu'elles sont plus petites et moins complexes que nos propres cellules.

Mais les bactéries évoluent depuis longtemps et sont exactement aussi complexes qu'elles ont besoin de l'être. Et elles connaissent un formidable succès sur Terre ! Les bactéries sont les maîtres de la survie et on en trouve quasiment partout où il y a des nutriments. Et là où il n'y en a pas, elles commencent parfois à produire les leurs, en trouvant le moyen de manger des radiations ou d'autres choses auparavant indigestes. Les bactéries saturent le sol sur lequel vous marchez, la surface de votre bureau, elles flottent dans l'air. Il y en a sur cette page du livre que vous êtes en train de lire. Certaines colonisent les environnements les plus hostiles, par exemple les cheminées hydrothermales à des milliers de mètres sous la surface de l'océan, tandis que d'autres investissent des endroits plus agréables, comme vos paupières.

La taille de la biomasse combinée de toutes les bactéries sur Terre a fait l'objet de diverses controverses, mais même selon l'estimation la plus prudente, les bactéries ont une masse qui représente au moins dix fois celle de tous les animaux réunis. Dans un gramme de sol, il y a jusqu'à cinquante millions de bactéries qui exercent leur activité. Dans un gramme de plaque dentaire, il y a plus de bactéries que d'humains sur la planète Terre en cet instant (si vous avez besoin d'une histoire pour motiver vos enfants à se brosser les dents, la voici, mais gare aux cauchemars qu'elle pourrait leur inspirer !).

Dans un environnement qui lui est agréable, une seule bactérie peut se reproduire une fois toutes les vingt à trente minutes en se divisant en

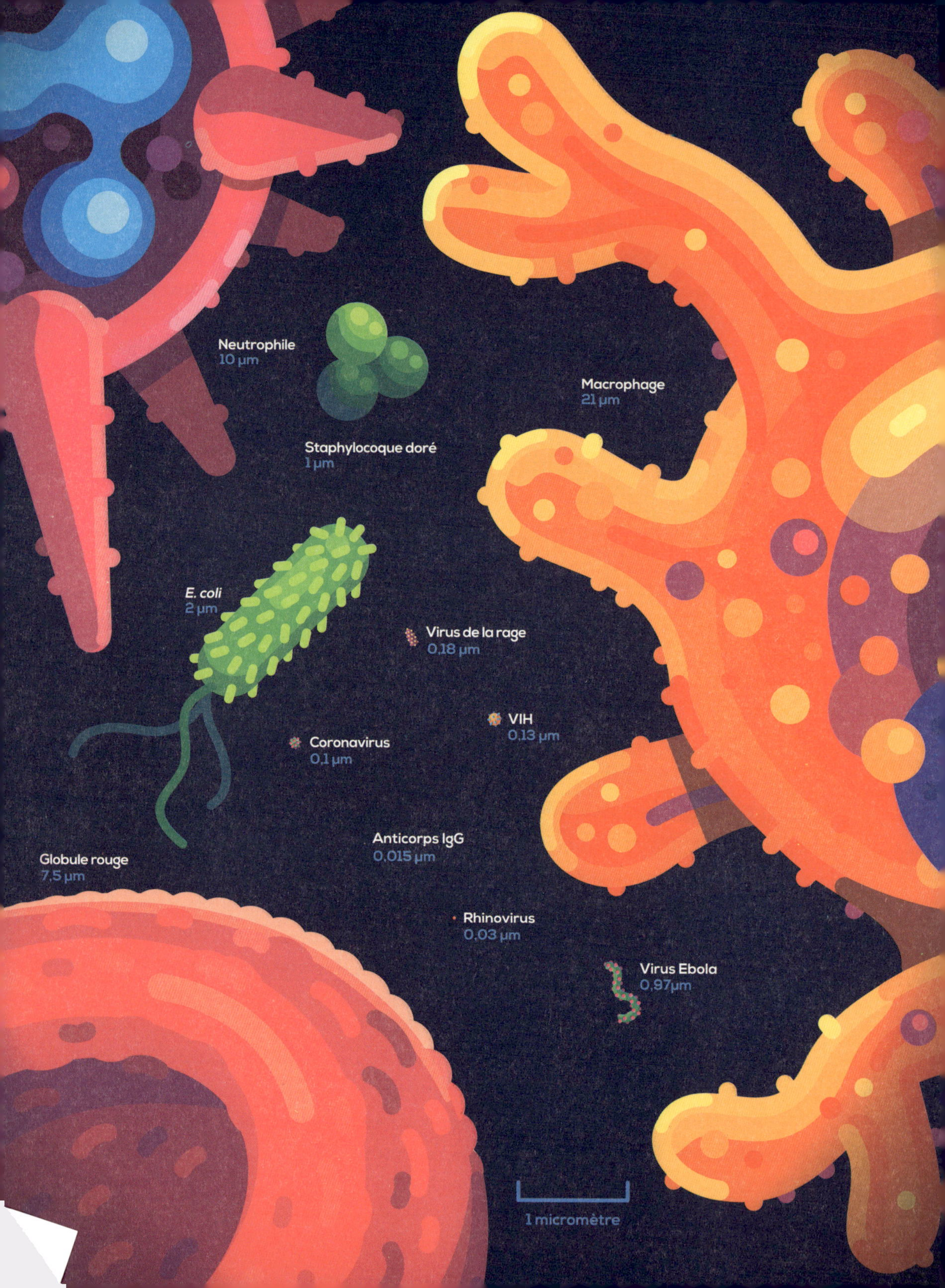
Neutrophile
10 µm
Staphylocoque doré
1 µm
Macrophage
21 µm
E. coli
2 µm
Virus de la rage
0,18 µm
VIH
0,13 µm
Coronavirus
0,1 µm
Anticorps IgG
0,015 µm
Globule rouge
7,5 µm
Rhinovirus
0,03 µm
Virus Ebola
0,97µm
1 micromètre

deux bactéries. Ainsi, après quatre heures supplémentaires de division, il y en aurait déjà huit mille. Encore quelques heures, et il y en aurait des millions. Et en quelques jours, il y aurait suffisamment de bactéries pour remplir la totalité des océans du monde. Heureusement, ce calcul ne fonctionne pas tout à fait dans la réalité, car il n'y a ni l'espace ni les nutriments nécessaires. Et toutes les espèces de bactéries ne peuvent pas se répliquer aussi rapidement, mais c'est ce qui serait techniquement possible.

Le fait est que leur cycle de reproduction, potentiellement ultrarapide, est un énorme défi à relever pour votre système immunitaire. Comme elles sont omniprésentes sur cette planète, vous êtes positivement, absolument couvert de bactéries à chaque instant, et n'avez pas la moindre chance de vous en débarrasser. Nos corps ont donc dû composer avec cette réalité de la vie et en tirer le meilleur parti. Une vie sans bactéries est impossible. Et en effet, la plupart des bactéries ne sont pas seulement inoffensives pour nous, mais nos ancêtres ont conclu avec elles un bon accord qui nous est même bénéfique. Des milliards d'entre elles agissent en voisines amicales et complices, et vous aident à survivre en éloignant les bactéries hostiles et en décomposant certaines parties de la nourriture pour vous ; en retour, elles obtiennent un endroit qu'elles peuvent appeler leur domicile ainsi que de la nourriture gratuite. Mais ce ne sont pas les bactéries qui nous intéressent dans cet ouvrage.

Il existe énormément de bactéries pathogènes hostiles qui tentent d'envahir votre corps et de vous rendre malade. Elles provoquent une grande variété de maladies effrayantes qui vont de la diarrhée et de toutes sortes de désagréments intestinaux jusqu'à la tuberculose ou à la pneumonie, ou même jusqu'à des choses vraiment effrayantes comme la peste noire, la lèpre ou la syphilis. Si elles en ont l'occasion, elles profitent également de toute opportunité pour infecter votre chair lorsque vous vous blessez et que vos parties internes entrent en contact avec l'environnement où elles existent un peu partout. Avant l'apparition des antibiotiques, même de petites blessures pouvaient entraîner une maladie grave voire la mort[1].

Aujourd'hui encore, malgré toutes les merveilles de la médecine moderne, les infections bactériennes sont responsables d'un bon nombre de décès chaque année. En d'autres termes, elles sont le point de départ idéal pour apprendre à connaître votre système immunitaire ! Voyons ce qui se produit lorsque quelques bactéries réussissent à pénétrer dans votre corps ! Mais pour y parvenir, elles doivent d'abord franchir une barrière puissante : le royaume désertique de la peau.

1. Donnons un peu plus de poids à cette remarque et souvenons-nous que la vie de nos grands-parents a été plus dure que la nôtre. Nous disposons de données d'un hôpital de Boston, datant de 1941, qui montrent que 82 % des infections bactériennes du sang entraînaient la mort. On parvient à peine à imaginer l'horreur que représente ce chiffre – une égratignure et un tout petit peu de saleté pouvaient littéralement signifier que votre vie était sur le point de se terminer. Aujourd'hui, dans les pays développés, moins de 1 % de ces types d'infection sont mortels. Le fait que nous ne pensions pas trop à ce genre de choses montre à quelle vitesse les humains oublient et avancent, et à quel point nous pouvons être heureux de vivre dans le présent et non dans le passé.

Bactérie *E. coli* :

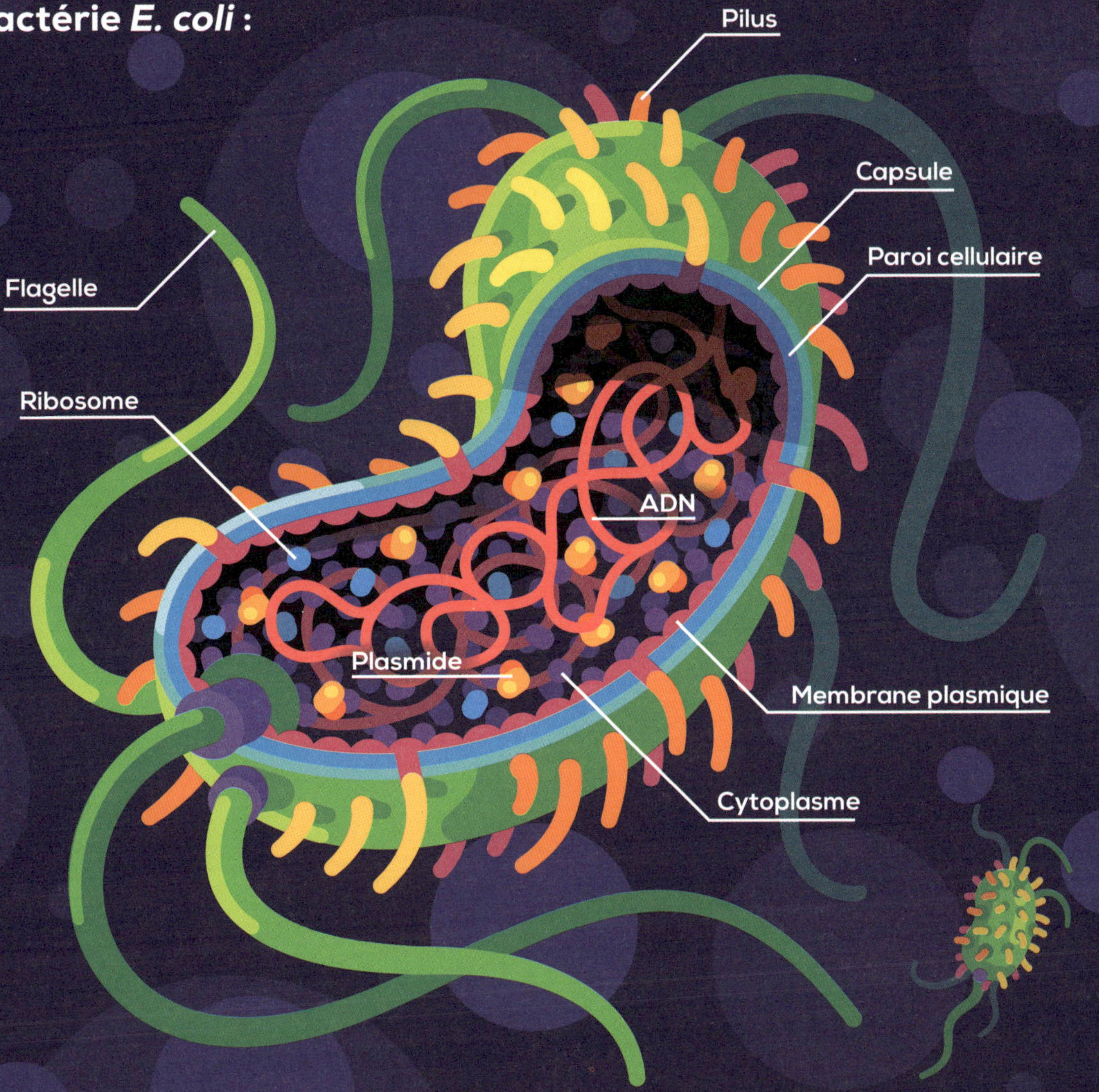

Morphologie des bactéries :

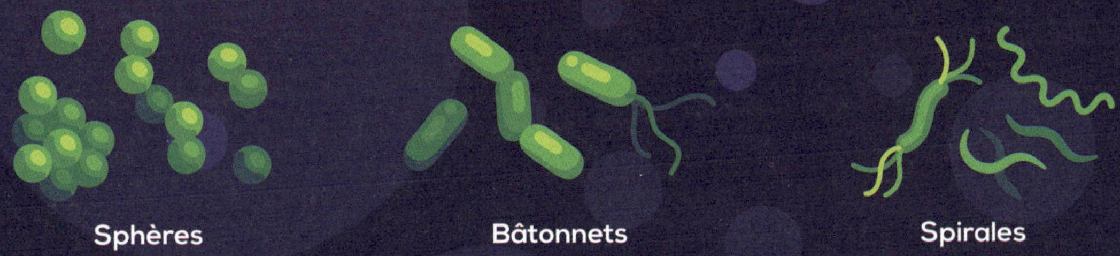

6 Le royaume désertique de la peau

Votre peau est l'enveloppe de l'intérieur de votre corps, et elle recouvre presque toutes les parties que vous percevez comme votre « extérieur ». De toutes les parties de votre corps, c'est elle qui a le contact le plus direct avec le monde. Il est donc crucial que la peau soit un excellent rempart pour vous protéger contre toutes sortes de microbes qui essaient d'entrer. De plus, le simple fait de vivre l'endommage et la blesse constamment, de sorte qu'elle doit se régénérer en permanence. Heureusement, le royaume désertique de la peau est vraiment très doué pour tout cela ! Il existe un certain nombre de stratégies ingénieuses que ce royaume utilise pour être presque impossible à vaincre par un intrus. La première est qu'elle meurt constamment. Plutôt que comme un mur, imaginez votre peau comme un tapis roulant de la mort. Pour comprendre comment, il nous faut plonger dans les profondeurs, là où votre peau est créée et produite.

La vie des cellules de votre peau commence à environ un millimètre de profondeur. C'est là qu'est situé le complexe industriel de la peau. Dans la couche basale, les cellules souches ne font rien d'autre que se multiplier tranquillement. Elles se clonent jour et nuit, produisant de nouvelles cellules qui commencent un voyage de l'intérieur vers l'extérieur. Les cellules nées ici sont spéciales, parce qu'elles ont une tâche difficile. Pour être littéralement résistantes, et non pas seulement au sens figuré, les cellules de votre peau produisent beaucoup de kératine, une protéine très robuste qui constitue la partie dure de votre peau, de vos ongles et de vos cheveux. Ainsi, les cellules de votre peau sont des compagnons résistants, remplis d'un matériau spécial qui les rend difficiles à endommager.

Dès leur naissance, elles doivent quitter leur foyer. Les cellules souches de la peau fabriquent constamment de nouvelles cellules de peau, et chaque nouvelle génération repousse les précédentes. Ainsi, vos cellules cutanées sont constamment poussées vers le haut par des cellules plus jeunes qui émergent en dessous d'elles. Plus elles se rapprochent de la surface, plus elles doivent se préparer à devenir des défenseurs vivants. Et au fur et à mesure que les cellules de votre peau mûrissent, elles développent de longues pointes et s'imbriquent avec les autres cellules qui les entourent pour former une paroi dense et infranchissable. Ensuite, les cellules de votre peau commencent à fabriquer des corps lamellaires, de minuscules poches qui expulsent de la graisse pour créer une couche imperméable et étanche qui recouvre les cellules et le minuscule espace qui les sépare.

Ce manteau assume trois fonctions : il agit comme une autre frontière physique extrêmement difficile à franchir, il facilite l'élimination ultérieure des cellules mortes de la peau et il est rempli d'antibiotiques naturels appelés *défensines* qui peuvent carrément tuer des ennemis de leur propre chef. En l'espace d'un voyage épique d'un seul millimètre, votre peau passe du stade de cellule néonatale à celui de défenseur chevronné[1].

Tout en remontant vers la surface, les cellules de la peau se préparent à leur dernière tâche : mourir. Elles s'aplatissent et grossissent, et commencent à se coller encore plus étroitement les unes aux autres jusqu'à fusionner en amas indissociables. Puis elles évacuent leur eau et se suicident.

1. Les défensines sont des créatures particulièrement intéressantes. Il en existe plusieurs sous-classes et elles sont principalement produites par les cellules frontalières de votre corps et par certaines cellules immunitaires pendant le combat. Mais que font-elles ? Eh bien, elles percent de tout petits trous dans des choses. Imaginons-les comme de minuscules aiguilles spécifiques à certains intrus, comme les bactéries ou les champignons. Ainsi, si ces aiguilles rencontrent un micro-organisme, elles s'y injectent et créent un pore. Une petite blessure où la victime saigne un peu. Une aiguille ne tuera pas une bactérie, mais quelques dizaines le pourraient. Étant donné que les défensines sont tellement spécifiques, elles sont totalement inoffensives pour les cellules du corps, mais à elles seules, elles peuvent tuer des micro-organismes.

Des cellules qui se suicident, ce n'est rien de spécial dans votre corps, car chaque seconde, au moins un million de cellules de votre corps subissent une forme de suicide contrôlé. Et généralement, lorsque les cellules se tuent, elles le font d'une manière qui permet de nettoyer facilement leurs cadavres. Cependant, dans le cas des cellules de votre peau, leurs cadavres sont en réalité très utiles. On pourrait même dire que le but de leur vie est de mourir au bon endroit et de devenir des carcasses bien ordonnées. Le mur de cadavres de peau fusionnés est constamment poussé vers le haut. Jusqu'à cinquante couches de cellules mortes, fusionnées les unes sur les autres, composent la partie morte de votre peau qui recouvre parfaitement tout votre corps.

Lorsque vous vous regardez dans un miroir, ce que vous voyez est en réalité une très fine pellicule de mort recouvrant vos parties vivantes. À mesure que cette couche morte de votre peau est endommagée et utilisée par le fait que vous viviez votre vie, elle est constamment éliminée et remplacée par de nouvelles cellules remontant des cellules souches situées en profondeur. Selon votre âge, votre peau met entre trente et cinquante jours pour se renouveler complètement. Chaque seconde, vous perdez quelque 40 000 cellules mortes de peau. Ainsi, votre rempart extérieur est constamment en train de produire, d'émerger, puis d'éliminer. Songez à quel point cette défense est ingénieuse et étonnante. Les murs du royaume frontalier de la peau sont non seulement constamment remplacés et réparés, mais à mesure qu'ils remontent, ils sont recouverts d'une couche grasse d'antibiotiques passifs et naturels. Et même si des ennemis trouvent un endroit où s'installer et qu'ils se mettent à ronger les cellules mortes de la peau, ils sont constamment éliminés du corps, ce qui complique grandement la tentative de prendre pied sur la peau[2].

2. Nous parlerons des virus de manière plus détaillée dans la troisième partie de cet ouvrage, mais il nous faut d'ores et déjà mentionner qu'étant donné la manière dont la peau est structurée, elle est quasiment immunisée contre les virus. En effet, ces petits parasites ne pouvant infecter que des cellules vivantes et la surface de votre peau n'étant constituée que de cellules mortes, il n'y a rien qu'ils puissent y infecter ! Seuls quelques virus ont développé des moyens d'infecter votre peau, de sorte que les bactéries et les champignons sont beaucoup plus préoccupants pour cette dernière.

Quand il fait chaud, les humains transpirent beaucoup, ce qui les rafraîchit et transporte également beaucoup de sel jusqu'à la surface. La plus grande partie de ce sel est réabsorbée, mais une partie reste, rendant la peau assez salée, ce que de nombreux microbes n'aiment pas. Et comme si cela ne suffisait pas, la sueur contient encore plus d'antibiotiques naturels qui peuvent tuer passivement les microbes.

Ainsi, votre peau fait tout son possible pour être un véritable enfer. Du point de vue d'une bactérie, c'est un désert sec et salé truffé de geysers qui crachent des fluides toxiques et chassent les ennemis.

Mais ce n'est pas tout. Une autre des grandes défenses passives de votre peau est qu'elle est recouverte d'une très fine pellicule d'acide, appelée à juste titre le *manteau acide*. C'est un mélange de sueur et d'autres substances sécrétées par les glandes situées sous votre peau. Le manteau acide n'est pas agressif au point de vous blesser, cela signifie simplement que le pH de votre peau est légèrement bas et donc légèrement acide, et c'est quelque chose que beaucoup de micro-organismes n'apprécient guère. Imaginez que votre lit ait été arrosé d'acide de batterie. Vous survivriez probablement à une nuit, mais vous subiriez des brûlures chimiques, de sorte que vous ne seriez vraiment pas content de votre situation, et c'est exactement ce que ressentent les bactéries[3&4].

3. pH – acides et bases : le pH est l'un de ces sujets qui sont souvent mal expliqués ou rapidement oubliés. Pour une fois, les scientifiques ont donné à quelque chose un nom formidable : pH est l'abréviation de POTENTIEL HYDROGÈNE, ce qui est passionnant et facile à retenir. Mais ensuite, les scientifiques ont décidé de l'abréger, ce qui est pour le moins décevant. Sans trop approfondir, le POTENTIEL HYDROGÈNE est une échelle qui décrit le nombre d'ions hydrogène présents dans une solution aqueuse.

4. Quoi ? Une note dans une note ? Mais est-ce permis ? Juste pour développer le concept de « potentiel ». Dans ce contexte, « potentiel » ne signifie pas que l'hydrogène aurait un grand potentiel ou quelque chose de ce genre. Nous plongeons ici dans le merveilleux univers des mathématiques. C'est le « potentiel mathématique », correctement appelé exponentiel. Ainsi, monter d'un POTENTIEL sur l'échelle du pH signifie avoir dix fois moins d'ions hydrogène. Monter de six POTENTIELS sur l'échelle du pH signifie avoir un million de fois moins d'ions hydrogène. (Pourquoi monter sur l'échelle signifie moins d'ions ? Parce que l'échelle est inversée : pourquoi faire facile quand on peut faire compliqué ?)

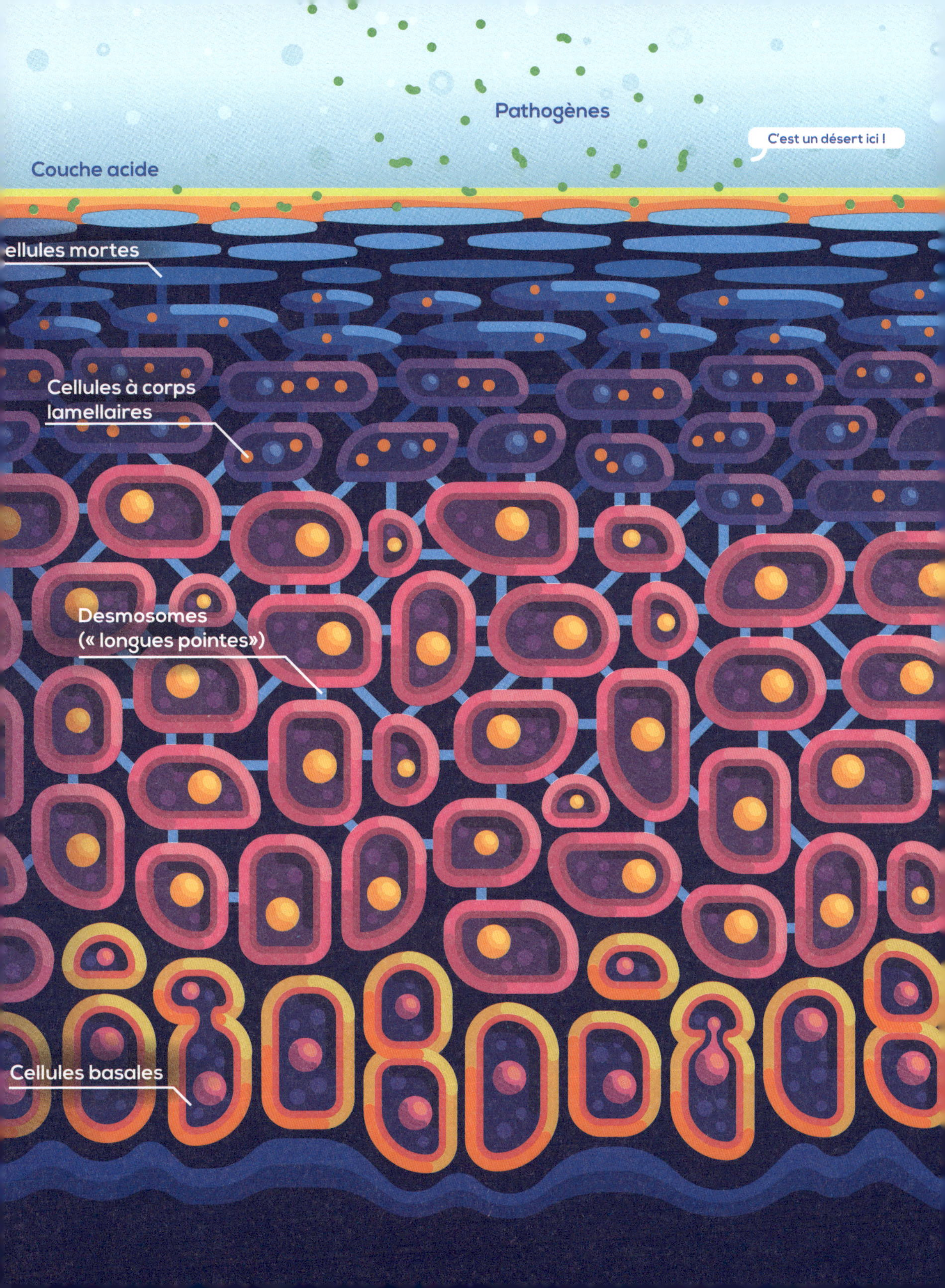

Pathogènes
C'est un désert ici !
Couche acide
ellules mortes
Cellules à corps
lamellaires
Desmosomes
(« longues pointes»)
Cellules basales

Le manteau acide a un autre grand effet passif principalement orienté vers les bactéries : l'intérieur et l'extérieur de votre corps ont des niveaux de pH différents. Par conséquent, si une bactérie s'adapte à l'environnement acide de la peau et a ensuite l'occasion de pénétrer dans la circulation sanguine, par exemple par une plaie ouverte, elle est confrontée à un problème : le pH de votre sang est plus élevé. De sorte que la bactérie se retrouve subitement dans un environnement auquel elle n'est pas adaptée, avec très peu de temps pour y parvenir, ce qui constitue un défi considérable pour certaines espèces.

La peau est en somme comme un désert recouvert d'acide, de sel et de défensines, et son sol est un cimetière de cellules mortes qui sont constamment éliminées avec tous ceux qui ont le malheur de s'asseoir dessus. En apprenant tout cela, on pourrait en conclure qu'il est impossible que des microbes vivent sur votre peau. Mais c'est loin d'être le cas. Dans l'univers infini du micromonde, il n'y a rien qui ressemble à un espace inhabité. Tout est un espace disponible, aussi hostile soit-il. Mais votre corps a trouvé un moyen de tirer parti de cette situation et de renforcer ses défenses. Mis à part votre intestin, qui est essentiellement fait pour et régi par des bactéries que votre corps a invitées, votre peau est le deuxième endroit le plus peuplé de votre corps en termes d'invités qui ne sont pas vous, mais qui sont effectivement les bienvenus. La peau d'une personne en bonne santé contient jusqu'à quarante espèces de bactéries, car les différentes zones de votre peau

---

Beaucoup d'ions hydrogène signifient que quelque chose est acide : pensez à un délicieux citron ou à de l'acide de batterie qui n'a rien d'attrayant. Un faible nombre d'ions hydrogène signifie que quelque chose est basique ou alcalin, par exemple du savon ou de l'eau de Javel, tous deux peu appétissants. En général, on ne veut pas trop ni trop peu d'ions hydrogène dans un fluide, car ils prendront ou donneront des protons. C'est bien pour les acides faibles, par exemple lorsque vous pressez un citron sur votre nourriture pour la rendre plus savoureuse, mais si une substance est trop basique ou acide, elle aura un effet corrosif sur votre corps. La corrosion signifie la destruction et la décomposition des structures dont sont constituées vos cellules, et des brûlures chimiques. De petites différences dans le POTENTIEL HYDROGÈNE font une bien plus grande différence dans le monde des microbes.

forment des environnements radicalement différents avec leurs propres climats et leurs températures spécifiques. Vos aisselles, vos mains, votre visage et vos fesses sont des endroits fort différents et abritent des hôtes différents. Globalement, un centimètre carré moyen de votre peau abrite environ un million de bactéries. Au total, environ dix milliards de bactéries amies peuplent votre extérieur en cet instant. Et même si cette idée vous déplaît, vous en avez besoin !

Imaginons ces bactéries comme une espèce de horde de barbares devant les portes. Votre corps a construit un immense rempart et a invité des tribus barbares à s'installer devant. Elles peuvent vivre de la terre et profiter de ressources et d'espace gratuits si elles respectent la frontière. Tant que l'équilibre est maintenu, le royaume frontalier et les tribus vivent en harmonie et même en symbiose. Cependant, si les barbares tentent d'entrer, par exemple parce que la frontière est rompue par une blessure, les soldats du système immunitaire les attaqueront et les tueront sans pitié. Mais alors, que font ces milliards de cellules de bactéries barbares pour vous ? La chose la plus importante est d'occuper de l'espace. Squatter une maison est beaucoup plus difficile s'il y a déjà des gens qui y vivent.

Votre microbiome cutané est assez satisfait de son environnement et n'a pas l'intention de le partager avec des étrangers. Ainsi, non seulement il consomme les ressources disponibles et occupe physiquement l'espace, mais il communique, régule et interagit directement avec le royaume frontalier et les cellules immunitaires vivant de l'autre côté. Par exemple, certains de vos gardiens bactériens peuvent produire des substances nocives pour les visiteurs indésirables. Allant encore plus loin, il semble qu'ils soient même capables de réguler les cellules immunitaires sous la peau et de leur indiquer quelles sont les substances nocives qu'elles doivent produire et en quelles quantités elles doivent le faire.

Lorsque vous atteignez l'âge adulte, la composition des microbes sur votre peau demeurera relativement stable pour le reste de votre vie, ce qui signifie que pour vos tribus barbares et votre corps, trouver un équilibre et vivre en paix représente réellement un bénéfice partagé. C'est un arrangement que tout le monde veut respecter. Les scientifiques ne comprennent pas encore entièrement comment s'effectue la conclusion de cet accord, comment le système immunitaire décide qui est autorisé à s'installer ou comment les bactéries informent le système immunitaire de leurs intentions. Mais nous savons que cette relation existe et qu'elle est très importante.

Malgré toutes ces défenses stupéfiantes, le royaume peut être infiltré. Les cellules de la peau sont certes dures, mais le monde l'est encore plus. Et il y a toujours des bactéries prêtes à tenter leur chance lorsqu'elles entrevoient une opportunité. Observons pour la première fois le système immunitaire en pleine action.

Avant de nous plonger dans une histoire, une petite remarque : la description que nous allons faire ici d'une infection et de la réponse du système immunitaire est un exemple idéalisé. Un exemple où les choses se passent dans un ordre précis, avec un niveau de gravité après l'autre, chaque niveau étant clairement déclenché par le précédent. Mais gardons à l'esprit que la réalité est plus complexe. Nous allons simplifier sans perdre trop de détails et organiser les choses de manière directe et agréable. Cela dit, détruisons votre peau et défions votre système immunitaire !

7 La coupure

De petites actions peuvent avoir de grandes conséquences. De simples erreurs peuvent avoir des effets catastrophiques. Quelque chose de légèrement contrariant à l'échelle du géant humain est une véritable urgence à l'échelle de vos cellules.

Imaginez-vous en train de vous promener dans les bois par une agréable journée d'été. Il fait chaud et humide, et vous avez opté pour des chaussures légères et tendance au lieu de vos bottes à l'épreuve de la nature, car c'est la forêt, pas la jungle, et puis vous êtes un adulte et vous pouvez prendre vos propres décisions ! Vous gravissez une colline lorsque vous ressentez soudain une douleur aiguë. Vous regardez vers le sol et vous vous apercevez que vous avez marché sur une planche pourrie qui était autrefois clouée à un arbre, mais qui a décidé depuis lors de devenir un piège mortel. Un clou long et rouillé transperce la semelle de votre chaussure. Vous le retirez, vous vociférez et vous vous plaignez beaucoup du monde en général et de votre sort cruel en particulier. Personne n'aurait pu prévoir cela. Mais tout de même, ça ne fait pas trop mal. Vous retirez vos chaussures et vos chaussettes pour jeter un œil, et ce n'est rien de très grave, ça saigne juste un peu. Alors vous continuez à marcher tout en marmonnant dans votre barbe.

Pendant ce temps, vos cellules ont vécu une expérience fort différente. Lorsque le clou a pénétré dans votre chaussure, sa pointe est entrée dans votre gros orteil. Elle a transpercé votre peau comme le fait un morceau de métal pointu. Pour vos cellules, c'était une journée tout à fait normale jusqu'à ce que soudain, leur monde explose. À partir de leur perspective, un gros astéroïde métallique a fait un trou dans le monde. Le pire cependant est qu'il était recouvert de terre et de saletés et de centaines de milliers de bactéries qui se sont soudain retrouvées au-delà des portes de votre rempart cutané d'habitude impénétrable. Et déjà, voici que la situation dégénère.

Aussitôt, les bactéries se disséminent dans les cavernes chaudes entre les cellules sans défense, prêtes à consommer des nutriments et à explorer les lieux. Tout est bien mieux ici que sur leur sol ! Il y a de la nourriture et de l'eau, c'est chaud et confortable et tout autour, il n'y a que des victimes qui ressemblent à des enfants sans défense. Les bactéries n'ont absolument pas l'intention de repartir. Et les bactéries du sol ne sont pas les seuls visiteurs indésirables. Des milliers de bactéries qui ont vécu sur la surface de votre peau et dans vos chaussettes humides décident maintenant elles aussi de découvrir ce paradis qui vient de surgir de nulle part. Quelle formidable journée et quelle chance !

Votre corps est poliment en désaccord avec cette appréciation. Des centaines de milliers de cellules civiles sont mortes, déchirées par le corps étranger qui s'est si soudainement écrasé depuis le ciel. D'autres sont blessées et en détresse. Et à l'instar d'une catastrophe à l'échelle humaine, les civils hurlent de terreur, envoyant des messages d'alarme et de panique à tous ceux qui sont prêts à les recevoir. Ces signaux de panique, les viscères des cellules mortes et la puanteur de milliers de bactéries sont transportés dans les tissus environnants, ce qui déclenche une alarme impérieuse.

Votre système immunitaire inné réagit aussitôt. Les cellules sentinelles sont les toutes premières à apparaître : elles patrouillaient paisiblement dans les parages lorsque l'impact s'est produit et elles se dirigent rapidement vers le point zéro, attirées par les cris et les détritus du site de l'accident. Ces cellules sont appelées **macrophages** et ce sont les plus grandes cellules immunitaires dont dispose votre corps. Physiquement, les macrophages sont assez impressionnants. Si une cellule moyenne avait la taille d'un être humain, un macrophage aurait la taille d'un

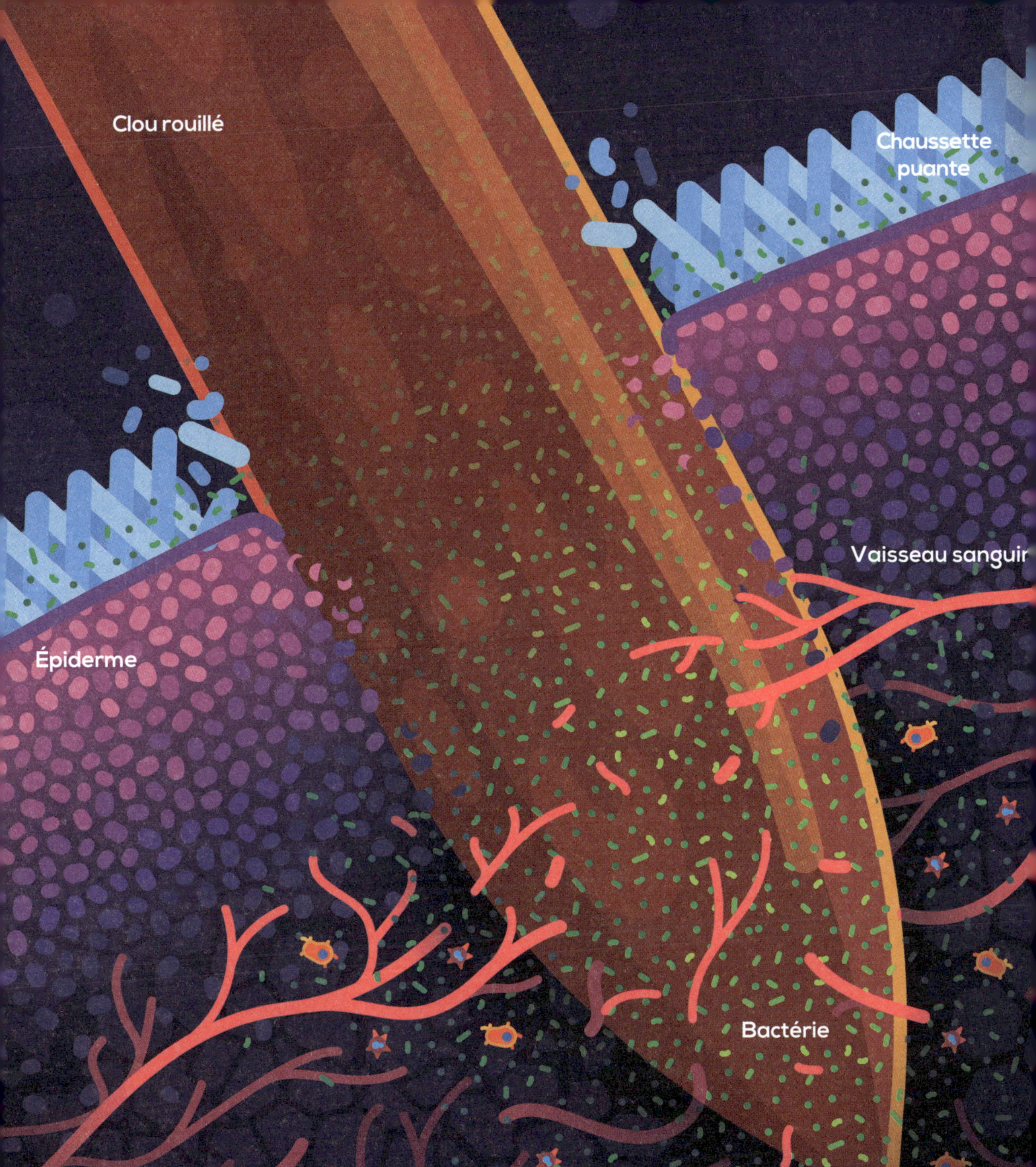

La coupure

Le clou transperce la peau et les vaisseaux sanguins. Des centaines de milliers de cellules civiles meurent, d'autres sont blessées et en détresse. Aussitôt, les bactéries se disséminent dans les cavernes chaudes entre les cellules sans défense, prêtes à consommer des nutriments et à prendre leurs aises.

rhinocéros noir. Et tout comme avec les rhinocéros noirs, il vaut mieux ne pas leur chercher des noises. Leur but est de dévorer les cellules mortes et les ennemis vivants, de coordonner les défenses et d'aider à la cicatrisation des blessures. Des tâches particulièrement nécessaires, car en ce moment, des bactéries déterminées prolifèrent à toute vitesse et doivent être arrêtées rapidement avant qu'elles ne parviennent à établir une réelle présence.

Le chaos met les macrophages dans une rage inouïe. En quelques secondes, ils engagent le combat contre les bactéries et projettent violemment leurs propres corps sur elles. Imaginez un rhinocéros sauvage essayant d'écraser des lapins paniqués. Mais les lapins, de toute évidence, préfèrent ne pas être piétinés à mort et prennent la fuite pour tenter d'échapper à cette puissante cellule. Cependant, leur plan d'évasion sera vain, car les macrophages sont capables d'étirer des parties d'eux-mêmes, un peu à la manière des bras d'une pieuvre, guidés uniquement par l'odeur des bactéries paniquées. Lorsqu'ils parviennent à s'emparer de l'une d'elles, son sort est scellé. L'emprise d'un macrophage est trop forte et toute résistance est vaine, car il attire les bactéries malchanceuses et les avale entières pour les digérer vivantes.

Mais malgré cette efficacité cruelle et cet effort énergique, la blessure est trop massive, les dégâts trop importants, la surface exposée trop grande. Tandis que les macrophages dévorent un ennemi après l'autre, ils se rendent compte qu'ils parviendront au mieux à ralentir cette invasion, mais non pas à l'arrêter. C'est pourquoi ils commencent à appeler à l'aide en envoyant des signaux d'alarme urgents et à préparer le champ de bataille pour les renforts qui ne vont pas tarder. Heureusement pour eux, les renforts sont déjà en route. Dans le sang, des milliers de neutrophiles qui ont entendu les appels à l'aide et senti les signes de mort se sont mis en mouvement. Sur le site de l'infection, ils quittent l'océan impétueux du sang et entrent dans le champ de bataille. Tout comme les macrophages, les signaux de panique et d'alarme les ont activés, transformant cette espèce plutôt tranquille en des tueurs maniaques et frénétiques.

Aussitôt, ils se mettent à chasser et à dévorer les bactéries entières, mais avec beaucoup moins de souci pour leur environnement. Les neutrophiles disposent d'un temps limité : une fois actifs, ils n'ont que quelques heures avant de mourir d'épuisement, car leurs armes ne se régénèrent pas. Ils tirent donc le meilleur parti de la situation et les utilisent librement, de sorte que non seulement ils tuent des ennemis, mais ils causent aussi de réels dommages aux tissus qu'ils sont censés protéger. Cependant, ils ne se préoccupent à aucun moment des dommages collatéraux, car le danger de propagation des bactéries dans le corps est bien trop grave pour pouvoir prendre les civils en considération. De plus, ils ne se contentent pas de se battre, ils vont aussi jusqu'à se sacrifier : certains d'entre eux explosent, jetant au passage de vastes filets toxiques autour d'eux. Ces filets sont truffés de substances chimiques dangereuses qui isolent le champ de bataille, piègent et tuent les bactéries et rendent plus difficiles leur fuite et leur dissimulation.

De retour dans le monde des humains, vous vous asseyez pour examiner à nouveau les dégâts. La petite plaie est déjà recouverte d'une très fine pellicule de croûte. À ce stade, elle s'est déjà refermée superficiellement, tandis que des millions de cellules spécialisées provenant du sang ont inondé le champ de bataille : des plaquettes, des cellules sanguines dont la fonction principale est d'être des secouristes qui referment les plaies. Elles produisent une sorte de grand filet collant qui s'agglutine autour des globules rouges malchanceux et crée une barrière d'urgence vers le monde extérieur, arrêtant assez rapidement la perte de sang et empêchant d'autres intrus d'entrer. Cela permet aux cellules cutanées fraîches de commencer lentement à fermer l'énorme trou dans le monde[1].

1. Et maintenant, préparez-vous pour une histoire folle ! Les plaquettes ne sont pas réellement des cellules, mais des fragments provenant d'une autre cellule appelée mégacaryocyte. Il s'agit de cellules énormes, environ six fois plus grandes qu'une cellule moyenne et elles vivent dans votre moelle osseuse. Elles ont de très longs bras en forme de tentacules qu'elles poussent dans vos vaisseaux sanguins, où elles les font croître. Quand l'un de ces bras étranges a suffisamment grandi, de petits paquets s'en détachent. Ce sont des miniparties

Votre orteil a légèrement enflé, il est chaud et vous fait un peu mal. C'est gênant certes, mais pas grave, pensez-vous en maudissant votre négligence et en vous apprêtant à poursuivre votre marche tout en boitant légèrement. En tout cas, c'est ce que vous pensez. Ce que vous ressentez comme un léger gonflement est une réaction délibérée de votre système immunitaire. Les cellules qui se battent sur le site de l'infection ont déclenché un processus de défense crucial : l'**inflammation**.

Cela signifie qu'elles ont ordonné à vos vaisseaux sanguins de s'ouvrir et de laisser un fluide chaud se déverser sur le champ de bataille, à la manière d'un barrage s'ouvrant vers une vallée. Cela a plusieurs effets : d'une part, cela stimule et comprime les cellules nerveuses qui sont profondément mécontentes de leur situation et qui envoient des signaux de douleur au cerveau, ce qui fait prendre conscience à l'humain que quelque chose ne va pas et qu'une blessure s'est produite.

Toutefois, cela n'est pas encore suffisant pour vaincre les centaines de milliers d'ennemis qui se sont déjà frayé un chemin, mais heureusement, l'afflux de liquide causé par l'inflammation transporte un tueur silencieux dans la zone de combat. De nombreuses bactéries sont étourdies ou commencent à convulser, tandis que des dizaines de minuscules blessures apparaissent mystérieusement à leur surface et font suinter leurs entrailles, ce qui est extrêmement fâcheux et les tue. Nous apprendrons à connaître intimement ce tueur silencieux un peu plus loin dans cet ouvrage.

Tandis que les combats acharnés font rage et que de plus en plus de bactéries sont tuées, les premiers soldats de l'immunité meurent eux aussi. Ils ont tout donné et maintenant, ils veulent juste dormir. Des

---

fonctionnelles de cellules qui sont emportées par le sang. Ces paquets sont vos plaquettes et chaque fois que vous vous coupez ou que vous vous blessez, elles referment la blessure. Un seul mégacaryocyte produit environ dix mille de ces plaquettes au cours de sa vie, à partir de ses longs bras flasques qui s'étendent de vos os jusqu'à votre sang. Votre corps est réellement tout à fait étrange et incroyable.

millions de cellules soldats continuent d'affluer et de frapper autant de têtes qu'elles le peuvent avant de mourir elles-mêmes. Nous arrivons à une croisée des chemins. Maintenant, la bataille peut prendre plusieurs directions. Dans la plupart des cas, si les choses se passent bien, l'étendue des dommages sera relativement limitée. Toutes les bactéries ont été tuées et le système immunitaire aide les cellules civiles à guérir. En fin de compte, la coupure s'avère être une petite blessure, du genre de celles qu'on subit très souvent et auxquelles on ne pense jamais.

Mais dans cette histoire, les choses ne se passent pas bien. Il y a un agent pathogène parmi les intrus. C'est une bactérie du sol, capable d'affronter la réponse immunitaire et de se multiplier rapidement. Les bactéries sont des êtres vivants, capables de réagir aux situations. Et c'est ce qu'elles font, déclenchant des mécanismes de défense qui les rendent plus difficiles à tuer ou résistantes aux armes du système immunitaire. Le mieux que le système immunitaire inné puisse faire est de les garder sous contrôle.

C'est ainsi qu'une autre cellule immunitaire prend alors une décision majeure. Elle a agi discrètement en arrière-plan, surveillant les événements sur le champ de bataille au fur et à mesure qu'ils se déroulaient. Maintenant, quelques heures après la catastrophe et le début de l'infection, son heure de gloire est enfin arrivée.

La **cellule dendritique**, puissant messager et officier de renseignement du système immunitaire inné, ne s'est pas contentée de regarder le désastre se dérouler. Des cellules dendritiques sont postées partout où il est possible de pénétrer dans le royaume frontalier. Secouées par le chaos et la panique, elles ont commencé à collecter d'urgence des échantillons du champ de bataille. À l'instar des macrophages, les cellules dendritiques ont de longs tentacules pour attraper les envahisseurs et les mettre en pièces. Mais leur objectif n'était pas de les dévorer, car elles ont préparé des échantillons à partir des intrus morts pour présenter leurs découvertes aux centres de renseignement du système immunitaire.

Après quelques heures d'échantillonnage, les cellules dendritiques se mettent en route, laissant le champ de bataille derrière elles pour solliciter l'aide du système immunitaire adaptatif. Il faut environ une journée à la cellule dendritique pour atteindre sa destination, et quand elle trouve ce qu'elle cherche, ou mieux, qui elle cherche, une bête se réveille de son sommeil et l'enfer tout entier se déchaîne.

Faisons ici une courte pause pour considérer à quel point votre corps était préparé à cette urgence. Les coupures, les ecchymoses et les piqûres causées par des objets rouillés et pointus ne nous préoccupent pas vraiment. C'est juste un fait de la vie, on se blesse de temps en temps et cela ne va presque jamais au-delà d'un léger désagrément. Si l'infection ne peut pas être stoppée, une cure d'antibiotiques suffit généralement à la soigner, mais durant une très longue période de l'histoire de l'humanité, des médicaments aussi puissants n'étaient pas disponibles et une petite blessure pouvait s'avérer mortelle.

C'est pourquoi votre corps a dû élaborer des moyens pour écraser brutalement et rapidement une invasion qui suivait inévitablement lorsque votre royaume frontalier était menacé. Et votre système immunitaire inné excelle en la matière. Nous n'avons rencontré que très brièvement les cellules qui constituent votre première ligne de défense, les macrophages, les neutrophiles et les cellules dendritiques, mais elles peuvent faire bien plus encore ! Et que dire de la mystérieuse force invisible qui assomme et tue les envahisseurs, mais que nous n'avons encore ni nommée ni décrite.

8 Les soldats du système immunitaire inné : macrophages et neutrophiles

Comme nous venons de le découvrir, les macrophages et les neutrophiles sont les nettoyeurs de dommages du système immunitaire. Ensemble, ils forment une catégorie spéciale de cellules appelées *phagocytes*. Ce mot n'est d'ailleurs pas un mauvais choix en immunologie, car il signifie « cellule mangeuse ». Et effectivement, elles mangent. *Macrophage* signifie « grand mangeur », ce qui est parfaitement exact. Ces cellules n'ayant pas de petites bouches, manger à ce niveau doit signifier autre chose.

Imaginez que vous n'avez pas de bouche et que vous voulez manger comme un phagocyte, alors, cela ressemblerait à ceci : vous prenez un sandwich et vous le tenez contre votre peau. L'endroit n'est pas important, n'importe où sur votre corps fera l'affaire. Votre peau se replie sur elle-même et attire le sandwich dans vos entrailles, le piégeant dans un sac de peau qui flotte maintenant jusqu'à votre estomac et fusionne avec lui, déposant le sandwich dans votre acide gastrique.

Voilà qui est dérangeant dans le monde humain, mais très pratique dans le monde cellulaire. Le processus est en fait assez fascinant. Lorsqu'un phagocyte, par exemple un macrophage, veut avaler un ennemi, il s'étend vers lui et le saisit fermement. Une fois qu'il a une prise ferme, il attire sa victime, replie une partie de sa membrane sur lui-même et l'engloutit, la piégeant dans une sorte de miniprison qui se trouve maintenant à l'intérieur du macrophage. Dans un sens, une partie de l'extérieur du macrophage devient une sorte de sac-poubelle bien fermé qui est tiré à l'intérieur. Le macrophage est équipé d'une pléthore de compartiments remplis d'un équivalent de l'acide gastrique, c'est-à-dire de substances qui dissolvent les choses. Ces compartiments fusionnent ensuite avec la minuscule prison et déversent leur contenu mortel sur toute la victime, la dissolvant en ses composants, en acides aminés, sucres et graisses, qui sont non seulement inoffensifs, mais même utiles. Certains deviennent de la nourriture pour le macrophage lui-même et d'autres sont recrachés, afin que d'autres cellules puissent également s'en alimenter. La vie déteste définitivement le gaspillage des ressources.

Ce processus est extrêmement important, car c'est le principal moyen par lequel votre corps se débarrasse d'armées entières d'envahisseurs et de leurs déchets. En effet, l'une des tâches principales des macrophages est de manger et d'avaler des choses dont le corps ne veut pas, peu importe si c'est dans des conditions belliqueuses ou non.

Il est intéressant de remarquer que les principales choses que les macrophages mangent sont en réalité des parties de votre corps. La plupart des cellules qui vous composent ont une durée de vie limitée pour leur éviter de devenir défectueuses et de se transformer en quelque chose de mauvais, comme un cancer, par exemple. Ainsi, chaque seconde de votre vie, environ un million de vos cellules meurent par suicide cellulaire contrôlé, appelé *apoptose* (ce processus sera évoqué plusieurs fois dans ce livre, car il est très important). Lorsque les cellules décident que leur heure est venue, elles émettent un signal particulier indiquant à toutes les autres qu'elles en ont terminé. Puis elles s'autodétruisent par apoptose, ce qui signifie qu'elles se divisent en un tas de petits paquets bien rangés de déchets cellulaires. Les macrophages, attirés par les signaux, ramassent les lambeaux des anciennes cellules et en recyclent les parties.

La phagocytose

1. Le phagocyte s'accroche à l'agent pathogène.

2. En repliant sa membrane, il piège l'ennemi dans une miniprison.

3. La miniprison fusionne avec un compartiment rempli d'acide.

4. L'acide décompose l'agent pathogène en ses composants de base.

5. Le phagocyte mange les parties qu'il peut et crache le reste pour que d'autres cellules le mangent.

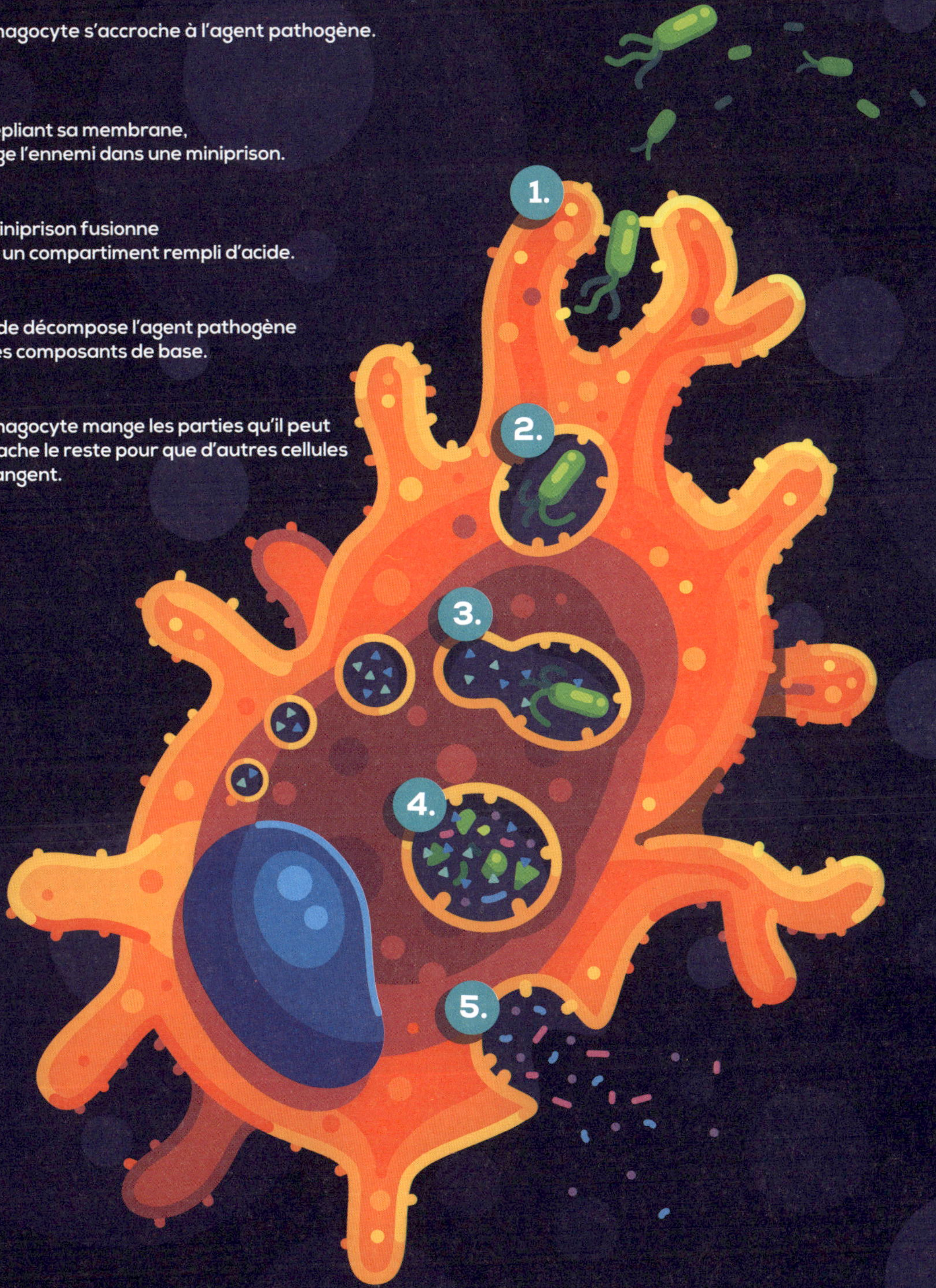

Les macrophages sont probablement une invention extrêmement ancienne du système immunitaire, peut-être même le premier type de cellule de défense dédiée, car presque tous les animaux multicellulaires possèdent une forme de cellule de type macrophage. En un sens, ils sont un peu comme des organismes unicellulaires. Leur principale fonction est de patrouiller le long des frontières et d'éliminer les déchets, mais ils contribuent également à la coordination d'autres cellules, à préparer le champ de bataille en provoquant une inflammation et à favoriser la cicatrisation après une blessure. En prime, et alors qu'ils ne l'ont pas demandé, si vous avez un tatouage, une grande partie de ce dernier est probablement stockée dans vos macrophages[1].

1. Vous êtes-vous jamais demandé pourquoi votre corps est capable d'accepter d'énormes quantités d'encre sous sa peau ? Car en général, votre système immunitaire refuse que quelque chose qui n'est pas lui-même ou qui n'a pas obtenu de permis spécial se promène dans votre corps. Pourtant, on peut enfoncer de l'encre à l'aide d'une aiguille rapide dans la deuxième couche de votre peau et elle y reste pendant de nombreuses années. Mais bien que le corps ne soit pas enthousiaste à l'idée d'avoir de l'encre sous la peau, si la personne qui grave de l'art dans votre chair fait son travail correctement, ce ne sera pas non plus particulièrement nocif. Néanmoins, votre système immunitaire local ne sera pas content de cette intrusion. Par conséquent, votre peau gonflera et certaines particules d'encre seront emportées. La majeure partie restera cependant dans les tissus, mais non pas parce que les macrophages n'essaieront pas de les engloutir. La plupart des particules métalliques d'encre sont tout simplement trop grosses pour être avalées, de sorte qu'elles restent là où elles sont. En revanche, celles qui sont assez petites pour être mangées le seront.Les macrophages sont vraiment très efficaces pour décomposer les bactéries et autres déchets cellulaires, mais en revanche, ils ne sont pas réellement capables de détruire l'encre. Alors ils la gardent en eux et la stockent. Si vous avez un tatouage, quand vous le regardez, rappelez-vous qu'il est partiellement piégé dans votre système immunitaire. Malheureusement, si quelques années plus tard, vous décidez que les caractères chinois qui se sont avérés signifier « soupe » ne sont plus de bon goût et que vous souhaitez les faire effacer, votre système immunitaire rendra également très difficile l'élimination d'un tatouage.Le processus de détatouage le plus courant est un laser spécial qui pénètre dans votre peau et chauffe tellement les particules d'encre d'un côté qu'elles sont mises sous tension et se brisent en petits morceaux. Certains s'éloignent en flottant, d'autres sont maintenant mangés par les macrophages. Cela peut rendre le détatouage très difficile, car même si les vieux macrophages remplis d'encre meurent à un moment donné, de jeunes remplaçants arrivent et avalent les restes de leurs prédécesseurs morts, avec toute l'encre à l'intérieur. Encore une fois, ils ne peuvent pas la détruire et se contentent de la stocker et de l'ignorer. C'est ainsi que les tatouages restent visibles des années durant. Au fil du temps, à chaque nouveau cycle de remplacement, une partie de l'encre se perd et est emportée au cours du processus, ou quelques-uns des nouveaux macrophages se déplacent légèrement. C'est pourquoi votre tatouage s'estompera et ses bords deviendront moins nets.

Les macrophages vivent jusqu'à plusieurs mois. Des milliards d'entre eux sont installés juste sous votre peau, patrouillant à la surface d'éléments comme vos poumons et les tissus qui entourent vos intestins. Des milliards d'autres sont répartis dans tout votre corps. Dans votre foie et votre rate, ils attrapent les vieilles cellules sanguines et les mangent intégralement pour recycler le précieux fer qu'elles transportent. Dans votre cerveau, ils représentent environ 15 % de toutes les cellules et sont particulièrement calmes pour ne pas endommager accidentellement les irremplaçables cellules nerveuses dont vous avez besoin pour des choses importantes, telles que penser à des films ou respirer de l'air.

Les macrophages n'ont pas une vie particulièrement excitante. Ils restent dans la zone dont ils sont responsables, gigotent et ramassent déchets et cellules mortes. Mais s'ils sont contrariés, ils deviennent des combattants terriblement effrayants. Un macrophage activé et en colère peut avaler jusqu'à cent bactéries avant de mourir d'épuisement. On a longtemps supposé que c'était ce qu'ils étaient, une sorte de concierge agressif, mais il s'est avéré qu'en réalité, les macrophages jouent de nombreux rôles différents et qu'ils interagissent avec de nombreuses cellules différentes pour réaliser toute une variété de tâches.

C'est pourquoi il serait peut-être préférable de considérer les macrophages comme une sorte de capitaine local du système immunitaire inné : au combat, ils disent aux autres cellules quoi faire et les informent si le combat est encore nécessaire.

Enfin, lorsqu'une infection a été traitée, les macrophages peuvent ralentir ou même stopper la réponse immunitaire sur le site de la bataille pour éviter des dommages supplémentaires. Une réaction immunitaire continue n'est pas bonne pour vous, car les cellules immunitaires exercent généralement un stress sur le corps et dépensent beaucoup d'énergie et de ressources. Ainsi, lorsqu'une bataille se termine, certains macrophages transforment le champ de bataille en une sorte de site amical et se mettent littéralement à manger les soldats restants. Ensuite, ils libèrent des substances chimiques qui aident les cellules civiles à se régénérer et à reconstruire les structures endommagées, telles que les vaisseaux sanguins, afin que vos blessures puissent guérir plus rapidement. Encore une fois, le système immunitaire déteste toute forme de gaspillage.

Le **neutrophile** quant à lui est un peu plus simple. Il existe pour se battre et mourir pour le collectif. C'est le guerrier spartiate suicidaire et fou du système immunitaire. Ou, si vous préférez le règne animal, un chimpanzé sous cocaïne avec un sale caractère et une mitraillette. Une sorte de système d'armes polyvalent conçu pour s'attaquer rapidement aux ennemis les plus courants que votre corps rencontre, en particulier les bactéries. C'est de loin la cellule immunitaire la plus abondante dans votre sang et certainement l'une des plus puissantes. En effet, les neutrophiles sont tellement dangereux qu'ils sont équipés d'un interrupteur. Ils sont soumis à une minuterie serrée et ne vivent que quelques jours lorsque l'organisme n'a pas besoin d'eux, avant de commettre un suicide contrôlé.

Mais même au combat, leur vie est courte et ne dépasse pas quelques heures. Le risque qu'ils fassent des ravages sur l'infrastructure de votre corps est bien trop élevé. C'est ainsi que, chaque jour, cent milliards de neutrophiles renoncent volontairement à leur vie et meurent. Et chaque jour, quelque cent milliards d'autres naissent, prêts à se battre pour vous si cela est nécessaire[2].

Mais malgré le danger qu'ils représentent pour votre corps, ils sont indispensables à votre survie au quotidien et sans eux, vos défenses seraient gravement compromises. Au combat, non seulement les neutrophiles mangent des ennemis vivants, mais ils disposent de surcroît de deux systèmes d'armes supplémentaires. Ils peuvent projeter de l'acide sur leurs ennemis et se tuer eux-mêmes pour créer des pièges mortels.

2. En réalité, vous produisez environ un milliard de neutrophiles par kilo de poids corporel ; vous pouvez faire le calcul de ce que cela signifie pour vous.

Les neutrophiles sont densément tapissés de *granules* qui sont essentiellement de minuscules paquets remplis d'une charge mortelle. On peut imaginer ces granules comme de petits couteaux et ciseaux conçus pour découper et estropier les intrus. Ainsi, si un neutrophile rencontre un groupe de bactéries au même endroit, il les aspergera simplement de granules qui les déchireront de l'extérieur. Le problème de cette approche est qu'elle n'est pas très spécifique et qu'elle frappe quiconque a la malchance de se trouver sur leur chemin. C'est souvent le cas de vos propres cellules civiles saines. Et c'est l'une des raisons pour lesquelles le corps a en quelque sorte peur des neutrophiles. Ils tuent très efficacement, mais ils peuvent potentiellement faire plus de mal que de bien, s'ils sont trop irrités[3].

Mais la chose la plus ahurissante que font les neutrophiles au combat est de créer des réseaux mortels d'ADN, se sacrifiant dans le processus. Pour avoir une idée de ce que cela signifie, imaginez que vous êtes un cambrioleur et que vous voulez entrer par effraction dans un musée la nuit pour voler et laisser vos amis entrer pour y célébrer une « fiesta du pillage ». Vous faites alors un excellent travail et vous vous faufilez entre les caméras et les systèmes de sécurité, entrant dans les coffres-forts où se trouvent tous les objets de valeur. « Les choses se passent bien », vous dites-vous en commençant à glisser des tableaux dans votre sac à dos.

3. Les neutrophiles sont en effet tellement négligents lorsqu'il s'agit de provoquer des dommages collatéraux qu'il arrive que les macrophages tentent de leur cacher les cellules endommagées ! Chaque jour, pour diverses raisons, quelques cellules meurent dans vos organes de manière non naturelle, par exemple parce que tandis que vous regardiez l'écran de votre téléphone, vous vous êtes heurté à un panneau de signalisation. Mais souvent, les dommages sont légers et ne nécessitent pas une forte réaction de la part de votre système immunitaire. Nous en apprendrons davantage à ce sujet un peu plus tard, mais les cellules mortes attirent les neutrophiles et, s'ils trouvent une seule cellule morte, ils aggraveront la situation et causeront encore plus de dommages inutiles. Pour les en empêcher, les macrophages peuvent en quelque sorte recouvrir une seule cellule morte de leur corps pour la cacher littéralement aux neutrophiles, de sorte qu'ils sont désorientés et repartent.

Soudain, vous voyez un garde vous charger en hurlant et vous vous préparez à vous battre. Mais au lieu de vous frapper, le garde s'ouvre la poitrine, brisant ses côtes en d'innombrables éclats pointus tout en s'arrachant ses intestins. Vous n'avez même pas le temps d'être perplexe car aussitôt, il se met à vous balancer ses tripes, hérissées d'éclats d'os pointus, comme le fouet le plus dégoûtant du monde. Vous pleurez de douleur et de confusion tandis qu'il vous frappe impitoyablement, vous causant de profondes blessures et vous laissant étourdi et incapable de fuir. Puis il vous frappe au visage. « Ça ne s'est pas passé comme prévu », songez-vous, alors qu'il se met à vous manger vivant.

C'est ce que font les neutrophiles lorsqu'ils créent un *piège extracellulaire de neutrophiles* ou *NET* (abréviation de *Neutrophil Extracellular Trap*). Si les neutrophiles ont l'impression que des mesures drastiques sont nécessaires, ils se livrent à ce genre de suicide fou. D'abord, leur noyau commence à se dissoudre, libérant ainsi leur ADN. Au fur et à mesure qu'il remplit la cellule, d'innombrables protéines et enzymes s'y accrochent : ce sont les éclats d'os pointus de notre petite histoire. Puis le neutrophile crache littéralement tout son ADN autour de lui, comme un filet géant. Non seulement ce filet peut piéger les ennemis sur place et les blesser, mais il crée également une barrière physique qui rend plus difficile aux bactéries ou aux virus de s'échapper ou de pénétrer plus profondément dans le corps. Habituellement, le brave neutrophile meurt en faisant cela, ce qui semble évident.

Quelquefois, même s'ils ont vomi leur ADN, ces braves guerriers continuent de se battre, projetant de l'acide sur leurs ennemis ou les avalant tout rond et se livrant à des trucs de neutrophiles avant de finalement mourir d'épuisement. On pourrait se demander si une cellule qui a renoncé à la totalité de son matériel génétique est encore en vie. Dans tous les cas, cela ne peut durer qu'un certain temps : sans ADN, une cellule n'a aucun moyen de préserver sa machinerie interne. Quelle que soit cette cellule – une entité vivante ou rien de plus qu'un zombie exécutant ses derniers ordres sans réfléchir –, elle continue de faire ce pour quoi elle a été créée : elle se bat et meurt pour vous, afin que vous puissiez vivre. Quel que soit le système d'armes qu'il utilise, le neutrophile est l'un de vos soldats les plus féroces et l'un de ceux dont les ennemis, tout comme notre propre corps, ont à juste titre très peur[4].

Les macrophages et les neutrophiles ont une autre tâche importante qu'ils partagent avec d'autres parties du système immunitaire, et dont nous parlerons plus en détail dans le prochain chapitre parce que c'est parfaitement crucial pour vos défenses : ils provoquent une inflammation, un processus si important pour vos défenses et votre santé qu'il nous faudra vérifier ce qui se passe en pareil cas. Ainsi, avant de pouvoir revenir sur le champ de bataille et à votre armée qui vous défend, nous ferons une brève excursion et découvrirons quelques mécanismes fascinants et très importants que votre système immunitaire utilise dans une bataille.

4. Un autre petit détail intéressant au sujet des neutrophiles est que lorsqu'ils chassent un agent pathogène, ils le font souvent en essaims, suivant les mêmes règles mathématiques que les essaims d'insectes. Imaginez donc être pris en chasse par un groupe de frelons, chacun de la taille d'une vache, et vous vivrez la même expérience stressante que de nombreuses bactéries doivent connaître au cours des derniers instants de leurs vies.

9 L'inflammation : jouer avec le feu

L'INFLAMMATION EST UN PHÉNOMÈNE AUQUEL VOUS N'AVEZ PROBABLEment jamais beaucoup réfléchi, car il est assez banal. Vous vous blessez et la blessure enfle et rougit un peu, c'est tout. Qui va s'en soucier ? Mais en réalité, l'inflammation est d'une importance cruciale pour votre survie et votre santé, car elle permet à votre système immunitaire de faire face aux blessures et aux infections soudaines.

L'inflammation est la réponse universelle de votre système immunitaire à toutes sortes de blessures, de dommages ou d'agressions. Peu importe si vous vous êtes brûlé, si vous vous êtes coupé ou si vous avez une ecchymose. Peu importe si des bactéries ou des virus infectent votre nez, vos poumons ou vos intestins. Peu importe si une jeune tumeur tue quelques cellules civiles en volant leurs nutriments ou si vous avez une réaction allergique à un aliment, l'inflammation est la réponse. *Les dommages ou les dangers, perçus ou réels, provoquent une inflammation.*

L'inflammation est ce gonflement rouge et cette démangeaison d'une piqûre d'insecte, ce mal de gorge lorsque vous êtes enrhumé.

En résumé, son objectif est de limiter l'infection à une zone et d'empêcher sa propagation, mais aussi de contribuer à éliminer les tissus endommagés et morts, et de servir en quelque sorte d'autoroute pour envoyer vos cellules immunitaires et vos protéines d'attaque directement sur le site de l'infection[1] !

1. La manière dont l'inflammation aide les cellules immunitaires à se rendre sur le champ de bataille est tout à fait singulière et fascinante. En résumé, les signaux chimiques de

Paradoxalement, l'inflammation est aussi l'une des choses les plus néfastes qui puissent vous arriver si elle devient chronique. Selon de récentes données scientifiques, l'inflammation chronique est impliquée dans plus de la moitié des décès survenant chaque année, car elle est une cause sous-jacente d'une grande variété de maladies, depuis divers cancers jusqu'aux accidents vasculaires cérébraux ou à l'insuffisance hépatique. En effet, vous avez bien lu, *pour au moins une personne sur deux décédées aujourd'hui, l'inflammation chronique a été la cause sous-jacente de la maladie qui l'a tuée*. Malgré le fait que l'inflammation chronique soit tellement éprouvante pour le corps, une inflammation « normale » est indispensable pour votre défense.

L'inflammation est un travail d'équipe, une réponse biologique complexe du système immunitaire pour organiser une défense rapide contre les blessures ou les infections. En résumé, l'inflammation est un processus par lequel les cellules des vaisseaux sanguins changent de forme, de sorte que le plasma, la partie liquide du sang, peut affluer dans un tissu blessé ou infecté. L'on peut littéralement imaginer que des vannes s'ouvrent et qu'un tsunami d'eau, chargé de sels et de toutes sortes de protéines d'attaque spéciales, inonde les espaces entre les cellules, si vite que des tissus gonflent à l'échelle d'une zone métropolitaine. Partout où les cellules soupçonnent qu'il se passe quelque chose de louche, elles déclenchent une inflammation comme première réponse radicale[2].

---

l'inflammation provoquent un changement dans les vaisseaux sanguins situés à proximité de l'origine des signaux d'inflammation et dans les cellules immunitaires qui sont activées par ces signaux. Toutes deux déploient de nombreuses petites molécules adhésives spéciales qui fonctionnent un peu comme du Velcro. Les cellules immunitaires qui se déplacent à toute vitesse dans le sang peuvent désormais se coller aux cellules qui constituent les vaisseaux sanguins et ralentir à proximité du site de l'infection. En outre, l'inflammation rend les vaisseaux sanguins plus poreux, ce qui permet aux cellules immunitaires de se faufiler plus facilement à travers de minuscules espaces et de se déplacer vers le champ de bataille.

2. Tout ce qui a trait au système immunitaire comporte une exception. Certaines zones de votre corps sont exclues de cette règle, par exemple votre cerveau, votre moelle épinière, une partie de vos yeux et vos testicules (si vous en avez, bien sûr). Ce sont toutes des zones

Cinq marqueurs vous permettent de dire si vous avez une inflammation : rougeur, chaleur, gonflement, douleur et perte de fonction. Ainsi, dans notre histoire où vous avez marché sur un clou pointu, l'orteil blessé a été inondé de liquide et a enflé, de sorte qu'il est devenu rouge en raison du surplus de sang dans les tissus.

L'orteil blessé devient chaud parce que le sang apporte de la chaleur corporelle supplémentaire. Cette chaleur fait des choses utiles pour vous : la plupart des micro-organismes n'aiment pas la chaleur. Par conséquent, le fait de rendre la plaie plus chaude les ralentit et les stresse. Et vous voulez que les agents pathogènes qui se trouvent dans votre corps soient aussi stressés que possible. En revanche, vos cellules civiles de réparation aiment beaucoup ce surplus de température, car cela accélère leur métabolisme et permet à votre plaie de cicatriser plus vite.

Et puis, il y a la douleur. Certaines des substances chimiques libérées par l'inflammation rendent vos terminaisons nerveuses plus sensibles à la douleur et le processus d'enflement exerce une pression sur les cellules nerveuses dotées de récepteurs de la douleur, les incitant à envoyer des signaux de souffrance au cerveau. La douleur est une motivation très efficace dans le sens où nous préférons ne pas la ressentir.

Et enfin, il y a la perte de fonction. Cette dernière est assez simple : si vous vous brûlez la main et que l'inflammation la fait enfler et vous fait mal, vous ne pouvez pas l'utiliser correctement. De même si vous marchez sur un clou : votre pied ne sera pas content de cet événement. Outre la douleur, cette perte de fonction vous incite à vous reposer et à ne pas surcharger ou à ne pas solliciter la partie du corps blessée. Elle

---

extrêmement sensibles dans lesquelles une inflammation pourrait causer des dommages irréversibles et irréparables. C'est pourquoi ces zones sont appelées « sites d'immunoprivilège », ce qui signifie que les cellules du système immunitaire en sont tenues à l'écart par les barrières sang-tissu, et que celles qui sont autorisées à y pénétrer ont reçu l'ordre très spécial de se comporter correctement.

L'inflammation

L'inflammation est une réponse biologique complexe du système immunitaire dont l'objectif est de mettre en place une défense rapide contre une blessure ou une infection. Les vaisseaux sanguins inondent les tissus, entraînant rougeur, chaleur, gonflement, douleur et perte de fonction.

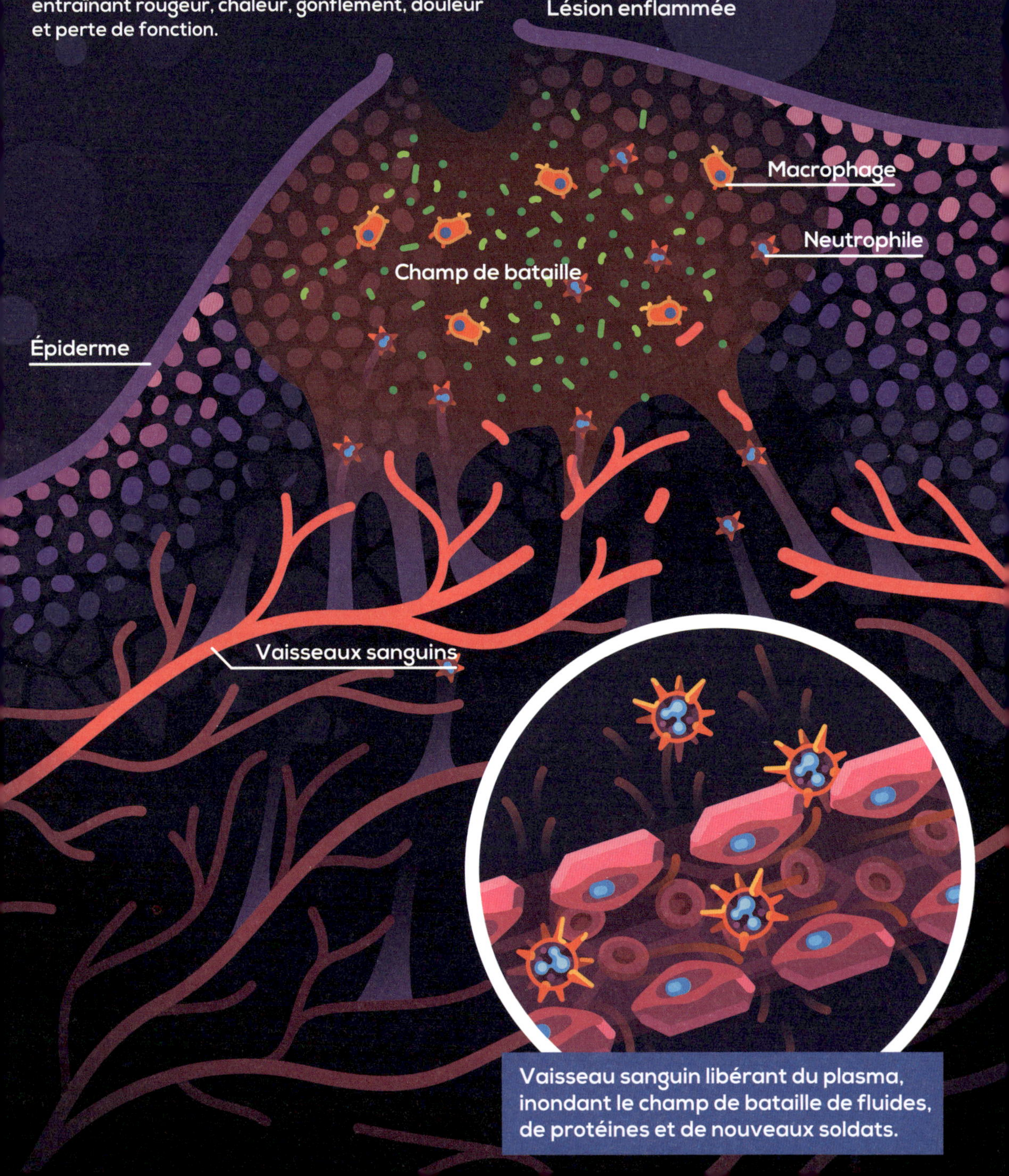

Vaisseau sanguin libérant du plasma, inondant le champ de bataille de fluides, de protéines et de nouveaux soldats.

vous contraint à vous octroyer le temps de guérir. Ce sont là les cinq caractéristiques de l'inflammation.

Comme nous le verrons maintes fois dans cet ouvrage, l'inflammation est très dure à vivre pour le corps, car elle provoque un stress dans les tissus affectés et elle attire des cellules immunitaires agressives telles que les neutrophiles qui causent des dégâts. C'est pourquoi elle possède quelques mécanismes intégrés qui l'atténuent. Par exemple, les signaux chimiques qui provoquent l'inflammation s'épuisent assez vite. L'inflammation doit donc être sollicitée de manière cohérente par vos cellules immunitaires, sans quoi elle se dissipe d'elle-même. Vous vous demandez peut-être ce qui provoque exactement l'inflammation. Eh bien, c'est toute une variété de mécanismes.

La première manière dont l'inflammation se déclenche est à travers la mort des cellules. Curieusement, votre corps a développé un moyen de savoir si une cellule est morte de manière naturelle ou de mort violente. Le système immunitaire doit supposer que les cellules qui meurent d'une mort non naturelle expriment un grave danger, de sorte que la mort est un signal qui provoque une inflammation.

Normalement, lorsqu'une cellule est arrivée à la fin de sa vie, elle se tue par apoptose, comme nous l'avons déjà vu. L'apoptose est fondamentalement un suicide paisible qui maintient le contenu des cellules bien en place. Mais lorsque les cellules meurent de manière non naturelle, par exemple en étant mises en pièces par un clou pointu, brûlées à mort par une poêle chaude ou empoisonnées par les déchets d'une infection bactérienne, l'intérieur de vos cellules civiles se répand autour d'elles. Certaines parties des entrailles de vos cellules, telles que l'ADN ou l'ARN, sont des déclencheurs d'une alerte élevée pour votre système immunitaire et provoquent une inflammation rapide[3].

3. Vous avez probablement appris à l'école que les mitochondries, les centrales électriques des cellules, sont d'anciennes bactéries qui ont fusionné avec les ancêtres de vos cellules

Nous voici à un moment parfait pour vous présenter une cellule très spéciale que vous finirez peut-être par détester plus tard, lorsque nous en apprendrons davantage à son sujet. Si vous avez déjà eu une réaction allergique sévère où votre corps a gonflé de manière explosive, cette cellule y est probablement pour quelque chose : le **mastocyte**. Les mastocytes sont de grandes cellules gonflées, remplies de minuscules bombes contenant des substances chimiques extrêmement puissantes qui provoquent une inflammation locale à la fois rapide et massive. (Par exemple, les démangeaisons que vous ressentez lorsqu'un moustique vous pique sont probablement causées par des substances chimiques libérées par des mastocytes.) Ils se trouvent principalement sous votre peau et font leur travail, qui n'est heureusement pas très important. Si vous vous blessez et que des tissus sont détruits et qu'ils meurent ou qu'ils sont très perturbés, les mastocytes libèrent leurs substances chimiques de suractivation de l'inflammation et accélèrent considérablement le processus.

Ainsi, le tissu situé sous votre peau dispose d'un bouton d'urgence en cas d'inflammation. C'est peut-être un bon moment pour noter que certains immunologistes pensent que le mastocyte joue un rôle beaucoup plus direct et central dans le système immunitaire, bien que cela ne soit pas mentionné dans la plupart des manuels. Ce qu'il y a de bien avec la science, c'est que prouver que des idées établies sont fausses est une victoire pour tout le monde. Ainsi, nous saurons dans quelques années si les mastocytes méritent plus d'amour.

La deuxième meilleure manière de provoquer une inflammation est une décision plus active : les macrophages et les neutrophiles déclenchent

---

pour former un organisme symbiotique. Aujourd'hui, ce sont des organites à l'intérieur de vos cellules, qui fournissent à ces dernières de l'énergie utile. Votre système immunitaire se souvient des mitochondries comme de bactéries, d'intrus qui n'ont rien à faire à l'extérieur des cellules. Par conséquent, si vos cellules éclatent et que votre système immunitaire détecte des mitochondries qui flottent autour d'elles, vos cellules immunitaires réagiront de manière extrêmement alarmée.

une inflammation lorsqu'ils sont engagés dans une bataille. Ainsi, tant que les combats se poursuivent, ils libèrent des substances chimiques qui maintiennent le champ de bataille inondé et prêt à accueillir de nouveaux renforts. Mais c'est aussi l'une des raisons pour lesquelles il est préjudiciable de livrer une bataille de quelque nature que ce soit sur une longue durée.

Par exemple, si vous souffrez d'une infection pulmonaire telle qu'une pneumonie ou le COVID-19, l'inflammation et le liquide qu'elle attire dans le tissu pulmonaire peuvent rendre la respiration difficile et créer une sensation de noyade. Cette sensation est horriblement précise dans ce cas, car vous vous noyez littéralement dans du liquide supplémentaire, mais du liquide provenant de l'intérieur plutôt que de l'extérieur.

Pour l'instant, nous avons assez parlé de l'inflammation. Résumons : si vos cellules meurent de manière anormale, si vous rompez ou irritez un mastocyte sous la peau ou si votre système immunitaire combat des ennemis, cela entraîne la libération de substances chimiques qui provoquent une inflammation. Un flot de fluides et toutes sortes de substances chimiques qui agacent vos ennemis attirent des renforts et leur permettent de pénétrer plus facilement dans les tissus infectés, autant d'éléments qui facilitent la défense d'un champ de bataille. Cependant, l'inflammation est éprouvante pour le corps et dans de nombreux cas, elle représente un réel danger pour la santé de l'organisme.

10 Nues, aveugles et effrayées : comment les cellules savent-elles où aller ?

À CE STADE, NOUS AVONS TOTALEMENT FAIT ABSTRACTION D'UN AUTRE détail important : comment les cellules savent-elles où aller et où le corps a besoin d'elles ? Lorsqu'on imagine les cellules comme des êtres humains et qu'on se souvient qu'elles patrouillent dans une zone qui représente l'équivalent du continent européen, l'une des premières questions qu'on pourrait se poser est la suivante : comment parviennent-elles à emprunter le bon chemin ? Ne se perdent-elles pas constamment ? De plus, pour rendre les choses encore un peu plus difficiles, les cellules sont aveugles, ce qui est logique si on y pense.

Pour voir quelque chose, il faut que des ondes lumineuses frappent la surface d'un objet, rebondissent sur cette surface et frappent un organe sensoriel comme votre œil, où quelques centaines de millions de cellules spécialisées les transforment en signaux électriques qui sont envoyés à votre cerveau, où ils sont interprétés. Or, tout cela semble représenter un investissement un peu trop important pour des cellules individuelles[1].

Même si les cellules avaient des yeux, à leur échelle, « voir » ne serait pas très utile. Parce que leur monde est vraiment, vraiment petit, et

1. En effet, il existe des organismes unicellulaires dotés de photorécepteurs qui leur permettent de percevoir la différence entre l'obscurité et l'absence d'obscurité, ainsi que la direction d'où vient la lumière. Mais ce n'est pas ce dont nous parlons ici.

pour une seule cellule, les ondes lumineuses sont énormes et fort peu pratiques. Si vous aviez la taille d'une cellule, les ondes de la lumière visible iraient de vos orteils jusqu'à votre nombril ! Les bactéries sont déjà si petites qu'elles sont à peine visibles au microscope optique, et leurs images sont assez granuleuses. Quant aux virus, ils sont encore plus petits, considérablement plus petits que les ondes lumineuses, et donc invisibles dans tous les sens du terme, sauf avec des outils spécialisés tels que les microscopes électroniques. De plus, la plupart des endroits à l'intérieur de votre corps sont assez sombres. Si vos entrailles étaient bien éclairées, cela signifierait que quelque chose aurait horriblement mal tourné.

Le même principe est valable pour l'ouïe, qui est la capacité de détecter des changements de pression des gaz et des fluides et de transformer ces différences en informations. C'est encore une chose pour laquelle nous avons des organes dédiés et qui correspond à l'environnement dans lequel vivent les humains, mais qui n'a aucun intérêt pour les cellules. D'accord, « voir » et « entendre » dans le sens auquel les humains sont habitués n'est pas une bonne option dans le micromonde. Mais alors, comment les cellules expérimentent-elles leur monde ? Comment le perçoivent-elles et comment communiquent-elles entre elles ?

Eh bien, d'une certaine manière, les cellules « reniflent » leur chemin à travers la vie. Pour les cellules, l'information est quelque chose de physique : les **cytokines**. On peut résumer cela en disant que les cytokines sont de très petites protéines qui servent à transmettre des informations. Il existe des centaines de cytokines différentes et elles sont importantes dans quasiment tous les processus biologiques qui se déroulent à l'intérieur de votre corps, depuis votre développement dans le ventre de votre mère jusqu'à la dégénérescence que vous expérimentez en vieillissant. Mais le domaine où elles sont le plus pertinentes et le plus importantes est votre système immunitaire. Elles jouent un rôle crucial dans le développement des maladies et dans la manière dont vos cellules sont capables de réagir. En un sens, les cytokines sont le langage de

Les cytokines

Les cytokines sont de toutes petites protéines qui servent à transmettre des informations. Elles jouent un rôle primordial dans le développement des maladies et dans la manière dont vos cellules sont capables de réagir. En un sens, les cytokines sont le langage de vos cellules immunitaires.

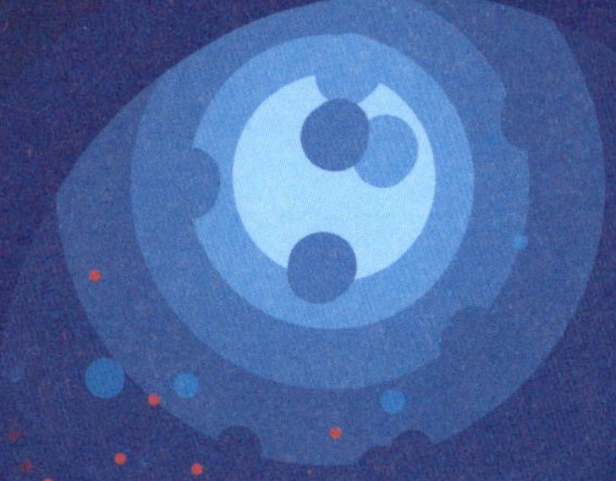

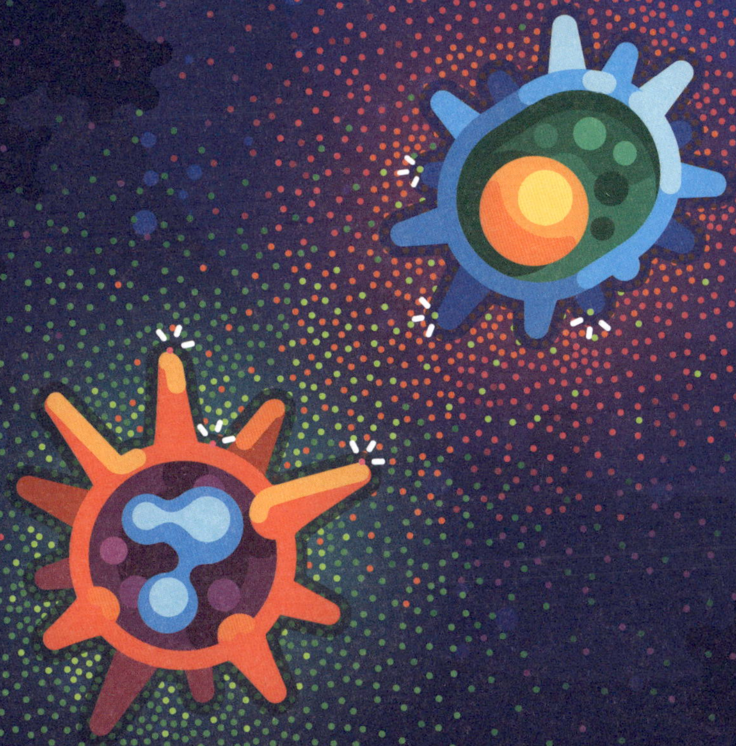

vos cellules immunitaires. Nous les croiserons plusieurs fois dans cet ouvrage, alors voici un aperçu de leur rôle :

Admettons qu'un macrophage flotte et tombe sur un ennemi. Cette découverte doit être partagée avec d'autres cellules immunitaires, ce qui déclenche la libération des cytokines qui portent l'information « Danger ! Ennemi dans les parages ! Venez nous aider ! ». Puis ces cytokines flottent, portées uniquement par le mouvement aléatoire des particules dans vos fluides corporels. Ailleurs, une autre cellule immunitaire, peut-être un neutrophile, perçoit ces cytokines et « reçoit » l'information. Plus elle perçoit de cytokines, plus sa réaction est forte.

Ainsi, lorsque le clou rouillé a pénétré dans notre peau et causé une mort et une destruction indicibles, des milliers de cellules ont hurlé à l'unisson et ont libéré une très grande quantité de cytokines de panique, ce qui signifie que quelque chose d'horrible se produisait et qu'elles avaient besoin d'une aide urgente, alertant des milliers de cellules pour qu'elles se mettent en mouvement. Mais ce n'est pas tout, car l'odorat des cytokines fonctionne aussi à la manière d'un système de navigation[2].

2. Techniquement, on pourrait être plus précis ici. Il existe deux grandes catégories de cytokines pertinentes à ce stade : les cytokines qui transmettent des informations et les chimiokines. Les chimiokines sont une famille de petites cytokines sécrétées par les cellules. Leur nom signifie « chimie qui met en mouvement », ce qui est parfaitement approprié, car leur principale capacité est de motiver les cellules à se déplacer dans une certaine direction. Elles ne font pas que flotter, car certaines cellules civiles peuvent aussi les saisir et en quelque sorte s'en « décorer », afin de fonctionner comme une sorte de système de guidage pour les cellules immunitaires. En bref, les chimiokines sont des cytokines qui guident ou attirent les cellules immunitaires vers un endroit précis. Lorsque les immunologistes parlent de « cytokines », ils désignent généralement des cytokines qui transfèrent des informations, par exemple ce qui se passe dans une infection, le type d'agent pathogène qui a envahi le corps et le type de cellules nécessaires pour le combattre. Tout cela ne devient-il pas trop confus ? Les chimiokines sont des cytokines, mais les cytokines font-elles aussi des choses différentes des chimiokines ? Eh bien... bienvenue dans le monde de l'immunologie, où les mots existent pour vous compliquer la vie ! Voici comment nous allons résoudre ce problème dans cet ouvrage : nous utiliserons uniquement le terme « cytokines », car pour comprendre les principes généraux, il faut comprendre une chose : les cytokines sont un groupe diversifié de protéines d'information qui font faire beaucoup de choses à vos cellules immunitaires. L'une d'entre elles étant de les faire bouger.

Plus une cellule est proche de la source d'une odeur, plus elle capte de cytokines. En mesurant la concentration de cytokines dans l'espace qui l'entoure, elle peut localiser précisément d'où vient le message, puis commencer à se déplacer dans cette direction. On peut dire qu'en quelque sorte, elle « sent » à quel endroit l'odeur est la plus intense. C'est ce qui la conduira sur le site de la bataille.

Pour faire cela, vos cellules immunitaires n'ont pas un seul nez, mais des millions de nez, partout sur leur corps, recouvrant leurs membranes dans toutes les directions.

Pourquoi autant ? Pour deux raisons : premièrement, en étant recouvertes d'une multitude de nez, les cellules disposent d'un système olfactif fonctionnant à 360°. Elles peuvent dire assez précisément de quelle direction provient une cytokine. Ces nez sont si sensibles que pour certaines cellules, une différence de concentration aussi minime que 1 % dans les signaux des cytokines autour d'une cellule suffit à lui indiquer où aller. (Ce qui est une manière élégante de dire qu'il pourrait y avoir seulement 1 % de molécules en plus d'un côté de la cellule.) Cette information est utilisée pour orienter la cellule dans l'espace, puis la faire se déplacer vers sa cible, en suivant toujours le chemin d'où proviennent la plupart des cytokines. Une cellule fait un pas, puis elle renifle. Puis un pas de plus, et elle renifle à nouveau. Jusqu'à ce qu'elle arrive là où on a besoin d'elle.

L'autre raison pour laquelle il est utile d'avoir des millions de nez est d'empêcher les cellules de se tromper. Vos cellules immunitaires étant aveugles, sourdes et stupides, elles n'ont aucun moyen de poser des questions. Elles ne savent pas si un signal est réel ou si elles l'interprètent correctement. Par exemple, un neutrophile pourrait capter une cytokine qui serait le reliquat d'une bataille déjà gagnée. Se tromper signifierait un gaspillage de ressources ou pourrait distraire le neutrophile. La solution consiste à ne pas se fier à un seul nez, mais à plusieurs à la fois. Sentir quelque chose avec un seul nez ne produira aucune réaction. Quelques dizaines de nez sentant quelque chose exciteront légèrement une cellule immunitaire. Mais quelques centaines voire quelques milliers l'exciteront intensément et la feront réagir avec une violence redoutable !

Ce principe est extrêmement important. Un signal doit franchir un seuil spécifique pour contraindre une cellule à faire quelque chose. C'est l'un des mécanismes de régulation ingénieux de votre système immunitaire. Une petite infection avec quelques dizaines de bactéries ne fera que pousser quelques cellules immunitaires à envoyer quelques cytokines, et seules quelques autres cellules percevront ces signaux. Mais si l'infection est importante et plus dangereuse, de nombreux signaux seront envoyés et de nombreuses cellules réagiront. Et comme il y a un fort « parfum » de bataille autour d'elles, elles réagiront de manière déterminante. Non seulement l'intensité de l'odeur appelle davantage de cellules à l'aide, mais elle garantit également qu'une réponse immunitaire s'arrête d'elle-même. Plus les soldats sont efficaces sur le champ de bataille et moins il y a d'ennemis vivants, moins les cellules immunitaires libèrent de cytokines. Au fil du temps, de moins en moins de renforts seront appelés sur le champ de bataille. Et sur ce champ de bataille, les cellules combattantes mourront avec le temps par suicide. Si les choses se passent bien, le système immunitaire se désactive de lui-même.

Dans certains cas, l'ensemble de ce système peut s'effondrer, avec d'effroyables conséquences. S'il y a trop de cytokines, le système immunitaire peut perdre toute contenance, devenir extrêmement enragé et réagir de manière excessive et massive, provoquant ce qu'on appelle très justement une *tempête de cytokines*. Ce n'est rien d'autre qu'un trop grand nombre de cellules immunitaires libérant beaucoup trop de cytokines, même s'il n'y a aucun danger. Mais les conséquences sont épouvantables. Le flot de signaux d'activation réveille les cellules immunitaires partout dans le corps, et ces dernières peuvent alors en libérer encore plus. L'inflammation augmente massivement et ne se limite plus seulement au site de l'infection. Les cellules immunitaires inondent les organes affectés et peuvent causer de graves dommages. Les vaisseaux sanguins de l'ensemble du corps présentent des fuites et le liquide pénètre dans les tissus, sortant du système vasculaire. Dans le pire des cas, la pression artérielle chute à un niveau critique, les organes ne reçoivent pas suffisamment d'oxygène et commencent à se bloquer, ce qui peut être fatal. Heureusement, dans votre vie quotidienne, vous n'avez pas trop à vous en soucier; les tempêtes de cytokines ne se produisent que lorsque les choses tournent affreusement mal.

Cependant, nous avons en quelque sorte élégamment éludé une question: comment les cytokines transmettent-elles des informations et qu'est-ce que cela signifie? Comment une protéine dit-elle à une cellule ce qu'elle doit faire? Comme nous l'avons vu précédemment, les cellules sont des robots protéiques guidés par biochimie. La chimie de la vie provoque des séquences d'interactions entre les protéines: on les appelle «voies». L'activation de voies provoque un comportement. Dans le cas des cytokines, les protéines d'information du système immunitaire, cela se produit par des voies qui impliquent des structures spéciales à la surface des cellules, appelées **récepteurs**. Ce sont les nez de vos cellules.

En somme, les récepteurs sont des machines de reconnaissance de protéines qui se collent sur les membranes des cellules. Une partie d'entre eux est située à l'extérieur de la cellule et une autre partie à l'intérieur. En fait, environ la moitié de la surface de vos cellules est recouverte d'une myriade de récepteurs différents qui assument toutes sortes de fonctions, depuis l'absorption de certains nutriments jusqu'à la communication avec d'autres cellules, en passant par le déclenchement de divers comportements. De manière simplifiée, les récepteurs sont en quelque sorte les organes sensoriels des cellules qui permettent à l'intérieur des cellules de savoir ce qui se passe à l'extérieur. Ainsi, si un récepteur identifie une cytokine, il déclenche une voie à l'intérieur de la cellule. Une séquence de protéines interagissant les unes avec les autres, finissant par signaler aux gènes de la cellule d'être plus ou moins actifs.

Les protéines interagissent donc plusieurs fois avec des protéines jusqu'à ce qu'elles finissent par modifier le comportement d'une cellule.

La biochimie réelle du système immunitaire est un cauchemar en soi, nous allons donc nous en épargner les détails ici. (Même s'il peut être assez intéressant de connaître cela, si vous êtes patient et si vous avez une grande tolérance pour apprendre beaucoup de noms compliqués.)

Résumons les points importants : les cellules ont sur leurs faces externes des millions de nez appelés récepteurs. Elles communiquent en libérant des protéines porteuses d'informations appelées cytokines. Lorsqu'une cellule renifle des cytokines avec ses récepteurs (nez), ces dernières déclenchent à l'intérieur de la cellule des voies qui modifient l'expression de ses gènes et donc son comportement. Ainsi, les cellules peuvent réagir aux informations sans être conscientes ni avoir la capacité de penser, guidées par la biochimie de la vie. Cela leur permet de faire des choses assez intelligentes, même si techniquement, elles sont parfaitement stupides. Certaines cytokines fonctionnent également à la manière d'un système de navigation : une cellule immunitaire peut sentir d'où viennent les cytokines et suivre littéralement leur odeur jusqu'au champ de bataille.

Maintenant que nous avons appris comment les cellules perçoivent leur environnement, il existe un dernier principe important pour comprendre votre système immunitaire avant de retourner sur le champ de bataille. Comment une cellule « sait-elle » quelle est l'odeur d'une bactérie ? Pourquoi les bactéries ont-elles une odeur de bactérie ? Comment votre système immunitaire parvient-il à différencier les amis des ennemis ?

11 Sentir les éléments constitutifs de la vie

L'une des premières choses que nous avons apprises est que le système immunitaire inné distingue ce qui est *soi* de ce qui est *autre*. Mais comment le système immunitaire inné sait-il qui et quoi attaquer ? Qui est *soi* et qui est *autre* ? Et plus précisément, comment les cellules soldats savent-elles quelle est l'odeur d'une bactérie ? Comme nous l'avons vu précédemment, l'un des plus grands avantages des micro-organismes par rapport aux animaux multicellulaires est la rapidité avec laquelle ils sont capables de changer et de s'adapter. Alors que la vie multicellulaire est en compétition avec les micro-organismes depuis des centaines de millions d'années, pourquoi les bactéries n'ont-elles pas trouvé le moyen de commencer à cacher leur odeur ? La réponse réside dans les structures qui constituent les êtres vivants.

Toute vie sur Terre est constituée des mêmes types de molécules fondamentales, structurées de différentes manières : glucides, lipides, protéines et acides nucléiques. Ces molécules de base interagissent et s'assemblent pour créer des structures, et ces structures sont les éléments constitutifs de la vie sur Terre. Nous avons déjà beaucoup discuté de l'élément de construction le plus important, les protéines. Par souci de simplicité, nous allons nous concentrer ici sur les protéines, car elles représentent la majorité des éléments constitutifs. Cela ne signifie pas que les autres ne sont pas importants, mais le principe est essentiellement le même et il est utile de se focaliser sur un point.

Comme nous l'avons déjà vu, la forme d'une protéine détermine ce qu'elle est capable de faire et comment elle peut interagir avec d'autres protéines, quelles structures elle peut construire et quelles informations elle peut transmettre. Chaque forme est un peu comme une pièce de puzzle en 3D qui, avec d'autres pièces, forme le puzzle global. Les pièces de puzzle sont un bon moyen d'imaginer les formes des protéines, car elles clarifient également autre chose : seules certaines formes peuvent se connecter avec certaines autres formes. Mais si elles le font, elles s'emboîtent parfaitement et fermement. Comme il existe des milliards et des milliards de formes possibles de protéines, la vie dispose d'une grande variété de pièces parmi lesquelles choisir lorsqu'elle veut construire un nouvel être vivant, par exemple une bactérie. Il existe un grand nombre de bactéries différentes que l'on pourrait créer à partir des pièces de puzzle protéiques de la vie. Sauf qu'en réalité, il y a des limites à cette liberté.

Pour certaines tâches spécifiques, les pièces du puzzle protéique de la vie ne peuvent pas être modifiées et elles conservent toujours leur fonction. Peu importe le degré de mutation d'une bactérie ou le nouveau type de combinaison de protéines intelligente qu'elle trouve : il y a certaines protéines qu'elle ne peut pas cesser d'utiliser si elle veut être une bactérie. Par exemple, vous pouvez fabriquer une voiture avec de nombreuses formes et couleurs différentes. Mais vous n'échapperez pas au fait qu'il vous faut des roues et des vis si vous voulez obtenir une voiture. Il en va de même pour les bactéries. Votre système immunitaire utilise ce fait pour reconnaître si quelque chose est *soi* ou *autre*. Alors, comment cela fonctionne-t-il concrètement ?

Un bon exemple est le flagelle. Les flagelles sont des micromachines que certaines espèces de bactéries et de micro-organismes utilisent pour se déplacer. Ce sont de longues hélices protéiques attachées aux minuscules postérieurs des bactéries, capables de tourner rapidement et de propulser ces petites créatures vers l'avant. Toutes les bactéries n'en sont

Les récepteurs

Les récepteurs sont un peu comme les organes sensoriels de vos cellules. Ils fonctionnent essentiellement comme des serrures et des clés, ils peuvent donc interagir avec des molécules spécifiques.

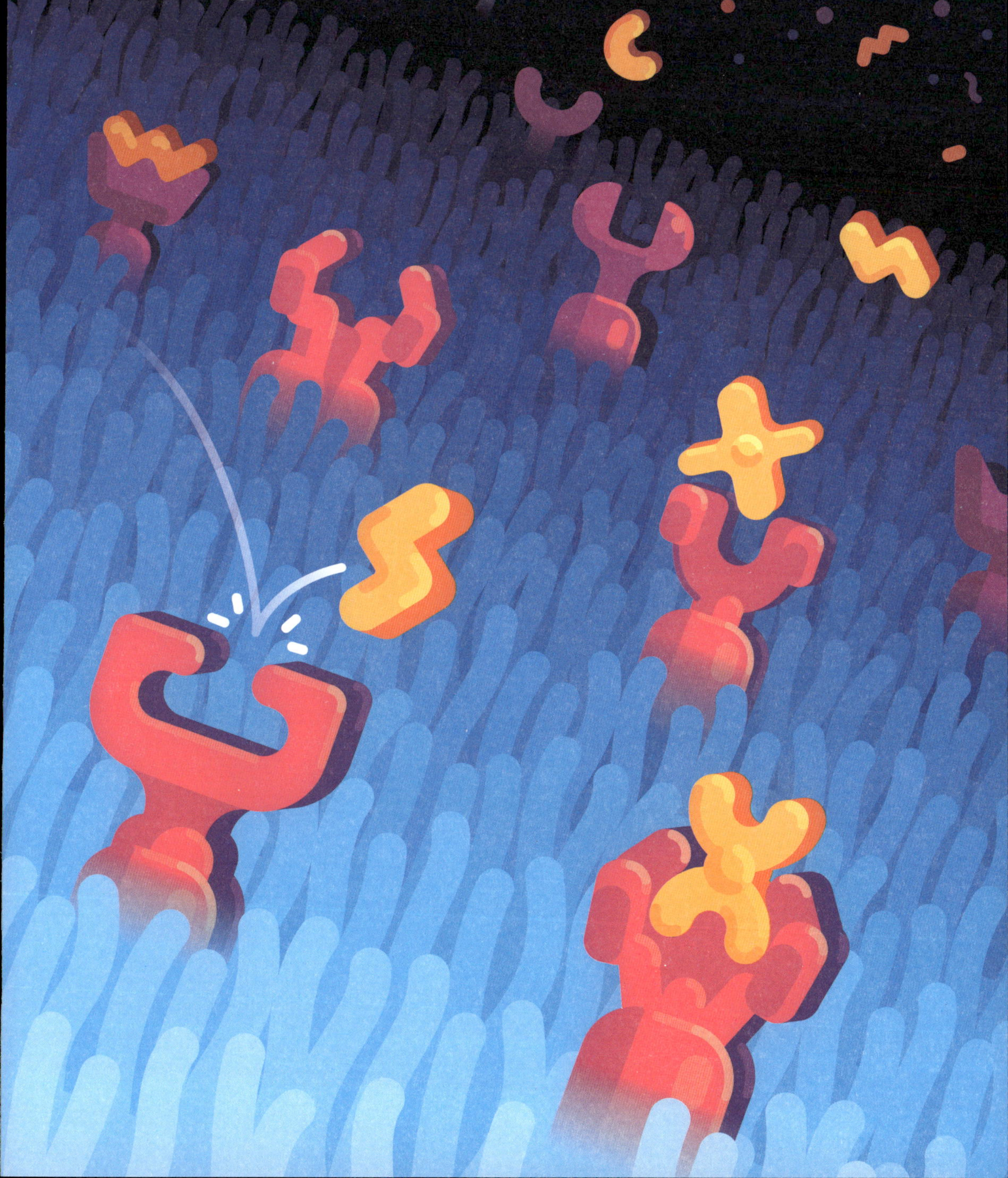

pas pourvues, mais beaucoup en ont. C'est une manière assez ingénieuse de se déplacer dans le micromonde, surtout si l'on vit dans des eaux peu profondes et viciées. Les cellules humaines ne les utilisent pas du tout[1].

Ainsi, si une cellule immunitaire constate que quelque chose a un flagelle, elle sait que ce quelque chose est 100 % *autre* et doit être tué. C'est ainsi que le système immunitaire inné de nombreux animaux a évolué pendant des centaines de millions d'années pour en quelque sorte sauvegarder les formes de certaines pièces de puzzle qui ne sont utilisées que par des ennemis tels que les bactéries. À sa manière, il « sait » que certaines pièces du puzzle sont toujours synonymes de problèmes. Bien sûr, vos cellules ne savent rien, parce qu'elles sont stupides. Mais elles ont des récepteurs ! Et il se trouve que vos cellules immunitaires innées possèdent des récepteurs capables de reconnaître les formes du puzzle protéique qui composent les flagelles, et qui permettront aux cellules immunitaires de les éliminer.

1. En fait non, ce n'est pas vrai ! Les spermatozoïdes utilisent un flagelle long et puissant pour avancer (ce sont des structures techniquement différentes qui fonctionnent autrement, mais qui portent le même nom car, apparemment, la biologie n'est pas suffisamment déroutante...). En tout cas, le sperme est un exemple fascinant. Pourquoi le corps d'une femme ne reconnaît-il pas les spermatozoïdes comme étant autres, ce qui l'amènerait à les tuer immédiatement ? En réalité, c'est ce qu'il fait ! C'est l'une des raisons pour lesquelles il faut quelque deux cents millions de spermatozoïdes pour féconder un seul ovule ! Dès que le sperme entre dans le vagin, il est confronté à un environnement hostile auquel il doit faire face. Le vagin est un endroit plutôt acide et meurtrier pour les visiteurs, de sorte que les spermatozoïdes se déplacent aussi vite que possible pour y échapper. La plupart d'entre eux accèdent au col de l'utérus et à l'utérus en quelques minutes.Cependant, ils y sont accueillis par un assaut de macrophages et de neutrophiles qui tuent la majorité de ces aimables visiteurs qui pourtant tentent seulement de faire leur travail. Mais au moins, les spermatozoïdes sont quelque peu équipés pour faire face à l'hostilité du système immunitaire (un peu comme un agent pathogène spécialisé si on y pense). Ils libèrent un certain nombre de molécules et de substances chargées d'inhiber les cellules immunitaires déchaînées qui les entourent pour gagner un peu de temps. Et il se peut même qu'ils soient capables de communiquer avec les cellules qui tapissent l'utérus pour leur annoncer qu'ils sont des visiteurs amicaux, ce qui pourrait réduire l'inflammation. Mais il reste une quantité étonnamment importante de choses qui n'ont pas encore été complètement comprises dans ces interactions. En tout cas, sur les millions de spermatozoïdes qui sont entrés dans l'utérus, seules quelques centaines parviennent dans les trompes de Fallope et ont une possibilité de féconder l'ovule.

Les protéines qui composent le flagelle d'une bactérie sont les pièces du puzzle correspondant aux récepteurs de nos soldats immunitaires. Lorsqu'un récepteur de macrophage se connecte à une protéine de bactérie qui s'y adapte, deux choses se produisent : le macrophage s'accroche fermement à la bactérie et déclenche aussi une cascade à l'intérieur de la cellule, lui faisant savoir qu'il a identifié un ennemi qu'elle doit avaler ! Ce mécanisme de base est au cœur de la manière dont votre système immunitaire inné sait qui est un ennemi et qui ne l'est pas.

La protéine flagelle n'est pas le seul type de pièce de puzzle protéique que vos soldats immunitaires peuvent identifier. Votre système immunitaire inné peut identifier une grande variété de protéines grâce à quelques récepteurs. Tout comme pour les cytokines, ces récepteurs spéciaux fonctionnent un peu comme des organes sensoriels, comme des machines de reconnaissance de protéines. C'est vraiment un mécanisme très simple : les récepteurs eux-mêmes sont des pièces de puzzle spéciales, capables de se connecter à une autre pièce de puzzle, ce qui dans ce cas signifie la forme de protéines flagelles. Si le macrophage parvient à se connecter, il passe en mode destruction.

C'est ainsi que vos cellules immunitaires innées sont capables d'identifier les bactéries, même si elles n'ont encore jamais rencontré une espèce spécifique. Chaque bactérie possède certaines protéines dont elle ne peut pas se défaire. Et vos cellules immunitaires innées sont équipées d'un groupe très spécial de récepteurs capables d'identifier toutes les pièces de puzzle les plus courantes de nos ennemis : les *récepteurs de type Toll (TLR)*, dont la découverte a valu deux prix Nobel. *Toll* signifie « formidable » ou « incroyable » en allemand, et c'est un qualificatif tout à fait approprié pour ce dispositif d'information extrêmement étonnant. Le système immunitaire de tous les animaux possède une variante des récepteurs Toll, ce qui en fait l'une des parties les plus anciennes du système immunitaire, qui a probablement évolué il y a plus d'un demi-milliard d'années. Certains récepteurs de type Toll peuvent reconnaître la forme des flagelles, d'autres certains détails et particularités de virus, d'autres encore des signes révélateurs de danger et de chaos, par exemple de l'ADN flottant librement.

Quoi qu'ils fassent, ni les bactéries, ni les virus, ni les protozoaires, ni les champignons ne parviennent à échapper totalement à ces récepteurs. Certains récepteurs de type Toll n'ont même pas besoin de toucher directement un ennemi. Comme nous l'avons vu au début de ce chapitre, les bactéries puent. Rien qu'en faisant leur travail et en étant vivants, les micro-organismes «transpirent» des protéines et d'autres déchets qui peuvent être captés par les récepteurs des cellules immunitaires et qui trahissent leur présence et leur identité. Il serait formidable pour les bactéries de ne pas le faire, mais elles ne peuvent pas l'éviter totalement. Votre système immunitaire inné a évolué aux côtés des bactéries pendant des centaines de millions d'années et a appris à renifler ces pièces de puzzle spécifiques aux bactéries. Ce mécanisme permet aux neutrophiles et aux macrophages de les détecter, même sans savoir quel type de bactérie est entré dans votre corps. Ils reconnaissent simplement l'odeur des ennemis et savent aussitôt qu'ils doivent les anéantir.

Ce principe selon lequel les cellules identifient les pièces du puzzle de leurs ennemis avec des sortes de récepteurs sensoriels à leur surface est appelé *reconnaissance des formes microbiennes*; il deviendra ensuite encore plus important pour le système immunitaire adaptatif qui utilise le même mécanisme de base, mais d'une manière nettement plus ingénieuse.

Mais maintenant, nous avons assez étudié les principes. Forts de ces connaissances, nous pouvons revisiter notre champ de bataille et découvrir une autre des armes les plus puissantes et les plus cruelles de votre système immunitaire inné. Une arme minuscule, même à l'échelle des cellules et des bactéries.

Souvenez-vous, quand vous faisiez de la randonnée et que vous avez marché sur un clou, comment cette armée invisible est apparue et a commencé à mutiler et à tuer les ennemis, tandis que le fluide du sang inondait le champ de bataille pendant l'inflammation. Eh bien, il est temps d'apprendre ce que c'était. Malheureusement, il est affublé de l'un des noms les plus ingrats de l'immunologie : le système du complément.

12 L'armée des tueurs invisibles : le système du complément

Le système du complément est la composante la plus importante de votre système immunitaire, dont vous n'avez jamais entendu parler. Ce qui est assez étrange, car une grande partie de votre système immunitaire est faite pour interagir avec lui, et s'il ne fonctionne pas correctement, les conséquences pour votre santé seront immenses et plutôt désastreuses.

Le système du complément est l'une des parties les plus anciennes de votre système immunitaire, car nous avons la preuve qu'il a évolué chez les plus anciens animaux multicellulaires de la planète, il y a plus de cinq cents millions d'années. Dans un sens, c'est la forme la plus élémentaire de la réponse immunitaire d'un animal, mais c'est également très efficace. L'évolution n'aime pas conserver de choses inutiles, donc le fait que le système du complément soit en place depuis si longtemps sans avoir trop changé montre à quel point il est précieux pour votre survie. Non seulement il n'a *pas* été remplacé tandis que les organismes sont devenus plus complexes, mais vos autres défenses immunitaires se sont perfectionnées pour le rendre plus puissant.

L'une des raisons pour lesquelles le système du complément est en grande partie inconnu est qu'il est d'une complexité et d'un manque de clarté déconcertants. Même les personnes qui doivent l'étudier en profondeur à l'université peuvent avoir du mal à se faire une image mentale claire de tous ses différents processus et interactions. Aucune

Protéines du complément

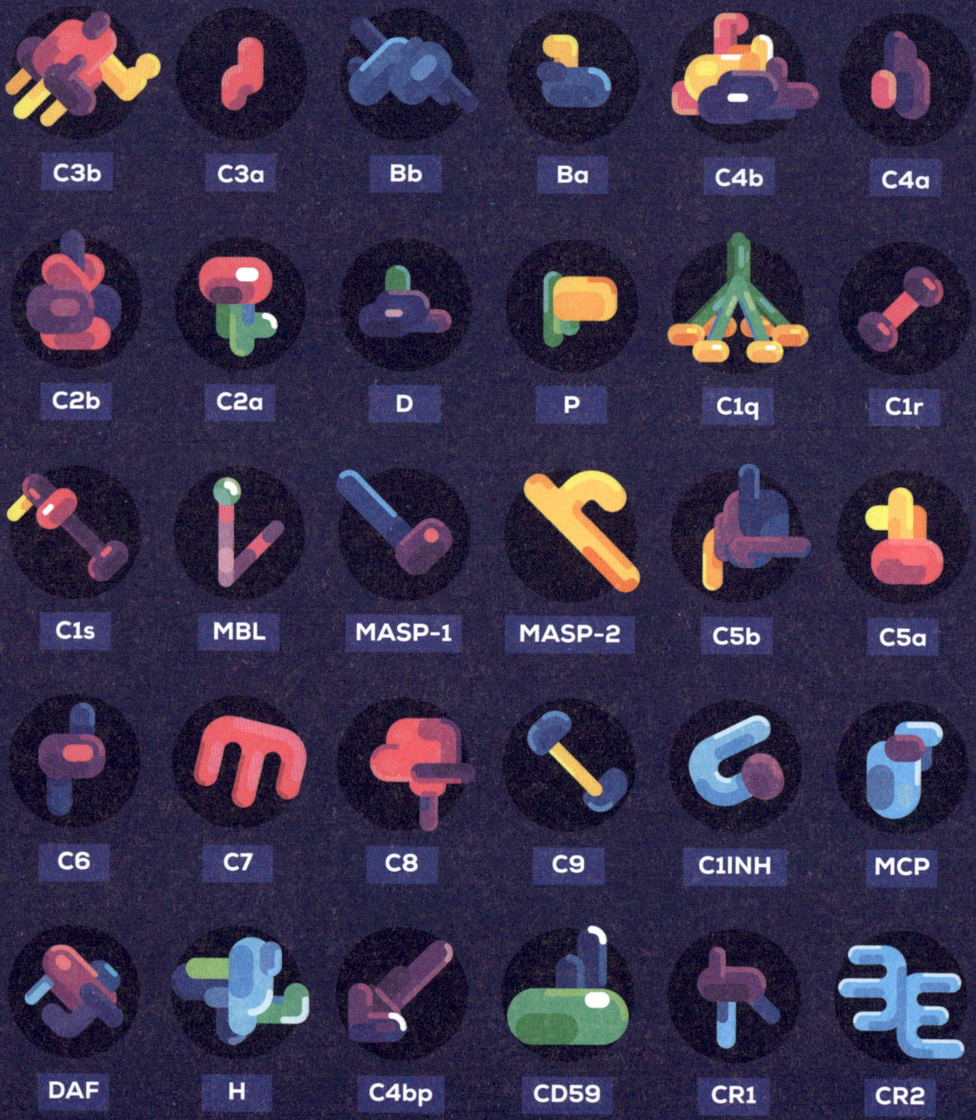

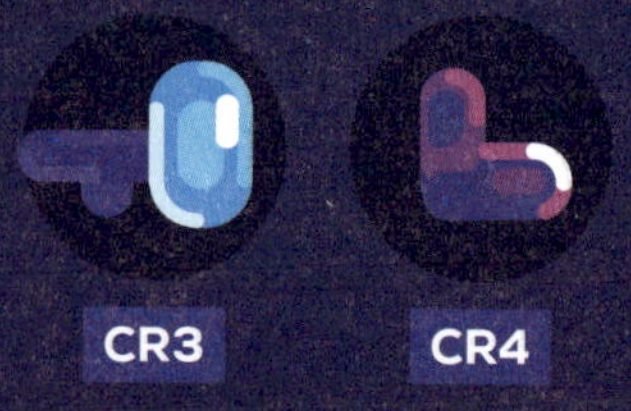

L'un des acteurs clés de notre système immunitaire est le système du complément. Il se compose d'une armée de plus de trente protéines différentes qui travaillent de concert dans le cadre d'une danse complexe et élégante destinée à arrêter les intrus. En résumé, le système du complément assume trois fonctions : il paralyse les ennemis, active le système immunitaire et transperce les choses jusqu'à ce qu'elles meurent.

partie de l'immunologie n'a été affligée de noms plus ingrats et difficiles à retenir pour ses composants. Heureusement, comprendre et mémoriser tous ces détails est totalement inutile pour quiconque n'étudie pas l'immunologie avancée. Nous allons donc aborder superficiellement beaucoup de détails, parce que nous le pouvons, et parce que la vie est trop courte pour consacrer trop de temps à ce genre de choses. Si vous êtes le genre de personne qui aimerait connaître les détails, il existe des schémas illustrés qui présentent tous les noms corrects et les mécanismes.

Bien, mais en somme, qu'est-ce que le système du complément ?

En somme, le système du complément est une armée de plus de trente protéines (et non pas des cellules !) différentes qui travaillent ensemble, exécutant une danse élégante pour empêcher les étrangers de prendre du bon temps dans votre corps. En cet instant, environ 15 QUINTILLIONS de protéines du complément saturent tous les fluides de votre corps. Les protéines du complément sont minuscules et elles sont partout. Même un virus semble relativement grand à côté d'elles. Si une cellule avait la taille d'un être humain, une protéine du complément aurait à peine la taille d'un œuf de drosophile. Comme elle est encore moins capable de penser et de prendre des décisions que vos cellules, elle est exclusivement guidée par voie chimique. Et pourtant, elle est capable de remplir toute une variété d'objectifs différents.

En résumé, le système du complément réalise trois choses :
- Il mutile les ennemis et rend leur vie exécrable et pénible.
- Il active les cellules immunitaires et les guide jusqu'aux envahisseurs, afin qu'elles puissent les tuer.
- Il transperce les choses jusqu'à ce qu'elles meurent.

Mais comment ? Après tout, ce n'est qu'un tas de protéines sans cervelle qui dérivent au hasard, sans volonté ni direction. Mais en réalité, cela fait partie de la stratégie. Les protéines du complément flottent dans une sorte de mode passif. Elles ne font rien jusqu'à ce qu'elles soient activées. Imaginez les protéines du complément comme des millions d'allumettes empilées très près les unes des autres. Si une seule allumette prend feu, elle enflammera celles qui l'entourent, qui à leur tour en enflammeront d'autres, et tout à coup, vous aurez un énorme incendie.

Dans le monde des protéines du complément, prendre feu signifie changer de forme. Comme nous l'avons vu précédemment, la forme d'une protéine détermine ce qu'elle peut et ne peut pas faire, avec quoi elle peut interagir et de quelle manière. Dans leur forme passive, les protéines du complément ne font rien. Dans leur forme active en revanche, elles peuvent modifier la forme d'autres protéines du complément et les activer.

Ce mécanisme simple peut provoquer des cascades autoexécutoires. Une protéine en active une autre. Ces deux protéines en activent quatre, qui en activent huit, qui en activent seize. Très rapidement, des milliers de protéines sont actives. Comme nous l'avons vu brièvement lorsque nous avons parlé de la cellule, les protéines se déplacent extrêmement vite. Ainsi, en quelques secondes, les protéines du complément peuvent passer d'un état où elles sont totalement inutiles à celui d'une arme active et inévitable qui se propage de manière explosive.

Voyons à quoi cela ressemble concrètement. Revenons-en au champ de bataille, à la blessure causée par le clou. D'énormes dégâts ont été provoqués, et les macrophages et les neutrophiles ont déclenché une inflammation, ce qui a contraint les vaisseaux sanguins à déverser du liquide dans le champ de bataille. Ce fluide transporte des millions de protéines du complément qui saturent rapidement la plaie. Maintenant, la première allumette doit prendre feu.

En réalité, cela signifie qu'une protéine du complément spécifique et très importante doit changer de forme. Elle porte le nom étonnamment inutile de « C3 ». La manière dont C3 change de forme et s'active exactement est complexe, ennuyeuse et sans importance pour le moment, alors faisons comme si cela se produisait au hasard, par pure coïncidence[1&2].

Tout ce qu'il faut vraiment savoir, c'est que C3 est en quelque sorte la partie la plus importante du complément, la première allumette qui doit s'enflammer pour déclencher la cascade. Lorsque c'est le cas, elle se décompose en deux protéines plus petites, de formes différentes, qui sont alors activées. La première allumette a pris feu !

L'une de ces parties de C3, appelée de manière très créative C3b, est une sorte de missile à tête chercheuse. C3b dispose d'une fraction de seconde pour trouver une victime, sinon elle sera neutralisée et s'éteindra. Si elle trouve une cible, par exemple une bactérie, elle s'ancre très fermement à sa surface et ne lâche pas. Ce faisant, la protéine C3b change à nouveau de forme, ce qui lui confère de nouvelles compétences et capacités. (D'une certaine manière, les protéines du complément sont comme des minitransformateurs de protéines.) Dans sa nouvelle forme, elle est capable de saisir d'autres protéines du complément, de changer de forme et de fusionner avec elles. Après quelques étapes, elle s'est transformée en une plateforme de recrutement.

Cette plateforme est experte dans l'activation d'un plus grand nombre de protéines du complément C3 qui répètent la totalité du cycle. Une boucle d'amplification commence. Le cycle d'activation et les nouvelles formes recommencent encore et encore. De plus en plus de C3b fraîchement activées s'accrochent à des bactéries, créent de nouvelles plateformes de recrutement et activent encore plus de C3. Quelques secondes après l'activation de la première protéine du complément, des milliers de protéines recouvrent la totalité de la bactérie.

1. L'activation du complément au hasard, par pure coïncidence, est en réalité l'une des manières dont cela peut se produire. Il existe d'autres manières, plus compliquées, dont le système du complément peut s'activer, mais pour cela, jetez un œil aux diagrammes sophistiqués !

2. Par ailleurs, cette activation aléatoire se produit-elle même lorsqu'il n'y a pas d'ennemis dans les alentours ? Oui, en effet ! Vos cellules ont des défenses contre votre propre système du complément pour empêcher les protéines aléatoires du complément de les attaquer accidentellement !

La voie alternative

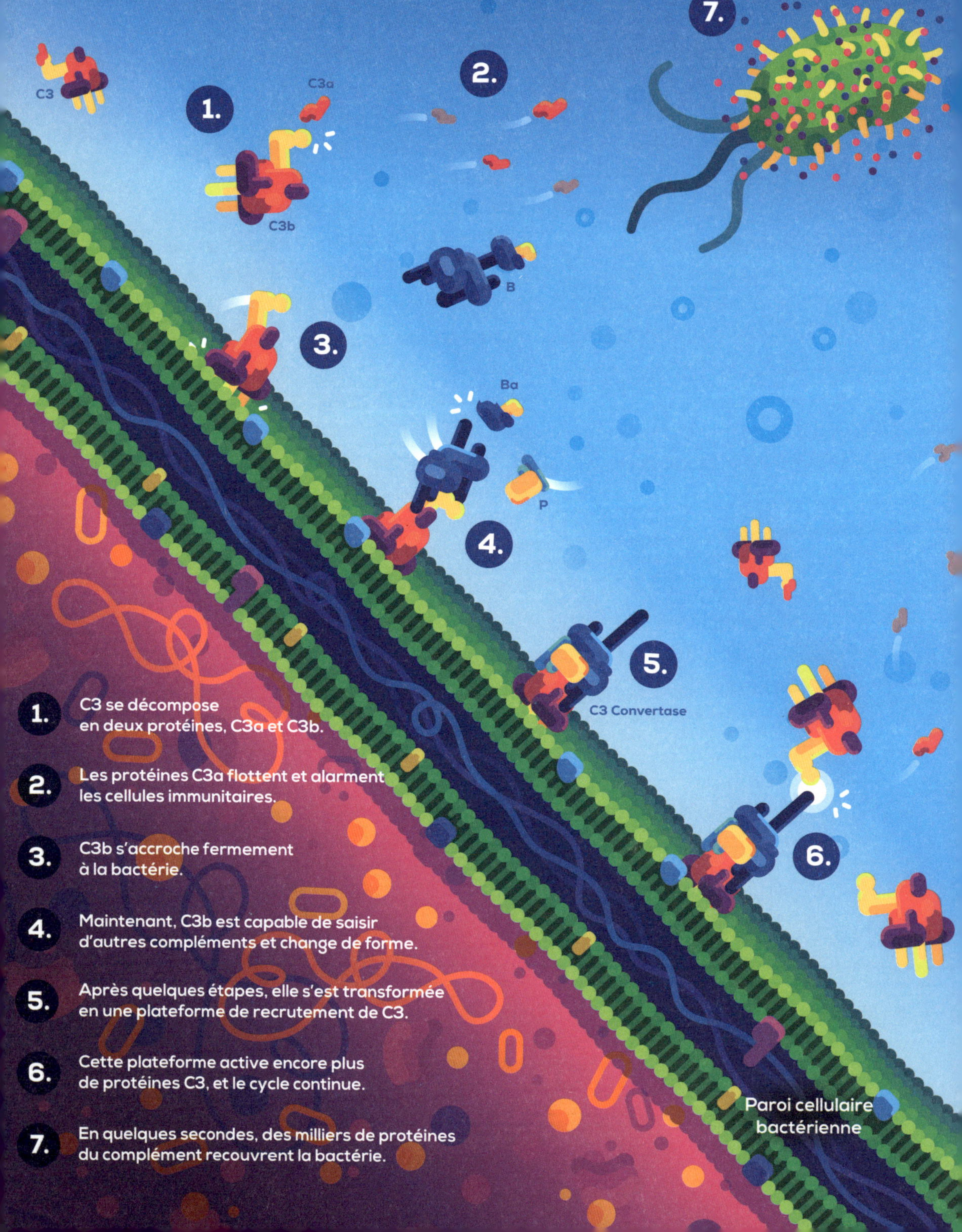

1. C3 se décompose en deux protéines, C3a et C3b.
2. Les protéines C3a flottent et alarment les cellules immunitaires.
3. C3b s'accroche fermement à la bactérie.
4. Maintenant, C3b est capable de saisir d'autres compléments et change de forme.
5. Après quelques étapes, elle s'est transformée en une plateforme de recrutement de C3.
6. Cette plateforme active encore plus de protéines C3, et le cycle continue.
7. En quelques secondes, des milliers de protéines du complément recouvrent la bactérie.

Voilà qui est très mauvais pour la bactérie. Imaginez que vous passez votre journée à vous occuper de vos affaires et que soudain, des centaines de milliers de mouches, à l'unisson, recouvrent votre peau de la tête aux pieds. Ce serait une expérience épouvantable, que vous ne pourriez pas ignorer. Pour une bactérie, ce processus peut la paralyser et la mutiler, la rendant impuissante et la ralentissant considérablement.

Mais il y a pire encore : vous souvenez-vous de l'autre partie qui s'est détachée de C3 ? Elle a été appelée C3a, sans doute juste comme ça. C'est une sorte de balise de détresse, tout comme les cytokines dont nous avons parlé il y a deux chapitres. C'est un message, un signal d'alarme. Des milliers de C3a s'éloignent du site de la bataille, hurlant pour attirer l'attention. Les cellules immunitaires passives telles que les macrophages ou les neutrophiles commencent à les sentir, les captant avec des récepteurs spéciaux, et se réveillent pour suivre les traces des protéines jusqu'au site de l'infection. Plus elles rencontrent de protéines du complément actives, plus elles deviennent agressives, car un complément actif signifie toujours que quelque chose de néfaste a déclenché ce processus. La piste du complément C3a les guide précisément à l'endroit où elles sont le plus nécessaires. Dans ce cas, le complément effectue exactement le même travail que les cytokines, hormis qu'il est généré de manière passive et qu'il n'a pas besoin d'être généré par les cellules, comme c'est le cas des cytokines.

Jusqu'à présent, le complément a ralenti les envahisseurs (mouches C3b recouvrant leur peau) et appelé à l'aide (balises de détresse C3a). Maintenant, le système du complément se met à aider activement à tuer l'ennemi. Comme nous l'avons vu précédemment, les cellules soldats sont des phagocytes, des cellules qui avalent les ennemis tout rond. Mais pour avaler un ennemi, il faut d'abord l'attraper, ce qui n'est pas aussi facile que nous le pensions. Parce que les bactéries ne veulent pas être attrapées et tentent de s'échapper.

Et même si elles n'ont pas fait beaucoup d'efforts pour tenter de ne pas être tuées, il y a un problème de physique : les membranes des cellules et des bactéries sont chargées négativement, et comme nous l'avons appris en jouant avec des aimants, les charges identiques se repoussent. Cette charge n'est pas forte au point de ne pas pouvoir être surmontée par un phagocyte, mais elle complique considérablement la tâche des cellules immunitaires pour attraper les bactéries.

Cependant...

Le complément a une charge positive. Ainsi, lorsque les protéines du complément se sont ancrées sur la bactérie, elles agissent comme une sorte de colle surpuissante, ou mieux, comme de petites poignées qui facilitent grandement la saisie et l'accrochage à leurs victimes. Une bactérie recouverte de complément est une proie facile pour les cellules immunitaires soldats et, en un sens, bien plus savoureuse ! Ce processus est appelé *opsonisation*, un mot dérivé du grec ancien qui désigne un délicieux plat d'accompagnement. Par conséquent, si un ennemi est opsonisé, il est rendu encore plus délicieux.

Mais cela va encore plus loin. Imaginez que vous êtes à nouveau couvert de mouches. Et imaginez maintenant qu'en un clin d'œil, ces mouches se transforment en guêpes. Une autre cascade est sur le point de commencer. Celle-ci sera mortelle. À la surface de la bactérie, la plateforme de recrutement C3 change à nouveau de forme et se met à activer un autre groupe de protéines du complément. Ensemble, elles entament la construction d'une structure plus grande : un *complexe d'attaque membranaire*, qui, je vous le promets, est l'unique dénomination judicieuse au sein du système du complément. Morceau par morceau, de nouvelles protéines du complément, en forme de longues lances, s'ancrent profondément dans la surface de la bactérie, à tel point qu'il est impossible de les en retirer. Elles s'étirent et se contractent jusqu'à y faire un trou impossible à refermer. Une véritable plaie. Des fluides se précipitent dans la bactérie et ses entrailles se répandent, ce qui la fait mourir assez rapidement.

Mais tandis que les bactéries n'apprécient guère le complément, les

ennemis contre lesquels il pourrait être le plus utile sont en réalité les virus. Les virus ont un problème : ils sont de minuscules choses flottantes qui doivent voyager d'une cellule à l'autre. Lorsqu'ils sont en dehors des cellules, ils espèrent surtout tomber par hasard sur la bonne cellule pour l'infecter, ce qui en fait aussi des créatures sans défense tandis qu'ils flottent. Et c'est là que le complément est capable de les intercepter et de les paralyser afin de les rendre inoffensifs. Sans le complément, les infections virales seraient bien plus meurtrières. Mais nous reviendrons plus tard sur les virus.

Retournons dans notre plaie infligée par un clou ; des millions de protéines du complément ont mutilé ou tué des centaines de bactéries, ce qui permet à vos neutrophiles et à vos macrophages de les nettoyer beaucoup plus facilement. Moins les protéines du complément trouvent de bactéries auxquelles se fixer, moins elles sont activées. Et ainsi, l'activité du complément ralentit à nouveau. Lorsqu'il n'y a plus d'ennemis dans les parages, le complément redevient une arme passive et invisible. Le système du complément est un bel exemple de la manière dont de nombreuses choses stupides peuvent réaliser des choses intelligentes ensemble. Un exemple qui montre à quel point la collaboration est importante entre les différentes couches de défense de votre système immunitaire.

Bien. En termes de puissance de combat brute et brutale, nous avons appris à connaître les soldats les plus importants de votre corps, ainsi que certains des principes de base qui les maintiennent en vie et qui les font fonctionner. Résumons ce que nous avons découvert jusqu'à présent au sujet du système immunitaire inné avant de poursuivre.

Votre corps est entouré d'un ingénieux mur de défense autoréparateur incroyablement difficile à franchir, qui vous protège de manière extrêmement efficace. S'il est franchi, votre système immunitaire inné réagit immédiatement. D'abord vos rhinocéros noirs, les macrophages, d'énormes cellules qui engloutissent les ennemis tout entiers, apparaissent et sèment la mort. S'ils détectent trop d'ennemis, ils utilisent

Le b.a.-ba du système immunitaire inné :

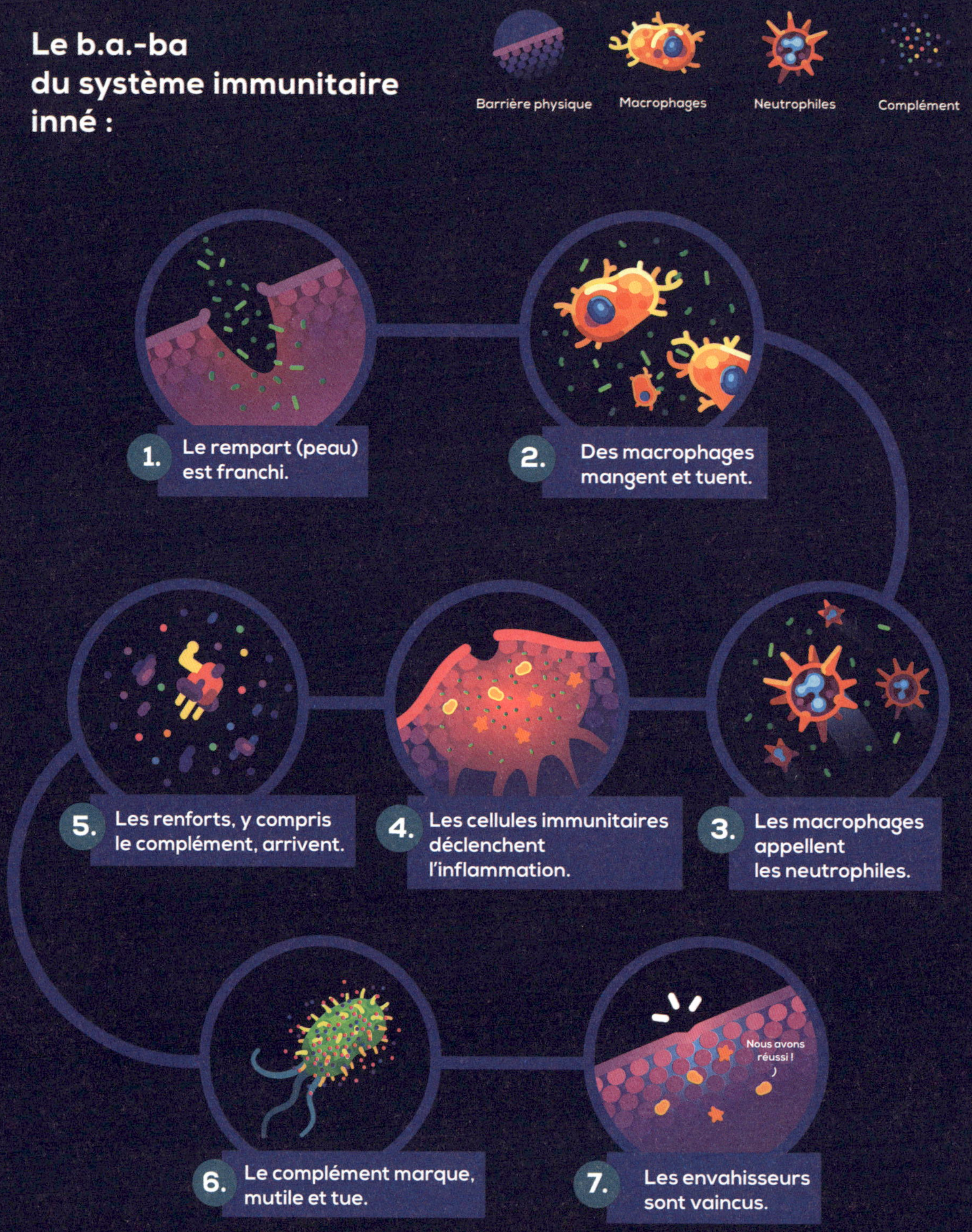

des cytokines, des protéines d'information, pour appeler vos chimpanzés armés de mitraillettes : les neutrophiles, les guerriers suicidaires et fous du système immunitaire. Les neutrophiles ne vivent pas longtemps et leurs combats sont néfastes pour l'organisme, car ils tuent des cellules civiles. Ces deux cellules provoquent une inflammation en amenant du liquide et des renforts jusqu'à une infection et en faisant enfler le champ de bataille. L'un des renforts est constitué par les protéines du complément, une armée de millions de minuscules protéines qui soutiennent passivement les cellules immunitaires dans leur combat et qui aident à marquer, fixer, mutiler et éliminer les ennemis. Ces puissantes équipes réunies suffisent pour maîtriser la plupart des petites blessures et infections courantes.

Mais… et si tout cela ne suffisait pas ? Après tout, nous avons juste supposé que tout cela fonctionnerait. La triste réalité est qu'assez souvent, il n'en est pas ainsi. Les bactéries ne sont pas faciles à éliminer, elles ont développé un certain nombre de stratégies pour se cacher ou pour éviter la première ligne de défense. De toutes petites blessures peuvent signifier une condamnation à mort si une infection n'est pas contenue et éliminée.

Alors aggravons la situation.

13 L'intelligence cellulaire : la cellule dendritique

Dans la plaie provoquée par le clou rouillé, les choses deviennent maintenant incontrôlables. Bien qu'ils se soient battus courageusement des heures durant et qu'ils aient tué des centaines de milliers d'ennemis, les macrophages et les neutrophiles ne sont pas parvenus à éliminer l'infection. Parmi toutes les différentes bactéries qui ont envahi la plaie, toutes ont été mutilées, massacrées et mangées, hormis une espèce. Cette espèce n'a pas été particulièrement impressionnée par les défenses et a résisté[1].

Ces bactéries pathogènes du sol qui se trouvent dans votre plaie infectée ont utilisé des défenses, elles se sont multipliées rapidement et ont pris pied. Elles se nourrissent des ressources qui étaient destinées aux cellules civiles et se mettent à déféquer partout, libérant des substances chimiques qui blessent ou tuent les cellules, tant les civiles que les soldats. Les protéines du complément qui ont accompagné les

1. Je vous propose une petite diversion : que diriez-vous d'un exemple de la manière dont les bactéries résistent à vos défenses immunitaires ? Par exemple, de nombreuses bactéries pathogènes ne se soucient guère du système du complément. Alors que le complément peut être mortel pour la plupart des bactéries, les véritables agents pathogènes se moquent de ces petites protéines stupides et font simplement leur travail dans votre corps en les évitant soigneusement. Un exemple particulièrement fascinant est la bactérie *Klebsiella pneumoniae*, un agent pathogène qui provoque, entre autres choses horribles, la pneumonie. Elle évite toute l'affaire du complément en se cachant des protéines du complément derrière une structure collante et gluante appelée capsule. Il s'agit littéralement d'une couche gluante et sucrée que les bactéries produisent pour recouvrir les molécules que le système immunitaire pourrait identifier. C'est simple et efficace, une sorte de déodorant pour bactéries.

premières vagues de fluides du sang ont été largement épuisées et de plus en plus de cellules immunitaires qui ont combattu pendant des heures et des jours abandonnent et meurent d'épuisement.

Et tandis que de nouveaux neutrophiles arrivent encore, leur combat téméraire se transforme de plus en plus en handicap. Ils provoquent plus d'inflammations, rafraîchissent la résistance du complément, mais font également enfler les tissus de plus en plus. Les dommages collatéraux augmentent rapidement et, à ce stade, il y a plus de cellules civiles qui meurent par les efforts de votre système immunitaire que par les actions des bactéries. De tous côtés, le nombre de morts augmente rapidement et il n'y a pas d'issue en vue.

Et maintenant, à l'échelle humaine, vous commencez vraiment à vous en apercevoir. Vous avez terminé la randonnée légèrement contrarié, vous êtes rentré chez vous, vous avez pris une douche et vous avez mis un pansement sur votre blessure. Mais le lendemain, marcher continue d'être un peu désagréable. Votre orteil a considérablement enflé, il est rouge et vous le sentez palpiter. Il vous fait mal, même sans que vous exerciez de pression dessus. En l'examinant, en le pressant, la plaie croûteuse éclate et une goutte de pus jaunâtre suinte.

Cette substance à l'odeur étrange peut apparaître dans les plaies un jour ou deux après qu'elles ont été infectées. Le pus est constitué des cadavres de millions de neutrophiles qui se sont battus à mort pour vous, mélangés à des restes déchiquetés de cellules civiles, d'ennemis morts et de substances antimicrobiennes épuisées. C'est un peu dégoûtant, certes, mais c'est aussi un témoignage de l'effort désintéressé de vos cellules immunitaires engagées dans un combat pour votre vie qui doit se terminer par leur mort. Sans le sacrifice de vos neutrophiles, cette infection se serait déjà propagée. Peut-être jusqu'à la circulation sanguine, ce qui donnerait aux intrus un accès à la totalité de votre corps, ce qui serait vraiment très grave.

Les cellules dendritiques

Fine connaisseuse des fluides de votre corps, la cellule dendritique aux bras souples avale et recrache constamment les fluides qui l'entourent. Dès qu'elle goûte des parties de virus ou de bactéries, des parties de cellules civiles mourantes ou des cytokines d'alarme, elle cesse de cracher et se met à avaler et à stocker des échantillons. Puis elle quitte le champ de bataille et pénètre dans le système lymphatique pour activer le système immunitaire adaptatif.

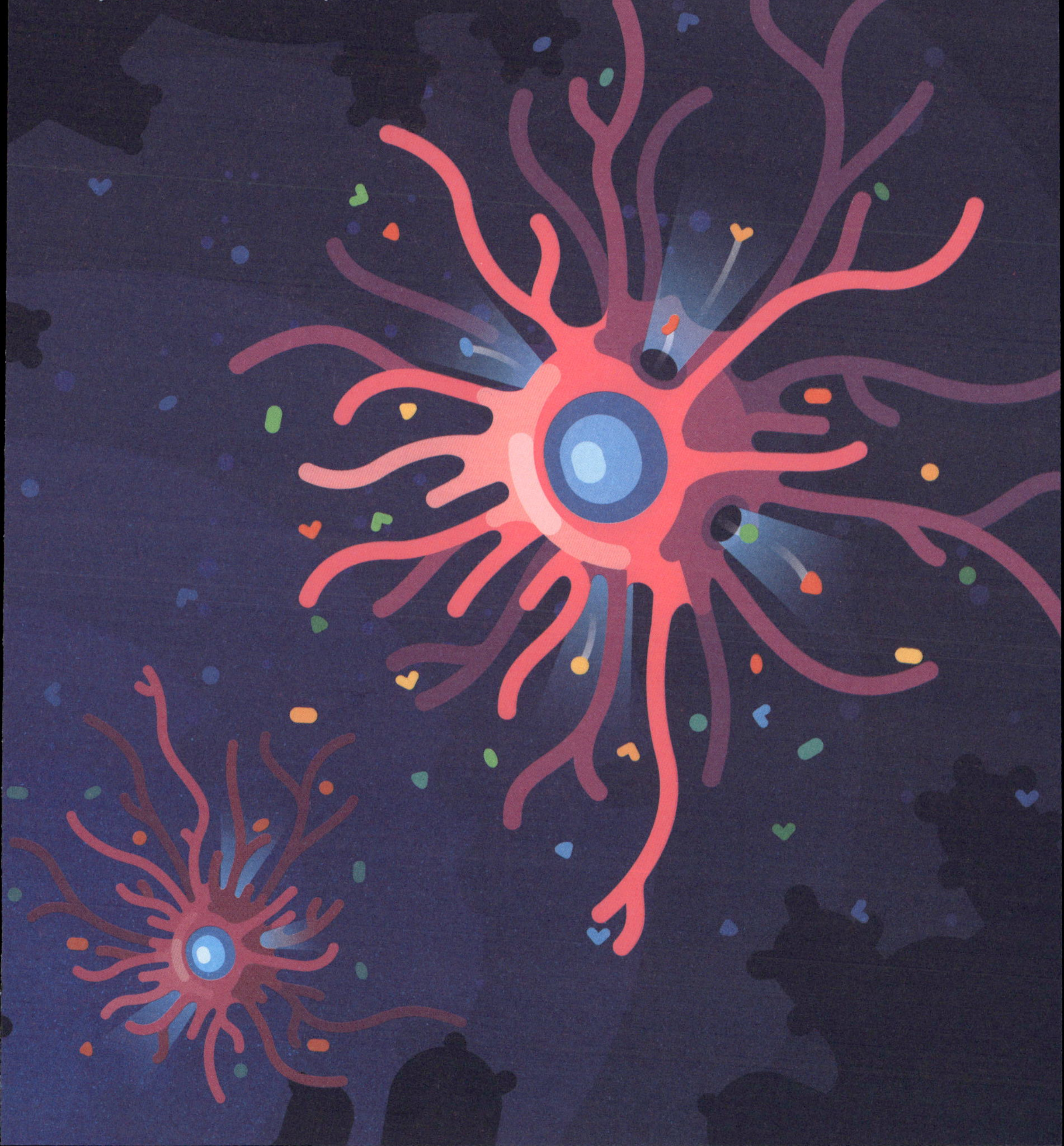

Mais il y a encore de l'espoir. Tandis que la bataille fait rage, la partie intelligente de votre système immunitaire inné fait tranquillement son travail en arrière-plan : la cellule dendritique est en route.

Longtemps, les cellules dendritiques n'ont pas vraiment été prises au sérieux, ce qui est logique quand on les regarde : elles sont tout simplement ridicules. De grandes cellules avec de longs bras rappelant des étoiles de mer, s'agitant en tous sens, buvant et vomissant constamment. Mais il s'avère qu'elles assument deux des tâches les plus cruciales de tout votre système immunitaire : elles identifient le type d'ennemi qui vous infecte, et déterminent s'il s'agit d'une bactérie, d'un virus ou d'un parasite. Et elles prennent la décision d'activer la prochaine étape de vos défenses : vos cellules immunitaires adaptatives, vos armes lourdes et spécialisées qui doivent intervenir si votre système immunitaire inné risque d'être submergé.

Les cellules dendritiques sont des cellules sentinelles très prudentes et décontractées. Elles se trouvent à peu près partout dans votre corps, sous votre peau et vos muqueuses, et elles sont présentes dans toutes vos bases immunitaires, vos ganglions lymphatiques. Leur travail se résume simplement à se saouler. La cellule dendritique est une sorte de fine connaisseuse des fluides de votre corps qui circulent entre vos cellules. D'une certaine manière, elle les traite comme un grand vin lors d'une dégustation exclusive. Elle en prend une gorgée, la fait tourner dans sa bouche imaginaire pour obtenir une image complète de tous ses différents goûts et composants, puis elle la recrache. Au cours d'une journée moyenne, elle avale et recrache plusieurs fois son propre volume.

La cellule dendritique est toujours à la recherche de certains goûts très particuliers : le goût des bactéries ou des virus, le goût des cellules civiles mourantes ou le goût des cytokines d'alarme des cellules immunitaires combattantes. Lorsqu'elle prend une gorgée et identifie l'une de ces saveurs, elle sait qu'un danger se présente et passe à un mode d'échantillonnage plus actif. La cellule dendritique cesse alors de cracher et se met à avaler. Elle n'a qu'un temps limité pour échantillonner, et elle est déterminée à en utiliser chaque seconde. Comme les macrophages, elle commence la phagocytose, saisissant et avalant tous les déchets ou ennemis qui flottent sur le champ de bataille. Mais avec une différence majeure : la cellule dendritique n'essaie de digérer aucun ennemi. Elle les décompose toujours en morceaux, et ce pour prélever des échantillons et les identifier. Non seulement la cellule dendritique est capable de distinguer si un ennemi est par exemple une bactérie, mais elle peut aussi distinguer différentes espèces de bactéries et savoir quel type de défense est nécessaire contre elles.

Voici ce que la cellule dendritique a fait pendant quelques heures dans votre orteil infecté : elle a flotté un peu et a avalé autant d'échantillons qu'elle a pu en saisir avec ses longs et étranges bras tentaculaires. Elle a collecté, analysé et stocké toutes les sortes de substances chimiques et de cadavres ennemis qu'elle a pu trouver. Après quelques heures, sa minuterie interne s'épuise. Soudain, elle arrête l'échantillonnage. Elle dispose de toutes les informations dont elle a besoin, et comme elle sent que la bataille est toujours active et terrible, elle se met en mouvement. La cellule dendritique décolle et quitte le champ de bataille. Sa destination est le grand lieu de rassemblement, le centre d'intelligence où des millions de partenaires potentiels attendent.

Une fois qu'une cellule dendritique est en route, elle devient une espèce de photo instantanée de l'état du champ de bataille à un moment donné. Un porteur d'informations vivant de ce qui se passait sur le site de l'infection quand il a prélevé ses échantillons. Nous en apprendrons davantage à ce sujet plus tard, mais en résumé, la cellule dendritique fournit un *contexte* au système immunitaire adaptatif. Si elle continuait à prélever des échantillons pendant qu'elle est en transit, cela pourrait entraîner deux problèmes : d'une part, les échantillons recueillis sur le champ de bataille seraient dilués par ceux du voyage, et le niveau de danger ne serait plus aussi évident qu'à partir de l'instantané.

Et d'autre part, si la cellule prélevait des échantillons en dehors du champ de bataille, elle pourrait ramasser des matières inoffensives de votre corps et provoquer accidentellement une maladie auto-immune. À ce stade, il n'est pas nécessaire que vous compreniez comment et pourquoi, car nous parlerons plus tard de ces maladies horribles et fascinantes.

Quoi qu'il en soit, l'instantané du champ de bataille, le support d'information vivant, doit être livré à un ganglion lymphatique. Pour y parvenir, la cellule dendritique doit entrer dans l'autoroute du système immunitaire : *le système lymphatique*, ce qui est d'ailleurs une excellente occasion d'apprendre à connaître votre plomberie interne !

14 Superautoroutes et mégapoles

Revenons pour un instant au continent de chair, l'échelle d'un humain du point de vue d'une cellule. Car pour une cellule, vous êtes une gigantesque montagne de chair, plus de dix fois la hauteur du mont Everest. Pas seulement un amas uniforme de chair, mais un ensemble organisé en de nombreux pays et nations qui accomplissent les tâches les plus diverses, depuis un réseau de fils électriques à haute tension qui transmettent les ordres et les instructions de la nation pensante du cerveau jusqu'à l'océan acide de l'estomac et aux Nations unies de l'intestin, qui traitent les ressources brutes et les transforment en lots de nourriture bien ordonnés, qui sont ensuite distribués par des océans de fluide remplis de nageurs livreurs.

Et parmi tous ces systèmes et nations, il y a la mégapole et le réseau de superautoroutes de votre système immunitaire : *le système lymphatique*. Il ne bénéficie pas d'énormément d'attention dans les manuels scolaires, parce qu'il n'est pas aussi clairement défini et manifestement utile que le cœur, avec ses vaisseaux sanguins, ou le cerveau, avec son câblage électrique. Il ne possède pas d'organe central géant tel que votre foie, mais des centaines d'organes minuscules. Cependant, tout comme votre système cardiovasculaire, il possède un vaste réseau de vaisseaux et son propre fluide. Et sans lui, vous seriez aussi mort que sans votre cœur. Explorons-le brièvement.

Votre réseau de *vaisseaux lymphatiques* mesure des kilomètres de long et couvre la totalité de votre corps. C'est en quelque sorte un système partenaire de vos vaisseaux sanguins et de votre sang. Le rôle principal de votre sang est de transporter des ressources telles que l'oxygène jusqu'à chaque cellule du corps ; et pour ce faire, une partie du sang doit quitter vos vaisseaux sanguins et s'écouler dans vos tissus et organes pour livrer ces ressources directement à vos cellules. (Ce qui est tout à fait logique si on y songe un instant, mais qui est malgré tout un peu bizarre.) La majeure partie de ce sang est ensuite réabsorbée par vos vaisseaux sanguins. Mais certaines de ses parties liquides restent dans les tissus entre vos cellules et doivent être réacheminées dans la circulation. Le système lymphatique est chargé de ce travail. Il draine en quelque sorte constamment votre corps et vos tissus de l'excès de liquide et renvoie ce dernier dans le sang où il peut à nouveau circuler. S'il n'assumait pas cette tâche, vous gonfleriez au fil du temps comme un ballon.

Votre système lymphatique est tout d'abord un réseau dense et complexe de capillaires répartis dans vos tissus. Des vaisseaux volumineux et irréguliers. Ils sont construits comme une série de valves unidirectionnelles : l'eau peut y pénétrer depuis les tissus, mais elle ne peut pas refluer. Il n'y a qu'une seule direction, car très progressivement, les petits vaisseaux lymphatiques fusionnent avec de plus gros, qui continuent ensuite à fusionner avec d'autres, plus gros encore. Comme le système lymphatique n'a pas de véritable cœur, l'eau s'écoule lentement. Si une cellule avait la taille d'un être humain, votre sang serait comme un torrent rugissant, se déplaçant plusieurs fois plus vite que la vitesse du son. En revanche, voyager dans les vaisseaux lymphatiques serait comme effectuer une croisière relaxante avec des visites touristiques et sans précipitation.

Chaque jour, votre cœur pompe et transporte près de huit mille litres de sang dans votre corps, tandis que votre système lymphatique ne transporte qu'environ trois litres de vos tissus vers votre sang. Ce mouvement lent est rendu possible par une pression négative et par une couche musculaire très fine qui entoure les vaisseaux. On pourrait imaginer cela comme un pseudocœur très fin, étalé, semblable à une pompe

Le système lymphatique

Votre système immunitaire a son propre système de superautoroutes et des centaines de bases.

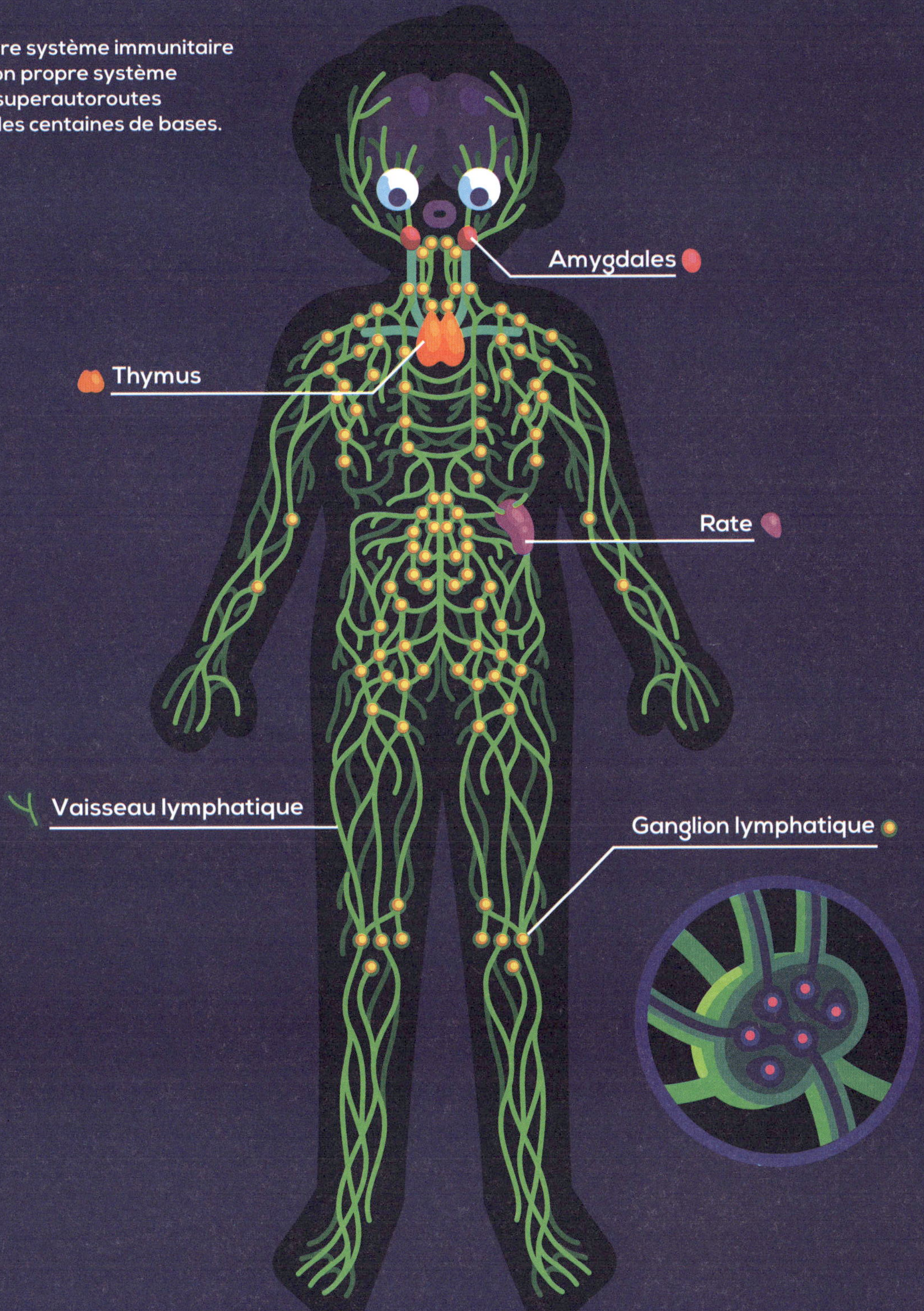

qui recouvrirait tout votre corps et qui ne battrait qu'une fois toutes les quatre à six minutes[1].

Le liquide transporté par le système lymphatique est appelé *lymphe*, et si le sang vous inspire quelque dégoût, vous n'aimerez pas non plus la lymphe. Elle est généralement limpide, mais à certains endroits, comme dans votre région intestinale, elle peut être d'un blanc jaunâtre et avoir un aspect de vieux lait dégoûtant. Elle prend cette couleur car elle ne transporte pas que de l'eau, puisque c'est aussi votre système d'alarme et de gestion des déchets. Lorsqu'elle draine l'excès de liquide entre vos cellules, elle ramasse toutes sortes de détritus et de déchets : des cellules endommagées et détruites, des bactéries ou d'autres envahisseurs morts ou parfois même vivants, et toutes sortes de signaux chimiques et de choses qui traînent.

Cela est particulièrement important si vous souffrez d'une infection, car votre lymphe prélève une sorte de coupe transversale des substances chimiques qui flottent sur les champs de bataille et les transporte directement vers les centres d'intelligence de votre système immunitaire, vos ganglions lymphatiques, où elles sont filtrées et analysées[2].

Mais tandis que la lymphe transporte beaucoup de choses différentes, son rôle le plus important est peut-être de servir de superautoroute aux cellules immunitaires. Chaque seconde de votre vie, des milliards d'entre elles l'empruntent, à la recherche d'une tâche. Ces tâches sont distribuées dans les mégapoles de votre système immunitaire que la lymphe doit traverser avant de pouvoir réintégrer le sang : vos mégapoles en forme de haricots : les *ganglions lymphatiques*, les organes de votre système immunitaire. Vous en avez environ six cents, répartis dans tout votre corps.

1. Le verbe « battre » n'est pas une bonne manière de décrire cela, car les « battements » ne sont pas synchronisés, c'est plutôt comme si mille tubes de dentifrice étaient pressés sur tout votre corps, mais chacun indépendamment.

2. Et, un fait amusant et trop étrange pour ne pas le mentionner : le système lymphatique est votre système de transport des graisses. Il collecte les graisses alimentaires autour de vos intestins et les déverse dans la circulation sanguine pour qu'elles soient ensuite distribuées.

La plupart d'entre eux entourent vos intestins, se trouvent dans la région des aisselles, du cou et de la tête, ou près de l'aine. Vous pouvez essayer de les toucher dès maintenant. Mettez votre tête en arrière et palpez-les avec précaution dans la région souple située sous les angles de votre mâchoire. S'ils sont trop petits pour être palpés maintenant, vous pouvez les sentir à coup sûr lorsque vous avez un mal de gorge ou un rhume, car en pareil cas, ils gonflent et donnent l'impression de boules étranges et fermes. Les mégapoles des ganglions lymphatiques sont comme d'énormes plateformes de rencontre où le système immunitaire adaptatif rencontre le système immunitaire inné pour des rendez-vous galants. Ou mieux, les cellules immunitaires adaptatives partent à la recherche de leur partenaire idéal. C'est là que la cellule dendritique itinérante arrive du champ de bataille après environ une journée détendue de voyage.

Petit aparté la rate et les amygdales, les meilleurs amis des superganglions lymphatiques

L'UN DES ÉLÉMENTS DE VOTRE INFRASTRUCTURE LYMPHATIQUE EST UN PETIT organe spécial dont la plupart des gens ne sont pas vraiment conscients, alors qu'il est assez important. *La rate* est une sorte de gros ganglion lymphatique, de la taille d'une pêche, mais en forme de haricot. Tout comme les ganglions lymphatiques, c'est une sorte de filtre, mais avec une portée beaucoup plus large. D'une part, la rate est l'endroit de votre corps où 90 % de vos vieilles cellules sanguines sont filtrées et recyclées lorsque leur vie touche à sa fin. En outre, votre rate stocke une réserve de sang d'urgence, l'équivalent d'environ une tasse, ce qui est inestimable en cas de problème grave où vous auriez besoin d'un peu de sang supplémentaire dans votre corps. Ce n'est pas encore tout, car 25 à 30 % de vos globules rouges et 25 % de vos plaquettes (rappelez-vous, ce sont les fragments cellulaires qui peuvent refermer les plaies) sont stockés ici pour les urgences.

Cependant, la rate n'est pas seulement une réserve d'urgence de sang en cas de blessure, mais aussi l'un des centres de vos cellules soldats, une espèce de caserne. Le principal foyer d'une autre cellule immunitaire que nous n'avons pas mentionnée jusqu'ici, même si elle nous a aidés lorsque nous nous sommes blessés : le monocyte. Les monocytes sont essentiellement des cellules de renfort qui peuvent se transformer en macrophages et en cellules dendritiques. Environ la moitié d'entre eux patrouillent dans votre sang en cet instant, et ils sont la plus grande cellule individuelle qui flotte dans votre système cardiovasculaire. Si vous souffrez d'une blessure et d'une infection qui draine et tue beaucoup de vos macrophages, les monocytes viennent en renfort. Une fois qu'ils pénètrent dans le site de l'infection, ils cessent d'être des monocytes et se transforment en macrophages tout neufs. Ainsi, même si vous perdez de nombreux macrophages dans une bataille intense, vous bénéficiez d'un nouvel afflux qui ne s'épuise pas.

L'autre moitié de vos monocytes se trouve dans votre rate, comme force d'urgence de réserve. Bien qu'il soit facile de considérer les monocytes comme des macrophages de remplacement, il existe des sous-classes de monocytes aux fonctions plus spécialisées, comme celle d'amplificateur de l'inflammation, ou celles qui sont appelées à se précipiter dans le cœur lors d'une crise cardiaque pour aider le tissu cardiaque à se guérir.

Outre ses fonctions de réservoir d'urgence et de caserne, la rate n'est en réalité qu'un énorme ganglion lymphatique qui filtre votre sang (et non votre liquide lymphatique, comme le font vos ganglions lymphatiques normaux) et elle fait tout ce que font les ganglions lymphatiques. Ainsi, quand nous verrons plus en détail la fonction des ganglions lymphatiques, rappelez-vous que votre rate fait la même chose, mais avec votre sang !

Il arrive souvent que des gens perdent leur rate, par exemple à la suite d'accidents de la circulation où un coup violent au torse peut provoquer une rupture critique de ce petit organe, de sorte qu'il doit alors être retiré. Étonnamment, ce n'est pas aussi mortel qu'on pourrait le penser. D'autres organes tels que le foie, les ganglions lymphatiques normaux et votre moelle osseuse peuvent reprendre la plupart de ses tâches. Et environ 30 % des gens ont une deuxième rate ; elle est minuscule, mais elle grandira et prendra le relais si la première a été retirée.

Toutefois, ce n'est vraiment pas formidable de perdre sa rate car, comme vous l'avez certainement déjà compris, la plupart des organes de votre corps ont une bonne raison d'exister. Les patients qui perdent leur rate deviennent souvent beaucoup plus sensibles à certaines maladies telles que la pneumonie, qui peuvent être mortelles dans le pire des cas. Alors, même si ce n'est pas une condamnation à mort de perdre cet étrange petit organe, essayez de le conserver si vous le pouvez !

Les amygdales ne sont connues que comme des choses étranges situées au fond de la gorge, qui doivent parfois être retirées chirurgicalement chez les enfants. Mais ce ne sont pas que des morceaux de tissus inutiles et gênants. Vos amygdales sont en quelque sorte un centre d'intelligence de votre système immunitaire dans votre bouche. De nombreuses cellules immunitaires différentes que nous allons découvrir dans cet ouvrage œuvrent ici pour vous garder en bonne santé. Afin de pouvoir prélever des échantillons, vos amygdales présentent des vallées profondes où de minuscules morceaux de nourriture peuvent se coincer. Les cellules M (*Microfold*), des cellules très étranges, saisissent toutes sortes de choses dans votre bouche et les tirent profondément dans les tissus où elles les montrent au reste des cellules immunitaires pour qu'elles les examinent.

Cela est utile à deux égards : à un jeune âge, cela entraîne votre système immunitaire à reconnaître les types d'aliments inoffensifs et contre lesquels il ne faut pas réagir. D'autre part, cela le rend capable de fourbir ses armes contre les envahisseurs quand il en rencontre. Nous expliquerons tous ces mécanismes en détail dans la suite de cet ouvrage, alors nous ne nous y attarderons pas trop ici. Si vos amygdales sont trop réactives et travaillent trop dur, elles peuvent entrer en état d'inflammation chronique et enfler, ce qui peut provoquer toutes sortes de symptômes désagréables. C'est pourquoi il est parfois nécessaire de les retirer chirurgicalement, mais cela dépend des cas et n'est généralement pas très grave si le patient a plus de 7 ans et que son système immunitaire est fort. En résumé, ce que vous devez vraiment savoir au sujet de vos amygdales est qu'elles constituent des bases immunitaires qui échantillonnent activement ce qui entre dans votre corps[3].

Il est temps maintenant de retourner sur notre champ de bataille ! Soyons mystérieux pendant un instant. Le système immunitaire adaptatif se réveille. Très lentement, comme un adolescent que sa mère réveillerait avant le lever du soleil, il s'étire et râle tandis qu'il se glisse lentement hors de son lit en rassemblant ses forces.

Retour sur le site de l'infection où sa présence est désespérément requise.

3. Lorsque les amygdales n'étaient pas encore bien comprises, il était courant de les retirer si elles étaient infectées, et parfois, on faisait cela même par simple précaution. De nos jours, leur ablation est envisagée avec bien plus de prudence, car elles servent un objectif. D'ailleurs, quand on y pense, il est étonnant de voir avec quelle facilité les humains ont autrefois accepté l'ablation de parties vivantes de leur corps, juste parce qu'elles leur semblaient gênantes et peu utiles.

15 L'arrivée des superarmes

Retournons sur le champ de bataille du clou rouillé, les premiers messagers dendritiques, armés d'instantanés et d'informations, sont partis il y a quelques jours… une éternité dans l'échelle de temps d'une cellule ! Pendant tout ce temps, les soldats du système immunitaire inné ont combattu vigoureusement les bactéries pathogènes du sol qui ont envahi vos tissus. Ils ont dû en tuer des millions. Ils les repoussent encore et encore, tandis que les bactéries se répandent dans les tissus environnants et réapparaissent avec de nouvelles forces. Le champ de bataille est un chaos de cellules civiles et militaires mortes, de NETs érigés par des neutrophiles (ces pièges suicides qui ressemblent littéralement à des filets), de toxines et d'excréments de bactéries, de signaux d'alarme et de protéines du complément épuisées. La mort est partout. Des millions de cellules immunitaires ont combattu jusqu'à leur dernier souffle. Le système immunitaire inné finira probablement par gagner cette bataille, mais cela pourrait prendre des semaines, et la victoire est loin d'être assurée, car il y a toujours la possibilité que le système immunitaire perde et que les envahisseurs s'enfoncent plus profondément dans le géant de chair, provoquant davantage de chaos et de destruction.

Épuisé par une guerre apparemment sans fin, un macrophage à bout de forces se déplace lentement sur le champ de bataille à la recherche de bactéries à tuer. Mais il est à bout de forces. Le macrophage est infiniment fatigué. Tout ce qu'il veut, c'est arrêter de se battre et abandonner, embrasser le doux baiser de la mort et s'endormir à jamais. Il est sur le point de le faire, mais il remarque soudain quelque chose. Des milliers de nouvelles cellules arrivent sur le champ de bataille et se répandent rapidement. Mais ce ne sont pas des soldats.

Ce sont des lymphocytes T auxiliaires !

Les cellules spécialisées du système immunitaire adaptatif ont été conçues spécialement pour cette bataille particulière, et elles n'existent que pour combattre cette bactérie spécifique du sol qui a donné tant de fil à retordre aux soldats ! L'un de ces lymphocytes T auxiliaires circule un peu, reniflant et observant l'environnement. Il semble se concentrer un instant. Puis il se dirige directement vers le macrophage fatigué et murmure quelque chose en utilisant des cytokines spéciales pour transmettre son message. Soudain, une décharge d'énergie traverse le corps gonflé du macrophage. En un clin d'œil, son esprit resurgit et il se sent à nouveau frais et dispos. Mais il y a autre chose : une colère blanche et brûlante. Le macrophage sait ce qu'il doit faire : tuer les bactéries, tout de suite ! Revigoré, il se jette sur les ennemis pour les mettre en pièces. Cela se produit partout sur le champ de bataille, tandis que les lymphocytes T auxiliaires murmurent des mots magiques aux soldats fatigués, les motivant à se ressaisir et à affronter à nouveau les bactéries, et ce avec encore plus de violence qu'auparavant.

Mais ce n'est pas tout, car il se passe quelque chose d'étrange. Une autre petite armée, cette fois directement fabriquée par le système immunitaire adaptatif, a rejoint le combat. Composée de millions d'individus, elle inonde le champ de bataille, se précipitant sur les ennemis. Les forces spécialisées des anticorps sont arrivées ! Bien qu'étant constitués de protéines tout comme le complément, les anticorps sont très différents.

Tandis que le complément se bat à la manière de guerriers armés de massues et de griffes, les anticorps se battent comme des assassins armés de fusils de snipers. Dans le cas présent, leur objectif est de mutiler et de désarmer le type de bactérie qui est actuellement présent sur le site de l'infection. Cette fois, il n'y aura pas d'échappatoire. Les bactéries qui se cachent derrière les cellules ou qui tentent de s'échapper commencent à s'agiter, car elles sont submergées par des milliers

Les superarmes arrivent

Lorsque le système immunitaire adaptatif arrive sur le champ de bataille, les envahisseurs sont nettoyés assez rapidement.

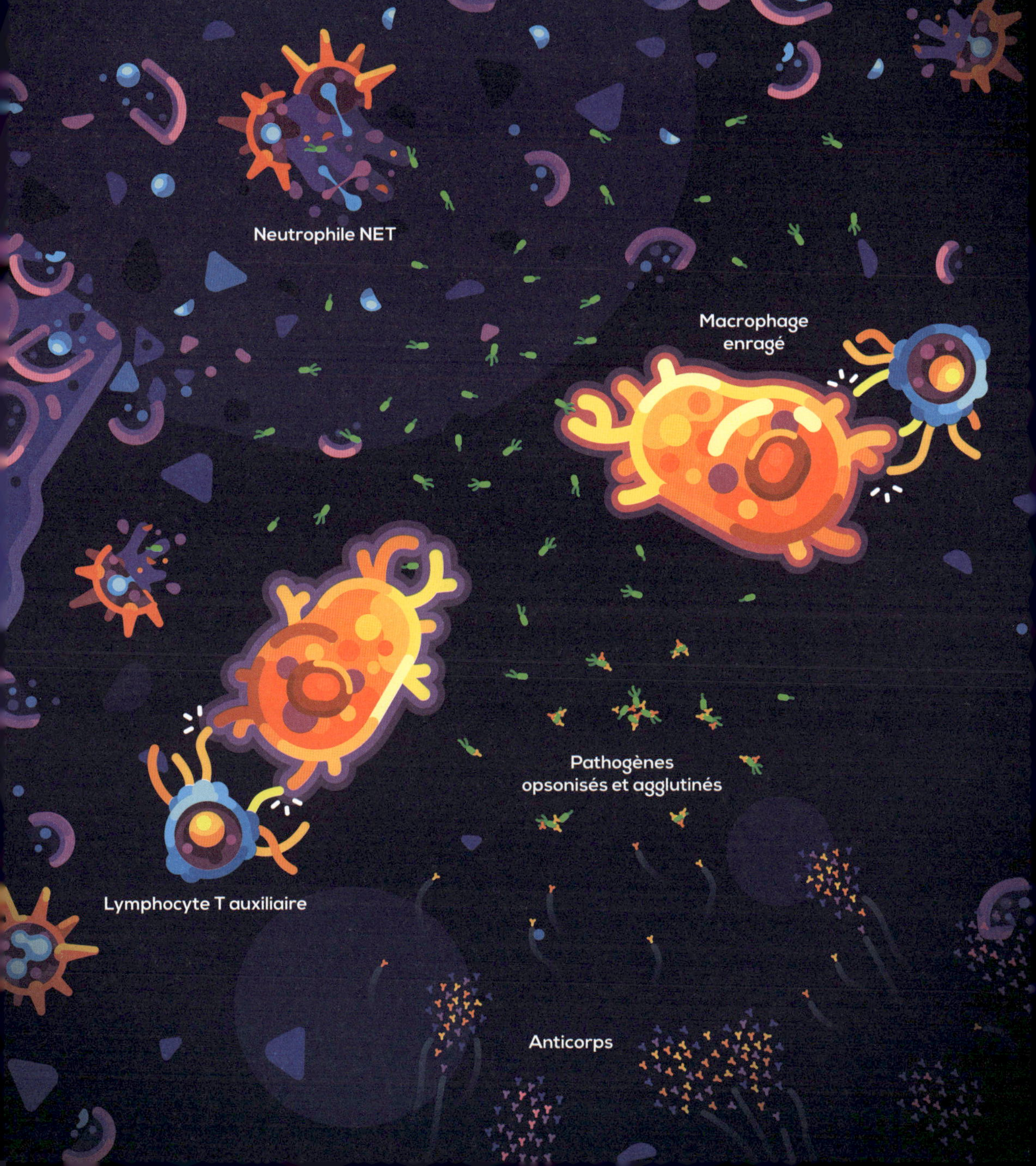

d'anticorps qui s'attachent à elles. Pire encore, plusieurs bactéries restent collées ensemble, incapables de bouger ou de fuir.

À l'aide des anticorps, vos soldats peuvent soudain les voir bien plus clairement et elles semblent beaucoup plus savoureuses qu'avant, maintenant qu'elles ont été opsonisées.

Maintenant, même le système du complément semble plus agressif qu'auparavant, car il se met à attaquer et à perforer ses victimes. Ce qui des jours durant avait été une bataille désespérée et brutale se transforme très vite en un massacre unilatéral. Les bactéries pathogènes n'ont rien pour contrer la tactique coordonnée du système immunitaire. Peu à peu, elles sont éradiquées et exterminées sans ménagement.

À un certain moment, la dernière bactérie paniquée est dévorée tout entière par le macrophage autrefois fatigué. La bataille est gagnée. Maintenant, le murmure des cytokines des lymphocytes T s'atténue lentement et les macrophages commencent à se sentir fatigués. Les soldats autour d'eux, principalement des neutrophiles qui se sont battus si courageusement, commencent à se suicider. Leur présence n'est plus nécessaire et ils savent qu'ils feraient plus de mal que de bien s'ils restaient. Les dépouilles de leur corps sont nettoyées par de jeunes macrophages frais émoulus qui prendront leur place en tant que nouveaux gardiens des tissus.

Leur première tâche consiste à aider les cellules civiles à guérir la plaie en leur envoyant des messages encourageants qui les incitent à se reconstruire. La plupart des lymphocytes T auxiliaires se joignent au suicide de masse contrôlé, mais certains restent sur l'ancien site de l'infection et s'y installent pour protéger les tissus d'une future attaque.

L'inflammation se résorbe et les vaisseaux sanguins se contractent à nouveau, tandis que l'excès de liquide quitte l'ancien champ de bataille, transporté par les vaisseaux lymphatiques. Le tissu gonflé se rétracte lentement pour retrouver ses anciennes dimensions. Les tissus endommagés repoussent déjà, de jeunes cellules civiles prennent la place de celles qui sont tombées. La régénération est en cours.

À l'échelle humaine, quelques jours après votre malheureuse rencontre avec le clou rouillé, vous vous réveillez et vous constatez que votre orteil va beaucoup mieux. Il n'est plus enflé, la plaie s'est résorbée et n'a laissé qu'une légère marque rouge. C'est comme d'habitude. Les blessures cicatrisent, ce n'est pas grave. Vous ignorez totalement le drame auquel vos cellules ont dû faire face. Pour vous, toute cette épreuve n'a représenté qu'un léger désagrément, tandis que pour des millions de vos cellules, ce fut un combat désespéré entre la vie et la mort. Elles ont fait leur devoir et ont sacrifié leur vie pour vous protéger.

Que s'est-il passé ici ? Comment les renforts du système immunitaire adaptatif ont-ils pu faire basculer la situation sur le champ de bataille de manière massive et décisive au point que les bactéries ont été anéanties ? Et même si vous ne voulez certainement pas vous plaindre, comment se fait-il que votre système immunitaire ait mis tout ce temps à y parvenir ?

16 La plus grande bibliothèque de l'univers

Ce n'est pas un hasard si, lorsque le système immunitaire adaptatif est apparu, la bataille désespérée s'est transformée en un bain de sang brutal qui a dévasté les bactéries envahisseuses. Elles n'ont jamais eu aucune chance de gagner la bataille, car les cellules de renforcement et les anticorps sont nés pour les combattre spécifiquement. En cet instant, votre système immunitaire adaptatif dispose d'une arme spécifique contre tous les ennemis possibles de l'univers. Pour chaque infection qui a déjà existé dans le passé, pour toutes celles qui existent actuellement dans le monde et pour toutes celles qui pourraient émerger à l'avenir, mais qui n'existent même pas encore. D'une certaine manière, c'est la plus grande bibliothèque de l'univers.

Attendez. Quoi ? Comment ? Et pourquoi ? Eh bien, parce que c'est nécessaire.

Les micro-organismes ont un énorme avantage sur les géants de chair que nous sommes. Considérez combien d'efforts il vous faudrait pour faire ne serait-ce qu'une seule copie de vous-même et de vos billions de cellules. Pour vous multiplier, il vous faudrait tout d'abord trouver un autre géant de chair qui vous trouve séduisant. Ensuite, il vous faudrait réaliser une danse compliquée qui, espérons-le, mènerait à la fusion de deux cellules de vous deux.

Puis il faudrait attendre des mois et des mois pendant que la cellule fusionnée se multiplierait encore et encore, jusqu'à ce qu'elle soit devenue quelques milliers de milliards de cellules et qu'elle soit libérée dans le monde sous forme d'un être humain, espérons-le, en bonne santé. Et même alors, vous n'auriez produit qu'un seul minihumain qui serait en fait assez faible et qui aurait besoin d'années d'attention et de soins avant de cesser d'être totalement inutile. Il faudrait encore plus d'années avant que cette progéniture puisse répéter la manœuvre et se multiplier à nouveau. Toute sorte d'adaptation évolutive à un nouveau problème est extrêmement lente avec nos méthodes très inefficaces.

Une bactérie est constituée d'une seule cellule. Et elle peut produire une autre bactérie adulte en environ une demi-heure. Cela signifie non seulement que les bactéries peuvent se multiplier nettement plus rapidement, mais aussi qu'elles changent d'ordre de magnitude nettement plus vite que vous. Pour une bactérie, vous n'êtes pas une personne, mais un écosystème hostile exerçant une pression sélective. Votre système immunitaire peut en exterminer des milliers et des millions, mais par pur hasard, de temps en temps, il y aura un individu qui s'adaptera à vos défenses et deviendra un agent pathogène : un micro-organisme qui provoque des maladies, comme nous l'avons vu dans notre bataille. Pire encore, même au milieu d'une infection en cours, le code génétique des envahisseurs peut changer de manière à ce qu'ils deviennent plus difficiles à tuer. Les bactéries ont de nombreuses caractéristiques, mais la faiblesse n'en fait pas partie ; les plus dangereuses ont développé au fil du temps des moyens ingénieux pour éviter nos défenses et, si l'occasion se présente, elles les amélioreront encore. Ainsi, face aux puissants ennemis du monde des micro-organismes, vous, en tant qu'énorme montagne de cellules, vous ne pouvez tout simplement pas compter sur vos seules défenses innées.

Par conséquent, pour survivre à ces ennemis en constante évolution qui existent en des centaines de millions de variétés, vous avez besoin de quelque chose qui puisse *s'adapter*. Quelque chose de *spécifique*. Une arme pour chaque ennemi. Et curieusement, votre système immunitaire dispose exactement de cela. Mais cela semble impossible. Comment votre lent continent de chair peut-il s'adapter pour créer des défenses spécifiques contre chacun des millions de micro-organismes différents et contre les millions d'autres qui n'existent même pas encore ?

La réponse est aussi simple que déconcertante : le système immunitaire ne s'adapte pas tellement aux nouveaux envahisseurs, car il y était déjà adapté à votre naissance. Il est « préinstallé », avec des centaines de millions de cellules immunitaires différentes, quelques-unes pour chaque menace possible que vous pourriez rencontrer dans cet univers. En cet instant, vous avez en vous au moins une cellule qui est une arme spécifique contre la peste noire, toute variante de la grippe, le coronavirus et la première bactérie pathogène qui apparaîtra dans une ville sur Mars dans cent ans. Vous êtes prêt à affronter tous les micro-organismes possibles dans cet univers.

Ce que vous allez apprendre maintenant est peut-être l'aspect le plus étonnant de votre système immunitaire. Il nous faudra pour ce faire plusieurs chapitres et nous présenterons non seulement les principes époustouflants qui vous maintiennent en vie, mais aussi vos meilleures cellules de défense et des choses telles que les anticorps, dont nous entendons parler assez régulièrement dans les médias, en particulier en raison du nouveau coronavirus.

17 Des recettes savoureuses pour les récepteurs

Pour comprendre comment vos cellules immunitaires adaptatives sont capables de reconnaître tous les ennemis possibles dans l'univers, revenons à l'un de nos chapitres précédents : « Sentir les éléments constitutifs de la vie ». Rafraîchissons un peu nos mémoires, car les principes que nous y avons présentés sont cruciaux pour comprendre la suite.

Comme nous l'avons vu précédemment, tous les êtres vivants sur Terre sont constitués des mêmes éléments de base, mais principalement de protéines. Les protéines peuvent avoir d'innombrables formes différentes, que l'on peut imaginer comme des pièces de puzzle en 3D. Pour identifier une bactérie et l'attraper, vos cellules immunitaires doivent se connecter aux pièces du puzzle protéique des bactéries.

Votre système immunitaire inné est capable de reconnaître certaines des pièces de puzzle protéiques courantes que nos ennemis utilisent avec ces récepteurs spéciaux dont nous avons parlé et qui sont appelés *récepteurs de type Toll*. Mais cela limite quelque peu la portée du système immunitaire inné, car il n'est capable de reconnaître que les structures qui peuvent se connecter aux récepteurs de type Toll. Ni plus ni moins.

Bien que les micro-organismes ne puissent pas totalement éviter d'utiliser certaines de ces protéines courantes, ils disposent toujours d'un vaste ensemble d'autres protéines disponibles à utiliser comme matériau de construction. Dans le langage de l'immunologie, un morceau de protéine reconnu par le système immunitaire est appelé *antigène*.

Il y a des centaines de millions d'antigènes possibles que votre système immunitaire inné ne reconnaît pas, et grâce à la magie de l'évolution, de nouveaux antigènes continueront toujours d'être créés. L'antigène est un concept qui sera très pertinent pour le reste de cet ouvrage, alors nous allons le résumer une dernière fois : *un antigène est un morceau d'un ennemi que votre système immunitaire peut reconnaître.*

Il existe des centaines de millions d'antigènes potentiels, des centaines de millions de protéines différentes possibles. Pour résoudre ce problème, votre système immunitaire adaptatif dispose d'une solution ingénieuse. En cet instant, il y a dans votre corps au moins une cellule immunitaire qui possède un *récepteur* capable de reconnaître l'un des millions d'antigènes différents qui peuvent exister dans l'univers. Répétons cela : *vous avez en cet instant même le potentiel de reconnaître à l'intérieur de vous chaque antigène possible dans l'univers.*

Réfléchissons-y un instant. Il est assez facile de survoler ce fait sans s'en émerveiller suffisamment. Quelle tactique étrange, et il est encore plus étrange qu'elle fonctionne.

Mais attendez une seconde. Les récepteurs sont fabriqués à partir de protéines et, comme nous l'avons vu précédemment, un gène est le code permettant de construire une protéine. Si vous avez des centaines de millions de récepteurs différents pour chaque forme de protéine possible dans l'univers, avez-vous des centaines de centaines de millions de gènes uniquement pour les récepteurs des cellules immunitaires ? Eh bien non. Le génome humain ne contient qu'environ 20 000 à 25 000 gènes. Mais alors, comment peut-on obtenir une si grande variété de récepteurs si notre code génétique est tellement plus petit ? Et voici encore mieux : la plupart de vos 20 000 à 25 000 gènes codant les protéines font d'autres choses qui ne sont pas liées au système immunitaire, comme fabriquer les protéines qui maintiennent la cellule en vie. Afin de générer la plus grande bibliothèque connue de l'univers, l'évolution a donné à votre système immunitaire un petit nombre de fragments de gènes, pas même des gènes entiers, mais des fragments. Comment est-ce possible ? La réponse est une combinaison délibérée de ces fragments pour créer une diversité étonnante. Essayons de comprendre comment cela est possible.

Imaginons que vous êtes le chef chargé de préparer le dîner le plus fantastique de l'univers. Il y a quelques centaines de millions de convives possibles. Et ces convives sont extrêmement pointilleux et pénibles. Chacun d'eux exige une recette unique et spécifique pour son dîner. S'ils ne l'obtiennent pas, ils s'énerveront et tenteront de vous tuer. Et pour compliquer plus encore les choses, vous ne savez pas à l'avance quels convives participeront au dîner. Il vous faut donc faire preuve de créativité.

Vous regardez dans votre cuisine et vous ne trouvez au total que quatre-vingt-trois ingrédients différents, répartis en trois catégories : légumes, viandes et glucides. (Les ingrédients représentent des segments de gènes !) Quoi qu'il en soit, vous décidez de commencer à mélanger des ingrédients pour réaliser différentes recettes.

Pour les plats, vous avez une cinquantaine de légumes différents : tomates, courgettes, oignons, poivrons, carottes, aubergines, brocolis, etc. Vous en choisissez un. Puis vous passez à la viande, ce qui est assez simple, car il n'y a que six options : bœuf, porc, poulet, agneau, thon ou crabe. Vous en choisissez une. Et enfin, vous choisissez un glucide parmi vingt-sept possibilités différentes : riz, spaghettis, frites, pain, pommes de terre au four, etc. Avec trois catégories différentes et un certain nombre d'options pour chacune, vous obtenez des recettes de ce genre :

Tomate, poulet, riz
Tomate, poulet, frites
Tomate, poulet, pain
Courgette, bœuf, spaghettis
Courgette, poulet, spaghettis
Courgette, agneau, pennes
Oignon, porc, pomme de terre au four

Oignon, thon, frites
Oignon, porc, frites
Etc.

Et ainsi de suite. Vous avez compris l'idée. Au total, à partir de seulement 83 ingrédients différents, en les combinant dans toutes les variantes possibles, vous obtenez 8 262 recettes uniques pour votre plat principal ! C'est beaucoup, mais pas encore assez pour pouvoir proposer une recette unique à chaque invité potentiel qui pourrait se présenter !

Vous décidez donc d'ajouter un dessert. Vous refaites la même chose, cette fois avec moins d'ingrédients, mais c'est le même principe :
Chocolat, cannelle, cerises
Caramel, cannelle, cerises
Guimauve, noix de muscade, fraises
Etc.

Et ainsi de suite jusqu'à ce que vous obteniez 433 autres desserts en combinant différentes épices et sucreries ! Vous pouvez les combiner au hasard avec vos plats principaux pour obtenir encore plus de variété. Ainsi, en multipliant 8 262 plats par 433 desserts, vous obtenez 3 577 446 combinaisons de dîners uniques pour vos invités ! Maintenant que vous avez des millions de plats, vous décidez de vous déchaîner et de les utiliser comme base pour votre dîner. Vous ajoutez ou supprimez au hasard des parties des ingrédients. Par exemple, pour certaines recettes, vous coupez un demi-oignon tandis que pour d'autres, vous ajoutez une tomate. Chaque action possible fait exploser le nombre de plats potentiels différents. L'une de vos recettes finales pourrait ressembler à ceci :

tomate, poulet, riz, un demi-oignon comme plat, de la guimauve, du poivre, des fraises et un quart de banane comme dessert.

Après une longue journée passée en cuisine à combiner ou à soustraire des ingrédients de manière aléatoire, vous obtenez au minimum des milliards de repas uniques, ce qui est suffisant pour les *100 millions* de convives possibles. La plupart d'entre eux ont un goût étrange. Mais le but était la variété pour vos invités difficiles, et non pas le goût.

En principe, c'est ce que font vos cellules immunitaires adaptatives avec les fragments de gènes. Elles prennent des segments de gènes et les combinent au hasard, puis elles recommencent, et enfin, elles retirent ou ajoutent des parties de manière aléatoire pour créer des milliards de récepteurs différents. Elles ont trois groupes de fragments de gènes. Elles en choisissent un au hasard dans chaque groupe et les assemblent. C'est le plat principal. Puis elles recommencent, mais avec moins de fragments, pour le dessert. Et quand elles ont terminé, elles retirent ou ajoutent des fragments au hasard. Ainsi, vos cellules immunitaires adaptatives créent au moins des centaines de millions de *récepteurs uniques.*

Chacun d'eux correspond à un invité possible au dîner, qui dans ce cas est un *antigène d'un micro-organisme* qui pourrait envahir votre corps. Ainsi, grâce à une recombinaison contrôlée, votre système immunitaire est préparé pour chaque antigène possible qu'un ennemi pourrait fabriquer. Mais il y a un hic : cette manière ingénieuse de créer une variété aussi étonnante rend vos cellules immunitaires adaptatives extrêmement dangereuses pour vous. Car qu'est-ce qui les empêche de développer des récepteurs capables de se reconnaître *soi*, c'est-à-dire de reconnaître des parties de votre propre corps ? Eh bien, c'est leur éducation.

Voyons enfin votre organe le plus important, dont vous n'avez pourtant jamais entendu parler.

18 L'université du meurtre du thymus

Aller à l'école ou à l'université peut être assez désagréable et pénible. Il y a des horaires, des examens, la pression de la performance, d'autres personnes et l'obligation de se lever tôt. Et tout cela pendant que vous passez de l'état d'adolescent, la pire étape du cycle de vie d'un être humain, à celui, idéal, d'un être humain fonctionnel.

Mais l'école humaine est inoffensive, risible même, comparée à l'université dont vos cellules immunitaires adaptatives doivent être diplômées : *l'université du meurtre du thymus.* Votre thymus est absolument primordial pour votre survie et, d'une certaine manière, il décidera à quel âge vous mourrez, de sorte qu'on pourrait croire qu'il est aussi connu que le foie, les poumons ou le cœur. Mais curieusement, la plupart des gens ne savent même pas qu'ils ont cet organe. Peut-être parce qu'il est assez laid.

Le thymus est un ensemble de tissus peu attrayant et rébarbatif qui ressemble un peu à deux vieilles poitrines de poulet grumeleuses cousues ensemble en leur centre. Malgré sa laideur, c'est l'une de vos plus importantes universités de cellules immunitaires (d'autres sont par exemple la moelle osseuse pour vos lymphocytes B, mais nous les ignorerons ici, car elles feront l'objet d'un chapitre distinct plus loin). Certaines de vos cellules immunitaires adaptatives les plus puissantes et les plus essentielles sont formées et entraînées ici : les **lymphocytes T**[1].

1. En fait, les lymphocytes T tirent leur nom du mot « thymus », parce que c'est là qu'elles vont à l'école ! Réflexion faite, c'est une étrange convention de dénomination. Imaginez qu'on vous appellerait « Humain S » et votre sœur « Humain N », parce que vous seriez allé à l'université de Strasbourg et votre sœur à celle de Nanterre.

Le thymus

Le thymus est l'université du meurtre que chaque lymphocyte T doit fréquenter. Non seulement pour la fierté de ses parents, mais surtout pour rester en vie.

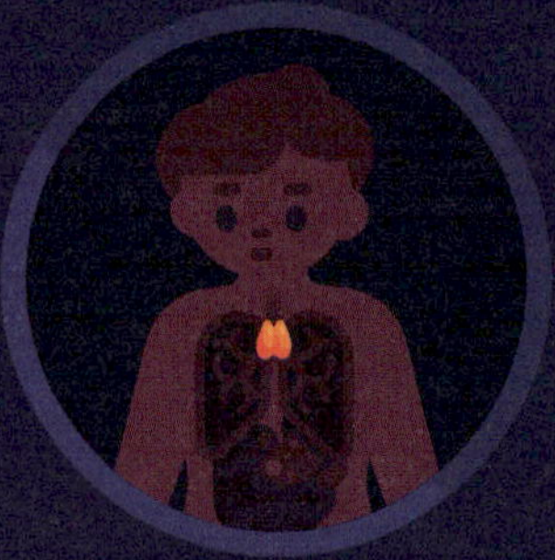

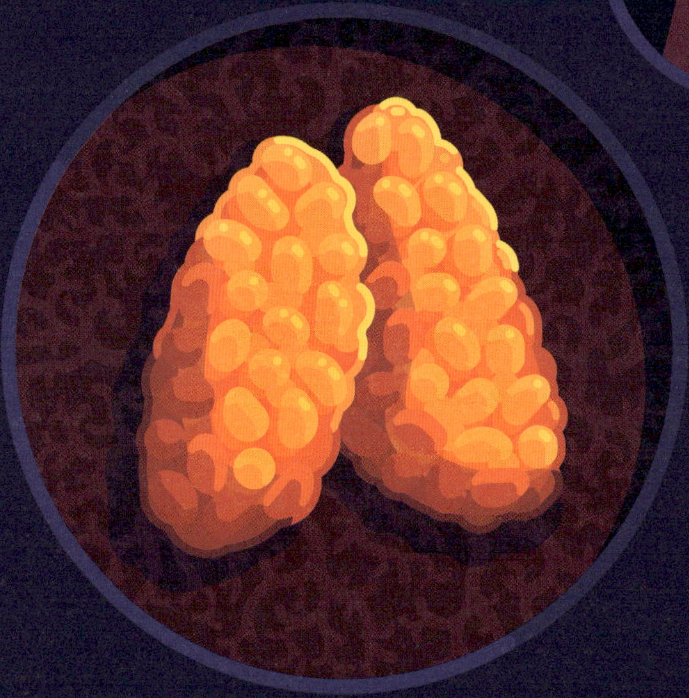

Formation des lymphocytes T

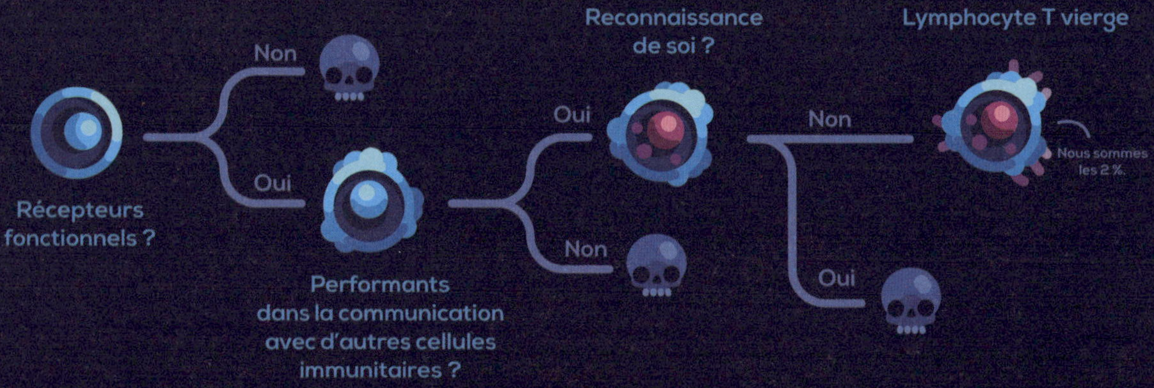

Nous avons rencontré brièvement un groupe de lymphocytes T sur le champ de bataille, lorsqu'ils se sont précipités pour faire basculer le combat, mais nous n'avons pas encore commencé à découvrir toutes leurs qualités. Les lymphocytes T font toute une série de choses, allant de l'orchestration d'autres cellules immunitaires jusqu'à la destruction de cellules cancéreuses, en passant par le statut de superarmes antivirus. Nous parlerons ultérieurement plus en détail de cette cellule étonnante et de toutes les choses époustouflantes qu'elle fait, mais pour l'instant, notez simplement ceci : sans les lymphocytes T, vous seriez probablement déjà mort, car elles sont peut-être les cellules immunitaires adaptatives les plus importantes que vous ayez. Mais avant de pouvoir se battre pour vous, elles doivent suivre le programme d'études affreusement dangereux du thymus. Et là, échouer à un test ne signifie pas obtenir de mauvaises notes. Car là, échouer signifie la mort.

Seuls les meilleurs parmi les meilleurs élèves évitent ce sort. Comme nous l'avons vu dans le dernier chapitre : *le système immunitaire adaptatif mélange des segments de gènes pour produire une incroyable variété de récepteurs différents, capables de se connecter à toutes les protéines possibles dans l'univers, appelées antigènes dans ce contexte. Cela signifie que chaque lymphocyte T individuel est né avec UN type spécifique de récepteur, capable de reconnaître UN antigène spécifique.* Mais il y a un inconvénient capital : avec autant de récepteurs différents, il y a forcément un grand nombre de lymphocytes T avec des récepteurs capables de se connecter aux protéines de vos propres cellules. Ce n'est pas un danger théorique, mais la cause d'un certain nombre de maladies très réelles et graves dont souffrent actuellement des millions de personnes : les maladies auto-immunes.

Par exemple, supposons qu'un *récepteur de lymphocyte T* puisse se connecter à une protéine à la surface d'une cellule de la peau, mais qu'il ne comprenne pas qu'il se connecte à un ami. Il essaierait tout simplement de la tuer. Ou pire encore, comme il y a beaucoup de cellules cutanées dans le corps humain, il pourrait penser qu'une grande attaque est en cours et qu'il y a des ennemis un peu partout, de sorte qu'il alerterait le reste du système immunitaire pour qu'il passe en mode attaque, provoquant ainsi une inflammation et toutes sortes de chaos. Tout cela est très grave, mais pourrait également affecter les cellules cardiaques ou nerveuses, entraînant des situations encore plus dangereuses.

Au moins 7 % des Nord-Américains souffrent de maladies auto-immunes, mais nous en apprendrons davantage à leur sujet plus tard. En un mot, une maladie auto-immune signifie que votre système immunitaire adaptatif croit que vos propres cellules sont des ennemis, qu'elles sont *autres*. Il n'est pas exagéré de dire qu'il s'agit d'un danger majeur pour votre survie.

Comme vous pouvez l'imaginer, l'organisme prend ce problème très au sérieux et demande à l'« université du meurtre du thymus » de le résoudre. Lorsque naît un lymphocyte T frais et jeune, il se rend à l'université et commence sa formation qui se compose de trois étapes, ou plutôt de trois tests.

Le premier test consiste essentiellement à s'assurer que les lymphocytes T ont la capacité de fabriquer des récepteurs de lymphocytes T fonctionnels. S'il s'agissait d'une école ordinaire, les enseignants vérifieraient si tous les élèves ont bien leurs cahiers et le matériel de lecture requis, et ils renverraient chez eux les élèves qui auraient oublié quelque chose. À l'université du thymus, ils ne les renvoient pas chez eux : ils leur tirent une balle dans la tête[2].

Les lymphocytes T qui réussissent le test ont des récepteurs fonctionnels. Bon travail jusqu'ici ! Le deuxième test est appelé *sélection positive* : ici, les cellules enseignantes vérifient si les lymphocytes T sont vraiment

2. Techniquement, aucun lymphocyte T n'est tué dans le thymus. Pour être plus précis, il faudrait dire que ce sont les cellules enseignantes qui leur ordonnent de se tuer. Ils reçoivent donc l'ordre de se suicider. Mais bon, ce n'est que de la sémantique…

capables de reconnaître les récepteurs des cellules avec lesquelles ils devront travailler. Imaginez cette partie comme si les enseignants vérifiaient que les stylos apportés par les élèves soient tous remplis d'encre et que les cahiers soient en bon état. Une fois de plus, la mort serait la punition pour ceux qui auraient échoué au deuxième test.

Après avoir franchi les deux premiers obstacles, le dernier test qui est aussi le plus important attend nos étudiants en lymphocytes T : la *sélection négative*. Et c'est probablement l'épreuve la plus difficile de toutes. L'examen final est tout simplement celui-ci : le lymphocyte T peut-il se reconnaître *soi* ? Son récepteur peut-il se connecter aux principales protéines à l'intérieur du corps ? Les protéines qui font que vous êtes vous ? La seule réponse acceptable est « Non, pas du tout ».

Ainsi, lors de l'examen final, les lymphocytes T se voient présenter toutes sortes de combinaisons de protéines utilisées par les cellules de votre corps. La manière dont cela se produit est d'ailleurs assez fascinante : les cellules enseignantes du thymus qui organisent les tests ont une licence spéciale pour fabriquer toutes sortes de protéines spéciales qui ne sont généralement fabriquées que dans des organes comme le cœur, le pancréas ou le foie, ainsi que des hormones telles que l'insuline. Ainsi, elles peuvent montrer aux lymphocytes T toutes sortes de protéines qui sont marquées comme « soi ». Si un lymphocyte T est capable de reconnaître l'une de ces autoprotéines, il est immédiatement emmené à l'arrière et abattu d'une balle dans la tête[3].

Au total, 98 % des étudiants qui entrent à l'université ne survivront pas à la formation et seront tués avant d'obtenir leur diplôme. Environ 10 à 20 millions de lymphocytes T quitteront votre thymus aujourd'hui. Ils représentent les 2 % de survivants qui ont réussi. Ces survivants sont

3. Il existe une petite exception qui pourrait sauver certains des pires étudiants ; nous la découvrirons plus tard, mais en quelques mots, un lymphocyte T qui est assez efficace pour reconnaître le « soi » peut être transformé en une cellule spéciale appelée lymphocyte T régulateur qui a pour but de calmer le système immunitaire et de prévenir l'auto-immunité. Mais nous reviendrons plus tard sur cette cellule.

tellement divers que vous vous retrouvez avec au moins un lymphocyte T capable de reconnaître quasiment tous les ennemis possibles que l'univers pourrait vous envoyer[4].

Malheureusement, votre université du meurtre est déjà en train de fermer. Votre thymus commence à rétrécir et à décliner dès votre enfance. Un processus qui s'accélère à la puberté. Chaque année de votre vie, de plus en plus de cellules du thymus se transforment en cellules graisseuses ou tout simplement en tissus inutiles. L'université ferme de plus en plus de départements et se dégrade à mesure que vous vieillissez, jusqu'à ce que, vers l'âge de 85 ans, votre université des lymphocytes T ferme ses portes pour de bon. Ce qui est vraiment déplorable si vous aimez le concept d'être vivant et en bonne santé. Il existe d'autres endroits dans le corps où les lymphocytes T peuvent être formés, mais globalement, à partir de ce moment-là, votre système immunitaire est plus limité qu'auparavant. Car une fois que votre thymus a disparu, vous devez vous débrouiller avec les lymphocytes T que vous avez formés jusqu'à présent. L'absence d'université des cellules immunitaires est l'une des raisons les plus importantes pour lesquelles les personnes âgées sont nettement plus faibles et plus sensibles aux maladies infectieuses et au cancer que les plus jeunes. Pourquoi en est-il ainsi ? Eh bien, le problème est que la nature ne se soucie plus de nous une fois que nous ne faisons plus de bébés, donc il n'y a tout simplement pas de réelle pression évolutive pour nous garder en vie à un âge avancé[5].

---

4. Vous vous demandez ce qui arrive à tous ces étudiants qui meurent ? Il y a beaucoup de macrophages dans votre thymus, et leur travail consiste à manger tous les malheureux qui n'ont pas réussi le test.

5. Certains des efforts les plus prometteurs de la communauté du prolongement de la vie consistent à trouver des moyens de retarder le rétrécissement ou même la repousse du tissu thymique. Au moment de la rédaction de cet ouvrage, une étude couronnée de succès a été menée avec des volontaires qui prétendent avoir réussi à régénérer le tissu thymique, bien qu'elle n'ait porté que sur un très petit échantillon et que ses résultats devront encore être répétés et confirmés par plus d'études et davantage de participants. Mais si vous êtes raisonnablement jeune en lisant ceci, il se peut que lorsque vous aurez l'âge de la retraite, il y ait des médicaments ou des traitements pour régénérer votre thymus !

Dans les deux derniers chapitres, nous avons appris que notre système immunitaire adaptatif possède la plus grande bibliothèque de l'univers. Nous avons appris qu'après leur naissance, les lymphocytes T réarrangent quelques fragments de gènes sélectionnés pour créer des milliards de récepteurs différents (chaque lymphocyte T ne porte qu'un seul type de récepteur), et qu'au total, ces nombreux lymphocytes T différents, chacun avec son propre récepteur unique, sont capables d'identifier tous les antigènes possibles dans l'univers. Pour vous assurer que vos propres cellules immunitaires adaptatives ne reconnaissent pas et n'attaquent pas accidentellement votre propre corps, ces lymphocytes T doivent subir un entraînement rigoureux auquel seule une infime minorité survit. Mais à la fin, vous obtenez quelques cellules immunitaires pour chaque ennemi possible qui pourrait vous infecter.

Tout cela a l'air vraiment formidable. Mais comme pour tout dans la vie, il y a, bien sûr, quelques petits problèmes supplémentaires.

19 Présenter des informations sur un plateau d'argent : la présentation des antigènes

Comme nous l'avons vu dans la simple infection d'un orteil, ne disposer que de quelques cellules immunitaires n'est pas très utile en cas d'invasion massive. Il faut des centaines de milliers, voire des millions de cellules immunitaires pour combattre efficacement un ennemi puissant. Et tandis que votre système immunitaire adaptatif compte des milliards de cellules différentes, chacune avec un récepteur pour chaque ennemi possible, il n'a probablement que dix à douze cellules avec chacune un récepteur unique.

Ce qui est logique si on y pense. Si vous aviez des millions de cellules pour chacune des centaines de millions d'agents pathogènes différents possibles, vous seriez constitué de quadrillions de cellules immunitaires et de rien d'autre. D'une part, vous ne tomberiez probablement jamais malade, parce que vous seriez parfaitement préparé. Mais d'autre part, vous ne seriez qu'une flaque de boue. Survivre seul est ennuyeux, la nature a donc trouvé un moyen bien meilleur et extrêmement élégant pour résoudre ce dilemme.

Lorsqu'une infection survient, votre système immunitaire détermine quelle défense spécifique est nécessaire et en quelles proportions. Le système immunitaire adaptatif travaille en collaboration avec le système immunitaire inné pour trouver les quelques cellules dotées des bons récepteurs pour cette invasion spécifique, les localiser parmi des milliards d'autres dans votre corps immense, puis produire rapidement davantage de ces cellules.

Non seulement cette méthode vous permet de vous débrouiller avec seulement quelques cellules pour chaque ennemi possible, mais elle garantit également que le système immunitaire ne surproduira pas d'armes et ne gaspillera pas de ressources, ce qui est important, car le système immunitaire est déjà bien assez énergivore. Comment fait-il cela ? En préparant une *présentation*.

Votre système immunitaire adaptatif ne décide pas vraiment qui combattre ni quand il est temps de s'activer : c'est le travail du système immunitaire inné, et c'est là qu'entre en jeu la cellule dendritique, cette grande cellule d'aspect étrange avec ses nombreux bras en forme de tentacules qui prélèvent des échantillons. Lorsqu'une infection survient, elle se recouvre d'une sélection d'antigènes de l'ennemi et essaie de trouver un lymphocyte T auxiliaire capable de reconnaître l'un de ces antigènes avec ses récepteurs spécifiques. Et c'est précisément la raison pour laquelle la cellule dendritique est absolument cruciale. Sans les cellules dendritiques, il n'y aurait pas de deuxième ligne de défense. La scène de combat de l'infection de l'orteil n'aurait pas connu de revirement à un stade avancé[1].

Pendant les premières heures d'une infection, la cellule dendritique échantillonne le champ de bataille et collecte des informations sur l'ennemi, ce qui est une manière élégante de dire qu'elle avale les

1. Profitons de cet instant pour expliquer autre chose : les cellules sont stupides. Les cellules dendritiques sont stupides. Aucune d'elles ne prend de décision ni n'effectue d'analyse consciente. Les choses que nous décrivons ici se produisent par hasard. La magie de votre système immunitaire est qu'il a développé une configuration qui augmente les possibilités d'occurrence de ces événements apparemment impossibles à un degré tel qu'ils constituent une protection réelle et appropriée ! Dans les chapitres suivants, nous verrons plus en détail comment cela fonctionne.

Présentation d'un antigène ou le principe du « hot dog »

1. Une bactérie est capturée et engloutie par phagocytose.

2. La bactérie est déchiquetée en petits morceaux, appelés antigènes. (La saucisse dans notre histoire de hot dog.)

3. L'antigène est ensuite chargé sur les molécules du CMH II. (Le pain dans notre histoire de hot dog.)

4. La molécule CMH II se déplace alors vers la surface pour présenter l'antigène à un lymphocyte T auxiliaire.

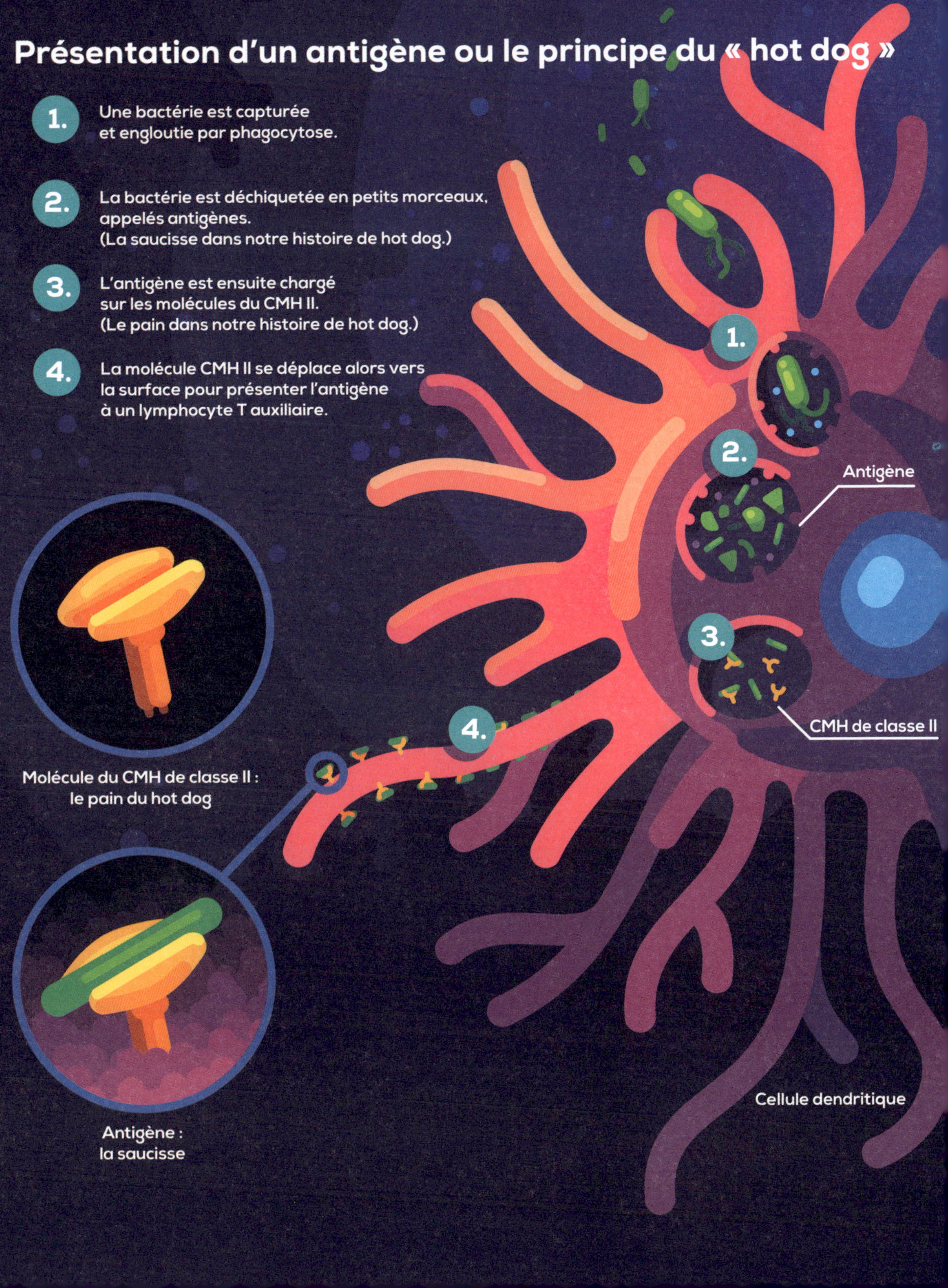

ennemis et les décompose en leurs différentes parties, ou *antigènes*. La cellule dendritique est une *cellule présentatrice d'antigène*, ce qui est une manière compliquée de dire : « se couvrir des tripes de ses ennemis ». Les cellules dendritiques décomposent littéralement les agents pathogènes en morceaux de la taille d'un antigène et les emballent dans des dispositifs spéciaux sur leurs membranes. À l'échelle humaine, cela signifierait tuer un soldat ennemi, puis se couvrir de morceaux de ses muscles, de ses organes et de ses os, afin que d'autres puissent les examiner. C'est extrêmement brutal, mais pour nos cellules, c'est assez efficace et tout à fait normal.

Recouverte de boyaux, la cellule dendritique voyage ensuite à travers le système lymphatique *pour les présenter au système immunitaire adaptatif, ou plus précisément aux lymphocytes T auxiliaires.*

Toutes les cellules présentatrices d'antigènes ont un point commun : une molécule très spéciale qui est aussi importante que les récepteurs de type Toll et qui mérite donc d'être évoquée, même si elle porte l'un des noms les plus compliqués en immunologie : le *complexe majeur d'histocompatibilité de classe II*. Ou en abrégé, *le CMH II*, ce qui est un peu mieux… mais à peine.

On peut imaginer le récepteur CMH de classe II comme un *pain à hot dog* qui peut être rempli d'une délicieuse *saucisse viennoise*. Dans cette métaphore, la saucisse est l'antigène. La molécule du pain à hot dog du CMH est très importante, car elle représente un autre mécanisme de sécurité. Une autre couche de contrôle.

Comme nous l'avons brièvement mentionné auparavant et comme nous le verrons en détail dans les prochains chapitres, les cellules du système immunitaire adaptatif sont extrêmement puissantes. C'est pourquoi il faut éviter à tout prix leur activation par accident. Or certaines conditions particulières doivent être remplies avant qu'elles ne soient activées. Et l'une d'elles est le récepteur du CMH II, le pain du hot dog.

Les lymphocytes T auxiliaires ne sont capables de reconnaître un antigène que s'il est présenté dans une molécule du CMH de classe II. En d'autres termes, ils ne mangent une saucisse que dans un pain à hot dog. Considérez les lymphocytes T auxiliaires comme des mangeurs très difficiles : ils ne songeraient JAMAIS à toucher et à manger une saucisse qui flotte toute seule. Non, monsieur, ce serait dégoûtant ! Les lymphocytes T auxiliaires n'envisagent de manger une saucisse que si elle leur est bien présentée dans un pain à hot dog.

Cela garantit que les lymphocytes T auxiliaires ne peuvent pas être activés par accident parce qu'ils auraient capté des antigènes qui flottaient librement dans le sang ou la lymphe. Il faut leur présenter un antigène situé dans une molécule du CMH de classe II, à partir d'une cellule présentatrice d'antigène. Ce n'est qu'ainsi que le lymphocyte T auxiliaire obtient la confirmation qu'il y a un danger réel et qu'il va devoir agir !

Tout cela est plutôt étrange et ce n'est pas grave si cela vous semble encore peu évident. Recommençons, mais cette fois en suivant une cellule dendritique de notre histoire avec le clou rouillé pour observer comment ce processus fonctionne.

De retour sur notre champ de bataille où les soldats sont engagés dans une bataille épique, les cellules dendritiques avalent une section transversale de tout ce qui flotte autour d'elles, y compris des ennemis. Si elles attrapent une bactérie, elles la déchiquettent en petits morceaux appelés antigènes (les saucisses), et les placent dans des molécules du CMH de classe II (les petits pains à hot dog) qui les recouvrent. La cellule est maintenant recouverte de minuscules parties d'ennemis morts et de détritus provenant du site de l'infection.

Ensuite, la cellule dendritique se fraye un chemin à travers le système lymphatique jusqu'au ganglion lymphatique le plus proche, à la recherche d'un lymphocyte T auxiliaire. Vous rappelez-vous que dans les mégapoles des ganglions lymphatiques, il y a ces zones de rencontre spéciales ? Des endroits où les cellules dendritiques des champs de bataille et les lymphocytes T auxiliaires qui voyagent dans le corps se rencontrent et trouvent l'amour ? Eh bien, allons à un tel rendez-vous.

Notre cellule dendritique, recouverte d'antigènes (saucisses) qui se trouvent dans des molécules du CMH de classe II (pain à hot dog), passe de lymphocyte T en lymphocyte T et frotte son corps recouvert d'antigènes contre eux, afin de voir si cela suscite une réaction. Quand un lymphocyte T auxiliaire possède le bon récepteur de lymphocyte T, avec la bonne forme qui reconnaît l'antigène dans la molécule du CMH de classe II, il s'y connecte, à l'instar de deux pièces de puzzle s'emboîtant parfaitement avec un clic sonore.

C'est un moment très excitant. La cellule dendritique a trouvé le bon lymphocyte T auxiliaire parmi des milliards d'autres ! Mais ce n'est *toujours pas* suffisant pour activer le lymphocyte T auxiliaire. Un deuxième signal est nécessaire, communiqué par un autre ensemble de récepteurs sur les deux cellules.

Ce deuxième signal est en quelque sorte un doux baiser de la cellule dendritique. C'est un autre signal de confirmation qui signifie à nouveau clairement : « C'est réel, vous êtes vraiment et correctement activé ! » Pourquoi est-il si important de mentionner cela ici ? Il s'agit d'un mécanisme de sécurité supplémentaire qui empêche les lymphocytes T auxiliaires de s'activer accidentellement. Ce n'est que si une cellule dendritique, qui représente ici le système immunitaire inné, est activée par un danger réel que le système immunitaire adaptatif, représenté par le lymphocyte T auxiliaire, est censé s'activer.

Résumons une dernière fois, parce que c'est vraiment important et très complexe : pour activer votre système immunitaire adaptatif, une cellule dendritique doit tuer des ennemis et les déchiqueter en morceaux appelés antigènes, qu'on peut imaginer sous forme de saucisses. Ces antigènes sont placés dans des molécules spéciales, appelées molécules du CMH de classe II, qu'on peut imaginer sous forme de petits pains à hot dog.

De l'autre côté, les lymphocytes T auxiliaires réagencent les segments de gènes pour créer un seul récepteur spécifique capable de se connecter à un antigène spécifique (une saucisse spécifique). La cellule dendritique est à la recherche du bon lymphocyte T auxiliaire qui pourra fixer son récepteur spécifique à l'antigène.

Et si un lymphocyte T correspondant est trouvé, les deux cellules s'imbriquent. Mais ensuite, il faut un deuxième signal, comme un doux baiser d'encouragement sur la joue, qui indique au lymphocyte T que tout va bien et que le signal de l'antigène présenté est réel. Ce n'est qu'alors qu'un lymphocyte T auxiliaire s'active.

Ouf… C'est trop compliqué ?

Cette danse incroyablement complexe est-elle vraiment nécessaire ? Pourquoi toutes ces étapes supplémentaires ? Eh bien, je répète encore une fois : votre système immunitaire adaptatif est tellement gourmand en ressources, tellement puissant et franchement tellement dangereux pour vous-même, qu'il veut *absolument* s'assurer de ne pas être activé par erreur.

Bien sûr, le système immunitaire ne veut rien puisqu'il n'est pas conscient. Mais il est fort probable que les animaux dont le système immunitaire adaptatif pouvait être activé plus facilement n'ont pas survécu.

L'activation du système immunitaire adaptatif présente un autre aspect très intéressant. Dans un sens, ce qui se passe en pareil cas est que les informations relatives à une infection sont transmises de votre système immunitaire inné à votre système immunitaire adaptatif.

Précédemment, nous avons appelé la cellule dendritique un support d'information vivant. En échantillonnant le champ de bataille et en collectant ces échantillons dans leurs récepteurs, les cellules dendritiques deviennent des photos instantanées vivantes d'un champ de bataille à un moment donné. Dès que l'une d'entre elles part, elle cesse l'échantillonnage et est verrouillée.

Après son arrivée dans un ganglion lymphatique, la cellule dendritique dispose d'environ une semaine pour trouver un lymphocyte T à activer avant qu'une minuterie interne ne s'écoule et qu'elle ne s'autodétruise, comme le font tant de cellules immunitaires. Lorsqu'elle le fait, elle efface de votre corps les anciennes informations du champ de bataille. Cette suppression des informations est un autre mécanisme que le système immunitaire utilise pour s'autoréguler. Dans un sens, la cellule dendritique est comme un livreur de journaux apportant les dernières nouvelles au système immunitaire adaptatif.

En envoyant de nouvelles photos instantanées ou de nouveaux journaux toutes les quelques heures et en les supprimant ensuite, votre système immunitaire collecte et fournit un flux constant d'informations fraîches au sujet du champ de bataille. Par leur suppression régulière, il s'assure de ne pas opérer sur la base d'informations périmées. Le journal d'aujourd'hui, avec ses dernières nouvelles, pourrait contenir des informations utiles, tandis que celui d'hier n'est que du vieux papier, juste encore bon pour emballer du poisson.

Au fur et à mesure que l'infection diminue, plus aucun nouvel instantané de cellules dendritiques n'est envoyé au système immunitaire adaptatif, les anciens jeux d'informations meurent et aucun nouveau lymphocyte T n'est activé. C'est un principe crucial que nous rencontrerons encore et encore : le système immunitaire a besoin d'une stimulation constante pour rester actif et grâce à l'envoi de nouvelles vivantes depuis le champ de bataille et à leur autodestruction après un certain temps, votre système immunitaire peut répondre avec juste ce qu'il faut de vigueur.

Avant d'aller plus loin, voici un fait très intéressant : les gènes responsables des molécules du CMH sont les gènes les plus diversifiés du patrimoine génétique humain, ce qui se traduit par une grande variété de molécules du CMH entre les individus. Parmi toutes les choses qui sont différentes entre les humains, pourquoi les molécules du CMH sont-elles si spécifiques à chaque personne ?

Eh bien, différents types de CMH sont plus ou moins efficaces pour présenter les antigènes de différents ennemis. Par exemple, un type pourrait être particulièrement efficace pour présenter un antigène viral spécifique, tandis qu'un autre pourrait être excellent pour présenter un antigène bactérien. Pour les humains en tant qu'espèce, cela est extrêmement bénéfique, car il est très difficile pour un seul agent pathogène de nous éliminer.

Par exemple, lorsque la peste noire a ravagé l'Europe à l'époque médiévale, les molécules du CMH de classe II de certaines personnes étaient naturellement efficaces pour présenter les antigènes de la bactérie *Yersinia pestis* qui avait causé la peste. Ainsi, ces personnes avaient plus de chances de survivre à la maladie et d'assurer la survie de l'espèce humaine.

Ce point est tellement crucial pour notre survie collective que l'évolution en a peut-être fait un facteur contribuant à la sélection du partenaire. En termes humains : vous trouvez plus attrayants les partenaires potentiels dont les molécules du CMH sont différentes des vôtres ! Pardon ? Comment pouvez-vous savoir cela ? Eh bien, vous pouvez littéralement sentir la différence ! La forme de nos molécules du CMH influence un certain nombre de molécules spéciales qui sont sécrétées par notre corps. Ce sont des molécules que nous captons inconsciemment à partir de l'odeur corporelle d'autres personnes, de sorte que nous communiquons le type de système immunitaire que nous avons à travers notre odeur personnelle !

Nous avons même un dicton populaire : « ne pas pouvoir sentir quelqu'un », qui signifie « rejeter quelqu'un à un niveau instinctif ». Cette histoire d'odeur est bien réelle ! Mis à part le niveau instinctif qui pourrait vous sembler correct, de nombreuses études ont montré que toutes sortes d'animaux, y compris les humains, préfèrent l'odeur des partenaires dont les molécules du CMH sont différentes des leurs. Nous constatons simplement que si un partenaire potentiel a un système immunitaire différent, son odeur sera perçue comme plus sexy. Cette attraction supplémentaire est également un mécanisme qui évite la consanguinité en faisant en sorte que vos frères et sœurs biologiques n'aient pas une odeur attrayante sur le plan sexuel et qui diminue la probabilité que des membres de la famille proche aient des relations entre eux. Ce qui est logique, car en combinant des gènes qui créent un système immunitaire diversifié, les chances d'avoir une progéniture en bonne santé augmentent considérablement. Alors, la prochaine fois que vous embrasserez votre partenaire, sachez que son système immunitaire est probablement l'une des raisons pour lesquelles vous le trouvez attirant !

En gardant tout cela à l'esprit, il est temps d'observer enfin les superarmes de votre système immunitaire en action.

20 Le réveil du système immunitaire adaptatif : les lymphocytes T

Le réveil du système immunitaire adaptatif commence généralement dans les lieux de rencontre des ganglions lymphatiques, où les cellules dendritiques recouvertes de petits pains à hot dog remplis d'antigènes tentent de trouver les bons lymphocytes T. Les lymphocytes T assument des tâches beaucoup plus variées que les macrophages ou les neutrophiles que nous avons appris à connaître plus intimement précédemment. D'une part, il existe plusieurs catégories de lymphocytes T : les lymphocytes T auxiliaires, les lymphocytes T cytotoxiques et les lymphocytes T régulateurs, chacun étant capable de se spécialiser plus encore dans diverses sous-catégories, pour chaque type d'infection possible[1].

1. Si vous avez déjà joué à *Donjons et Dragons*, vous avez peut-être déjà rencontré le même principe de catégories. Lorsque vous créez votre personnage, vous pouvez choisir parmi différentes catégories, par exemple un combattant, un mage ou un clerc. Mais ces catégories se divisent à nouveau en sous-classes. Par exemple, un combattant peut se spécialiser et devenir chevalier, ou maître de bataille, ou champion (et ainsi de suite, il y en a bien d'autres). Chacune de ces sous-catégories est toujours un combattant, elle fracasse donc des têtes avec des armes de mêlée, mais elle a également différentes spécialités qui la rendent plus forte dans différentes situations. Ainsi, sans qu'il soit nécessaire de créer des catégories entièrement nouvelles, ces sous-catégories vous offrent beaucoup plus de diversité et d'options en tant que joueur. Et c'est exactement ainsi que se comporte votre système immunitaire. Fondamentalement, la plupart des cellules immunitaires ont un certain nombre de sous-catégories avec des fonctions et des spécialisations différentes, d'ailleurs les scientifiques en découvrent régulièrement de nouvelles. Pour nous, il n'est pas nécessaire d'apprendre à connaître chaque sous-catégorie, de Th1 à Th17, c'est trop compliqué et souvent, les différences sont très subtiles. Comme un chevalier utilisant une épée et un champion utilisant une lance. En fin de compte, les deux sous-catégories poignardent les monstres avec des objets tranchants jusqu'à ce qu'ils cessent de bouger. Nous ne mentionnerons des sous-catégories spécifiques que lorsqu'elles seront suffisamment importantes pour être citées.

La carrière des lymphocytes T

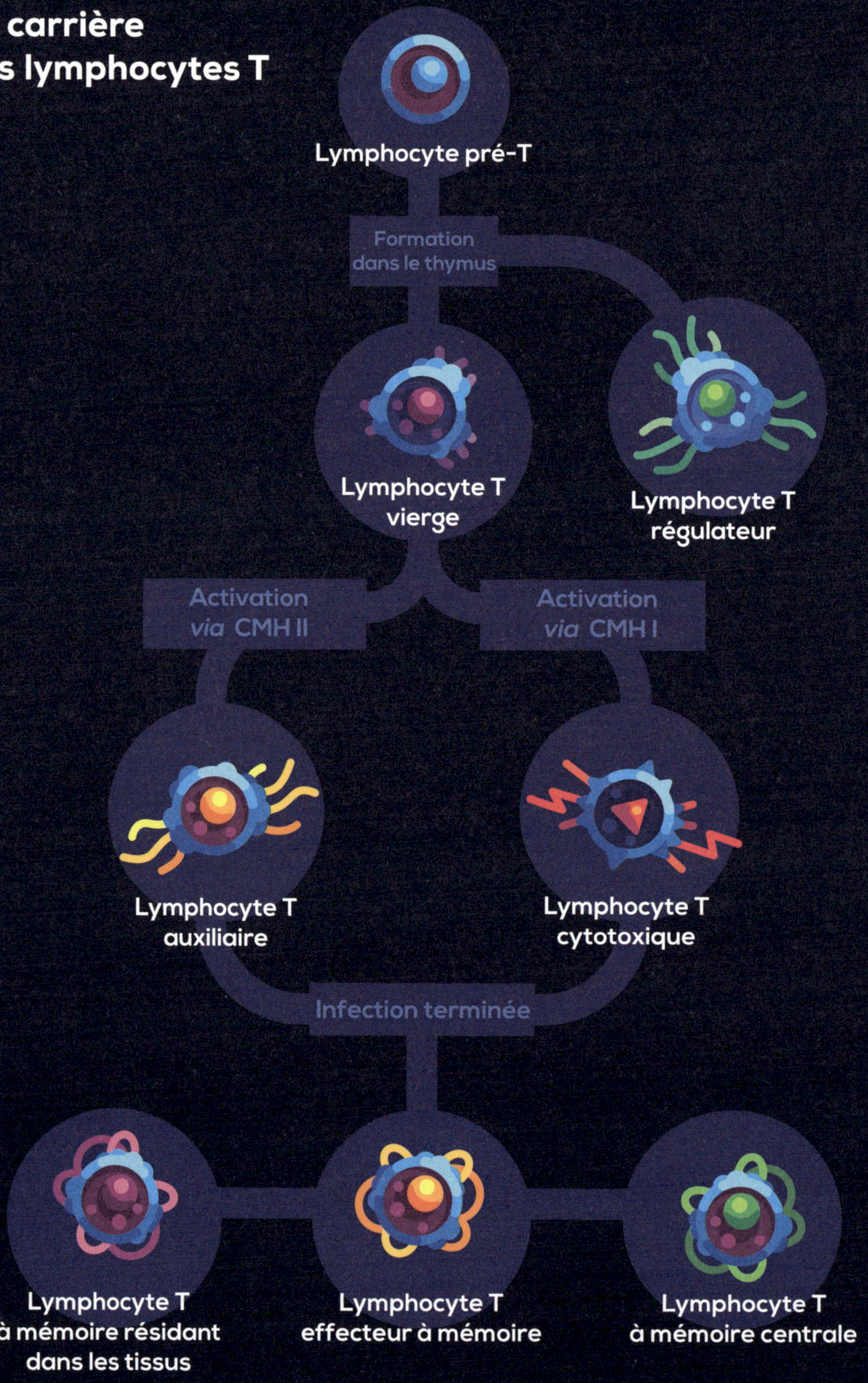

Si on examinait un lymphocyte T, on ne serait pas particulièrement impressionné. Ils sont de taille moyenne et n'ont vraiment pas l'air spéciaux. Mais ils sont absolument indispensables à votre survie. Les personnes qui n'ont pas assez de lymphocytes T, en raison d'un défaut génétique, d'une chimiothérapie ou d'une maladie comme le SIDA, courent un risque très élevé de mourir d'infections et de cancers. Malheureusement, même avec ce que notre médecine moderne a de mieux à offrir, la vie des patients sans lymphocytes T ne peut souvent pas être sauvée. Car, comme nous l'apprendrons dans un instant, les lymphocytes T sont les coordinateurs du système immunitaire. Ils coordonnent les autres et activent directement vos armes les plus lourdes.

Les lymphocytes T sont des voyageurs qui commencent leur vie dans la moelle osseuse où ils mélangent et associent les fragments de gènes qui créent leurs récepteurs uniques de lymphocytes T, avant de se rendre à l'université du meurtre du thymus pour s'y former. Si les lymphocytes T survivent à leur formation, ils se déplacent dans votre réseau de mégapoles lymphatiques, à la recherche d'un antigène qui soit exactement le bon et pour recevoir le baiser d'encouragement d'une cellule dendritique pour être activés.

Vous pourriez encore penser que le fait que ce principe fonctionne réellement est un peu fou. Après tout, quelles sont les chances qu'une cellule dendritique portant un antigène spécifique trouve exactement le bon lymphocyte T possédant le récepteur correspondant à un ennemi spécifique ? Quelles sont les chances de choisir une pièce de puzzle au hasard parmi des millions et de trouver parmi des milliards la cellule qui contient la pièce de puzzle correspondante pour s'imbriquer parfaitement ?

D'une part, il ne s'agit pas d'une seule cellule dendritique, car lors d'une infection, des dizaines au moins feront le voyage. Et en plus de cela, le système est soutenu par des déplacements rapides. Les lymphocytes T traversent l'ensemble de votre autoroute lymphatique une fois par jour ; imaginez ce que cela signifierait à l'échelle humaine. Vous devriez conduire de New York à Los Angeles tous les jours, tout en vous arrêtant dans des centaines de villes et d'aires de repos sur votre chemin pour demander si quelqu'un vous cherche spécifiquement. C'est ce que font les lymphocytes T, de sorte que leurs chances de rencontrer exactement la bonne cellule dendritique avec l'antigène correspondant à leur récepteur de lymphocyte T sont excellentes. Lorsque cette rencontre a lieu, le lymphocyte T s'active et l'enfer se déchaîne.

Pour l'instant, nous ne parlerons que du lymphocyte T auxiliaire, pour des raisons de simplification, mais nous verrons les catégories de lymphocytes T de manière plus approfondie par la suite. Nous avons déjà parlé du lymphocyte T auxiliaire, mais nous allons maintenant nous en faire une image plus complète.

Revenons à notre infection. Environ un jour après que la cellule dendritique a quitté le champ de bataille, des millions de neutrophiles et de macrophages se battent et meurent de manière dramatique. À ce stade, il pourrait n'y avoir qu'un seul lymphocyte T auxiliaire activé dans l'un de vos ganglions lymphatiques. C'est le stade du système immunitaire adaptatif et il doit maintenant prendre le contrôle de la situation.

Le lymphocyte T auxiliaire ne peut pas rester seul s'il veut aider à combattre l'infection, par conséquent, sa première tâche est de se multiplier. Ce que nous décrirons assez sommairement dans les deux prochains chapitres est dénommé la *théorie de la sélection clonale*. Sa découverte a été récompensée par un prix Nobel et c'est l'un des principes les plus fondamentaux du fonctionnement de votre système immunitaire. La théorie est essentiellement la suivante : votre lymphocyte T activé quitte la cellule dendritique qui l'a activé et se dirige vers une autre partie de la ville des ganglions lymphatiques où il commence le processus de clonage. Il se divise encore et encore, se multipliant aussi vite que possible. Un lymphocyte T auxiliaire activé devient deux, deux deviennent quatre, quatre deviennent huit, et ainsi de suite. En quelques heures, ils sont des milliers. (Et comme chacun des clones possède le même récepteur unique de lymphocyte T que le premier lymphocyte T auxiliaire qui a été activé, votre système immunitaire possède maintenant des milliers de cellules avec ce récepteur unique qui correspond exactement à l'ennemi.)

Cette croissance est tellement rapide que tous les nouveaux lymphocytes T auxiliaires commencent à saturer la section de votre mégapole ganglionnaire.

Une fois que suffisamment de clones ont été créés, les cellules individuelles se séparent en deux groupes : suivons le premier ! Elles ont besoin d'un moment pour s'orienter et renifler intensément les cytokines et les signaux de danger qui ont été transportés par la lymphe jusqu'au ganglion lymphatique, puis elles suivent la piste chimique jusqu'au champ de bataille aussi vite que possible.

Environ cinq jours à une semaine après la blessure, les lymphocytes T auxiliaires arrivent sur le site de l'infection où ils commencent à agir comme commandants locaux. Bien que les lymphocytes T auxiliaires ne combattent pas activement eux-mêmes, ils augmentent considérablement la capacité de combat des cellules de défense locales, en particulier de vos « gros cogneurs ». D'une part, ils libèrent d'importantes cytokines qui assument des fonctions variées, allant de l'appel de renforts jusqu'à l'augmentation de l'inflammation. Mais les lymphocytes T auxiliaires contribuent également plus directement à la bataille en améliorant la capacité de combat de vos soldats. Nous avons vu précédemment ce qu'ils font : en parlant à voix basse aux rhinocéros noirs, ils les plongent dans une frénésie de combat sauvage, un état de colère que le macrophage ne peut atteindre qu'avec l'aide des lymphocytes T auxiliaires.

Ce qui est logique quand on y réfléchit : les macrophages sont des monstres puissants et dangereux, et la décision de libérer pleinement leur puissance doit être le résultat d'un examen approfondi. S'ils se

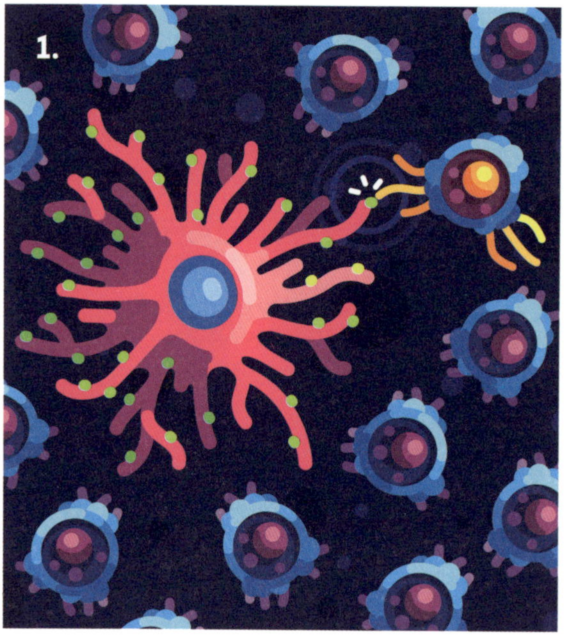

La cellule dendritique présente l'antigène (saucisse) et cherche un lymphocyte T avec les récepteurs correspondants.

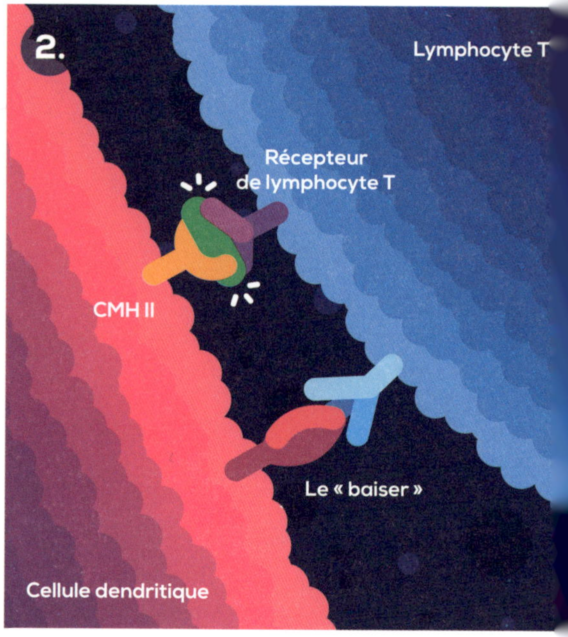

Lorsqu'elle trouve le lymphocyte T spécifique, ils se connectent et partagent un autre signal *via* un groupe différent de récepteurs (le baiser). Le lymphocyte T auxiliaire est activé !

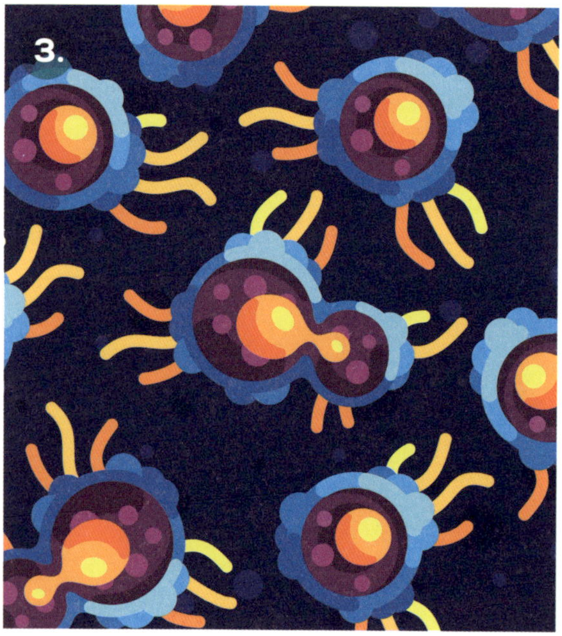

Le lymphocyte T auxiliaire activé se multiplie rapidement dans le ganglion lymphatique et se divise en deux groupes.

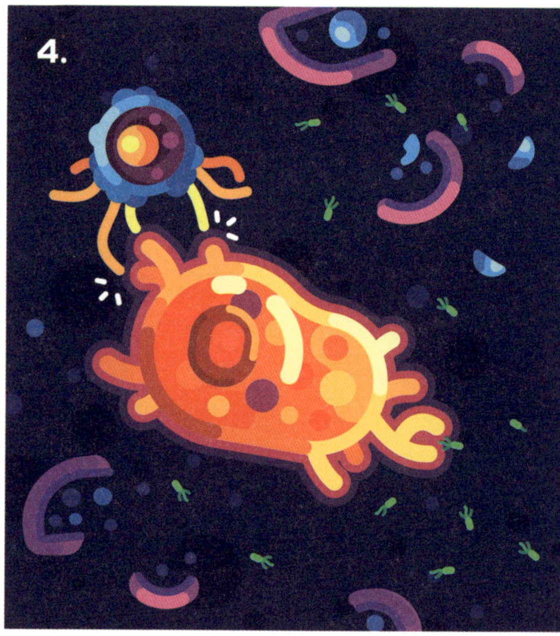

Un groupe se rend sur le champ de bataille et assume le commandement. Ils mettent les macrophages en mode « assassin » et décident quand la bataille est terminée.

lançaient dans une bataille sauvage chaque fois que quelques bactéries se présentent, ils pourraient causer de graves dommages à l'organisme.

Mais si les lymphocytes T auxiliaires leur ordonnent de se mettre vraiment en colère, cela signifie que l'infection est tellement grave que le système immunitaire adaptatif s'est réveillé, ce qui permet au système immunitaire inné de libérer tout son potentiel. Ainsi, les commandants des lymphocytes T auxiliaires sur le site d'une infection jouent le rôle d'amplificateurs qui utilisent la puissance inhérente du système immunitaire inné pour vaincre des ennemis coriaces.

Mais les lymphocytes T auxiliaires ne font pas que faire basculer les macrophages en mode « tueur ». Une fois cette frénésie de combat déclenchée, ils sont nécessaires pour les maintenir en vie. Les lymphocytes T auxiliaires surveillent le champ de bataille et, tant qu'ils perçoivent un danger, ils sont stimulés et savent qu'il est nécessaire de poursuivre le combat. Les macrophages qui se battent en mode frénétique sont soumis à une minuterie et se suicident d'eux-mêmes lorsqu'elle est écoulée. C'est un autre de ces mécanismes de sécurité qui permettent de s'assurer que le système immunitaire est limité jusqu'à un certain point. Les lymphocytes T auxiliaires peuvent réinitialiser encore et encore cette minuterie de suicide des macrophages. Aussi longtemps que le danger est présent, ils disent à vos guerriers épuisés de continuer de se battre en les restimulant en permanence.

Jusqu'à ce qu'ils décident d'arrêter de le faire. Lorsque les lymphocytes T auxiliaires constatent que le système immunitaire est clairement en train de gagner la bataille, ils s'arrêtent et ainsi, petit à petit, de plus en plus de soldats épuisés mettent fin à leur vie. Les lymphocytes T auxiliaires ne se contentent pas de faire augmenter la violence, ils déterminent également quand cela suffit et quand tout le monde doit se calmer.

Lorsque la bataille est gagnée, la dernière chose que la plupart des lymphocytes T auxiliaires font sur le champ de bataille est de se suicider, rejoignant la plupart des soldats dans leur autodestruction pour protéger le corps de ce qu'ils pourraient lui infliger. Or quelques-uns ne le font pas. Certains lymphocytes T auxiliaires deviennent des **lymphocytes T auxiliaires à mémoire**. Chaque fois que vous entendez dire que vous êtes immunisé contre une maladie, c'est ce que cela signifie. Cela signifie que vous avez des cellules vivantes à mémoire qui se souviennent d'un ennemi spécifique. Et comme cet ennemi pourrait revenir, elles restent et deviennent de puissants gardiens. Les lymphocytes à mémoire sont capables de reconnaître un ennemi familier beaucoup plus rapidement que le système immunitaire inné ne le pourrait jamais. En cas de nouvelle infection, cela rend le long voyage de la cellule dendritique vers le ganglion lymphatique inutile, car ces lymphocytes T auxiliaires à mémoire peuvent s'activer aussitôt et solliciter d'importants renforts.

Cette réaction de la mémoire est si rapide et si brutalement efficace que la plupart des agents pathogènes n'ont qu'une seule chance de vous infecter. Parce que votre système immunitaire adaptatif s'est adapté et se souvient. Mais les lymphocytes à mémoire feront plus loin l'objet d'un chapitre à part entière, nous n'en parlerons donc pas plus longuement pour le moment.

L'importance des lymphocytes T auxiliaires ne s'arrête absolument pas là. Souvenez-vous, nous n'avons suivi qu'un seul groupe depuis le ganglion lymphatique jusqu'au champ de bataille. Il reste un deuxième groupe, et ce qu'il est sur le point de faire est peut-être encore plus important : activer certaines des armes immunitaires les plus efficaces dont vous disposez. Les puissants **lymphocytes B**, vos usines d'armement vivantes.

21 Usines d'armement et fusils de sniper : lymphocytes B et anticorps

LES LYMPHOCYTES B SONT DE GRANDES CELLULES EN FORME DE GOUTTES QUI ont quelques caractéristiques et propriétés communes avec les lymphocytes T, car tout comme ces derniers, ils proviennent de la moelle osseuse et ils doivent subir la même formation brutale et mortelle, sauf que cela ne se produit pas dans le thymus, mais directement dans la moelle osseuse[1].

Tout comme leurs camarades, les lymphocytes T, tous vos lymphocytes B combinés contiennent au moins *des centaines de millions, voire des milliards de récepteurs différents pour des millions d'antigènes différents.* Et tout comme les lymphocytes T, *chaque lymphocyte B possède un récepteur spécifique capable de reconnaître un antigène spécifique.*

1. Vous croyez que le « B » dans la désignation de « lymphocyte B » a été choisi parce que ces cellules proviennent de la moelle osseuse (*bone marrow* en anglais), tout comme le lymphocyte T tire son « T » du thymus ? Eh bien désolé, non, ce n'est qu'une coïncidence et cela aurait beaucoup trop de sens pour s'intégrer dans ce fatras qu'est le langage de l'immunologie. Le « B » des lymphocytes B vient de « bourse de Fabricius », un miniorgane en forme de sac, situé juste au-dessus de l'extrémité de l'intestin chez les oiseaux. Cet organe était connu depuis des centaines d'années, mais personne n'avait la moindre idée de ce à quoi il servait. Jusqu'à ce qu'un étudiant diplômé réalise des travaux sur des poulets auxquels cette bourse manquait ; il a découvert qu'ils étaient incapables de produire des anticorps. Il a découvert les lymphocytes B, les usines qui produisent les anticorps, et aussi qu'ils sont fabriqués dans cet étrange petit organe chez les oiseaux, ce qui a constitué une énorme percée dans le domaine de l'immunologie et a créé un tout nouveau domaine d'étude. Les humains n'ont pas une telle bourse, ils utilisent leur moelle osseuse pour fabriquer des lymphocytes B. Mais même si ce nom a du sens, c'est encore une occasion manquée.

Ce qui rend les lymphocytes B à la fois spéciaux et très dangereux pour leurs amis et leurs ennemis est le fait qu'ils produisent l'arme la plus puissante et la plus spécialisée dont dispose le système immunitaire : les anticorps. Les anticorps sont des choses étranges, assez complexes et fascinantes, nous les survolerons donc ici et nous les décrirons avec les détails qu'ils méritent un peu plus tard, mais en bref, les anticorps sont essentiellement des récepteurs des lymphocytes B. Les anticorps eux-mêmes sont un peu comme des fusils de snipers en forme de crabe, car ils ont été fabriqués contre un antigène spécifique, et donc comme un ennemi spécifique, de sorte qu'au sens métaphorique, ils frappent un agent pathogène juste entre les deux yeux.

Mais comment quelque chose peut-il être un récepteur et en même temps une arme qui flotte ? Fondamentalement, les anticorps sont collés à la surface des lymphocytes B et fonctionnent comme leurs récepteurs de lymphocytes B, ce qui signifie qu'ils peuvent se coller à un antigène et activer la cellule. Une fois qu'un lymphocyte B est activé, il commence à produire des milliers de nouveaux anticorps et à les vomir, afin qu'ils puissent attaquer vos ennemis… jusqu'à deux mille par seconde. Tous les anticorps sont produits de cette manière. Mais ils recevront l'amour et l'attention dont ils ont besoin une fois que nous aurons fini de présenter les lymphocytes B qui les produisent. Pour l'instant, souvenez-vous d'une chose : les anticorps sont des récepteurs des lymphocytes B qui sont vomis par la cellule – des milliers par seconde lorsqu'ils sont activés !

Avant de poursuivre, un petit avertissement : l'activation des lymphocytes B et leur cycle de vie sont complexes. Beaucoup de choses que nous avons apprises se conjuguent ici, beaucoup de choses se passent simultanément, car de nombreuses parties du système immunitaire sont étroitement entrelacées. Ainsi, tandis que vous lirez les prochains paragraphes, vous vous direz peut-être : « Ouf, ça fait beaucoup de choses à assimiler. » Ne vous inquiétez pas, nous ferons des pauses et nous résumerons et consoliderons ce que nous apprenons dans ce chapitre.

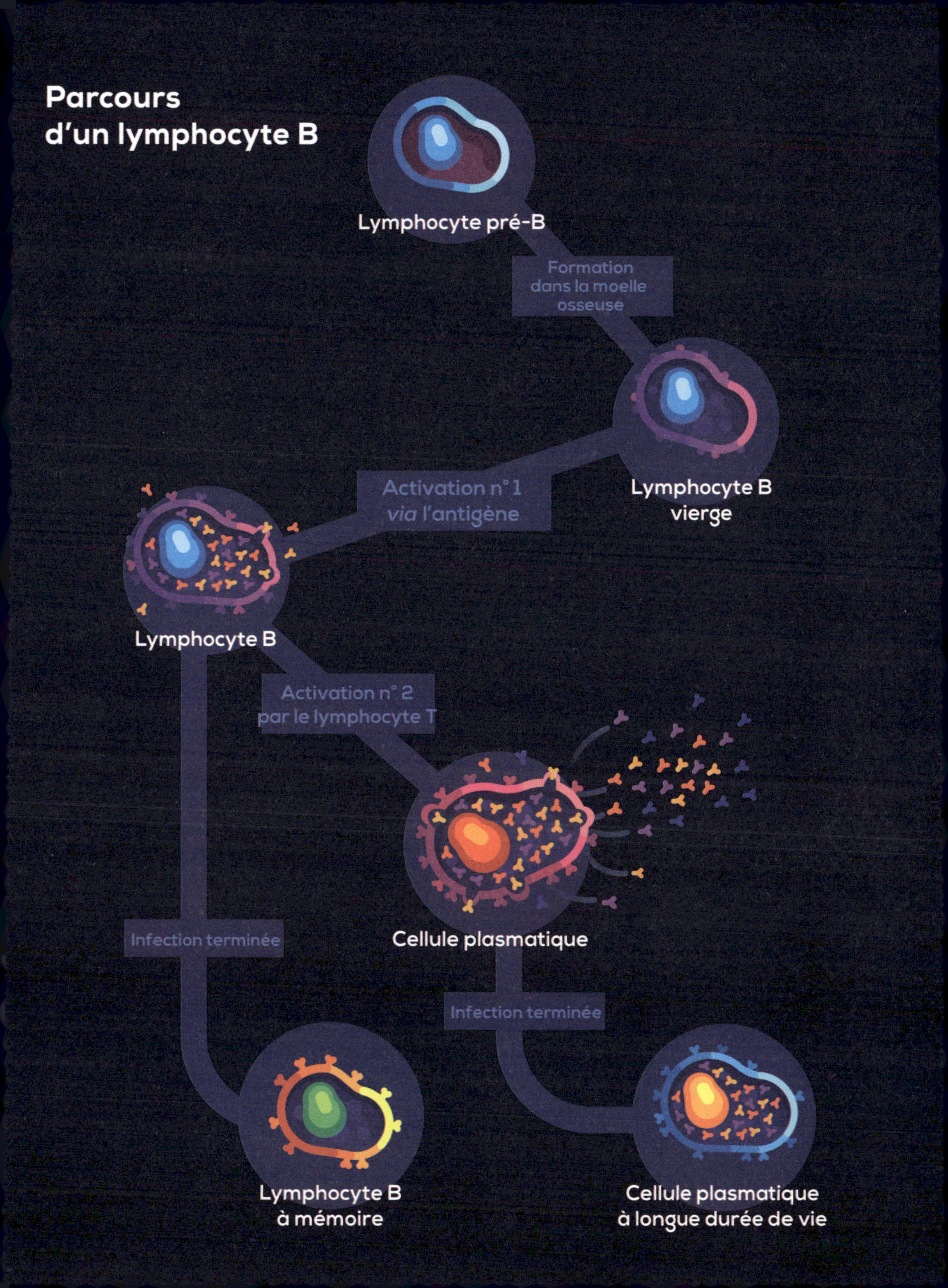

Parcours d'un lymphocyte B
Lymphocyte pré-B
Formation dans la moelle osseuse
Lymphocyte B vierge
Activation n° 1 *via* l'antigène
Lymphocyte B
Activation n° 2 par le lymphocyte T
Cellule plasmatique
Infection terminée
Infection terminée
Lymphocyte B à mémoire
Cellule plasmatique à longue durée de vie

C'est le processus le plus complexe que nous décrirons dans cet ouvrage, c'est pourquoi nous allons procéder lentement, et étape par étape. Le jeu en vaut vraiment la chandelle, car lorsque vous aurez plus ou moins compris cette couche de complexité, même à un niveau superficiel, vous pourrez vraiment apprécier à quel point votre système immunitaire est stupéfiant. Ensuite, le reste de ce livre sera quasiment un jeu d'enfant.

Comme nous l'avons vu au début, les lymphocytes B naissent dans votre moelle osseuse, où ils mélangent et recombinent les segments de gènes responsables de leurs *récepteurs des lymphocytes B*, afin de pouvoir se connecter à un antigène spécifique (si vous repensez à notre métaphore sur la cuisson de nombreux plats savoureux, chaque lymphocyte B, avec ses récepteurs spécifiques, représente un plat). Après cela, de la même manière que les lymphocytes T, ils doivent subir une formation dure et meurtrière pour s'assurer qu'ils ne seront pas capables de connecter leurs récepteurs uniques aux protéines et aux molécules de votre propre corps. Les survivants deviennent des lymphocytes B vierges itinérants, des cellules inactives qui se déplacent chaque jour dans votre système lymphatique, tout comme des lymphocytes T, faisant le voyage de New York à Los Angeles, s'arrêtant dans des centaines de villes et d'aires de repos pour vérifier si quelqu'un est à leur recherche.

Mais les similitudes entre les lymphocytes T et B s'arrêtent là.

Dans les mégapoles de ganglions lymphatiques, il existe des zones spécifiques aux lymphocytes B où ils s'attardent un peu, prennent un café et discutent, en attendant de voir si on a besoin d'eux. Les lymphocytes B sont des cellules très dangereuses, elles ont donc besoin d'une authentification stricte à deux facteurs pour être réellement activées : une par le système immunitaire inné et une autre par le système immunitaire adaptatif !

Nous allons décomposer cela en étapes et les résumer à la fin.

Première étape : activation des lymphocytes B par le système immunitaire inné

Pour comprendre la première étape, il nous faut revenir à l'infrastructure de votre système immunitaire et à la manière dont il est connecté. Souvenons-nous de l'infection de votre orteil, où une bataille massive a eu lieu entre vos macrophages et vos neutrophiles d'une part, et les bactéries qui ont infecté votre chair d'autre part, pendant un jour ou deux.

Cette bataille n'a pas été sans victimes, et énormément de bactéries ont été tuées. Beaucoup d'entre elles ont été avalées tout rond par vos macrophages, mais ce n'est pas tout. Beaucoup d'autres ont été déchiquetées par les armes dangereuses des neutrophiles, elles ont été saignées par des protéines du complément (l'armée invisible) qui les ont perforées, ou elles ont été déchiquetées en tentant d'échapper à un filet de neutrophiles (si vous avez oublié de quoi il s'agit, c'est la partie où les neutrophiles font exploser leur ADN chargé de substances chimiques nocives, pour créer des barrières autour d'eux afin de piéger les agents pathogènes). Par la seule violence des réactions immunitaires, beaucoup de morts ont été infligées.

Après un certain temps, vos cellules immunitaires finiront par faire le ménage, mais pour le moment, elles se préoccupent davantage de tuer et de combattre les bactéries encore vivantes. Ainsi, le champ de bataille déborde de mort et de souffrance. Sur le site de l'infection flotte un nombre considérable de morceaux de bactéries et de carcasses dont beaucoup sont recouvertes de protéines du complément. C'est vraiment comme une guerre où les combattants se battent enfoncés jusqu'aux genoux dans les corps sanglants et déchirés de leurs ennemis et amis.

Mais déjà, les mécanismes ingénieux de l'infrastructure de votre système immunitaire se mettent à nettoyer et à filtrer. Comme nous l'avons mentionné précédemment, l'inflammation déclenchée par les cellules immunitaires et causée par d'autres cellules mourantes détourne beaucoup de liquide de votre sang vers le site de l'infection, ce qui inonde considérablement le champ de bataille. Plus les combats se prolongent, plus l'afflux de liquide augmente. Mais cela ne peut pas durer éternellement, sans quoi vos tissus éclateraient. Une partie du liquide doit donc quitter les lieux.

Nous avons déjà vu ce que votre corps fait de l'excès de liquide dans vos tissus : il l'évacue constamment, directement dans le système lymphatique. Le liquide et avec lui une grande partie des déchets du champ de bataille, avec des fragments de bactéries mortes et des cytokines usées, ainsi que d'autres déchets, se retrouvent dans votre *lymphe*. Rappelez-vous que la lymphe est ce liquide étrange et quelque peu dégoûtant qui est constamment collecté dans tous les tissus de votre corps. Et en cas d'infection, la lymphe transporte toutes les bactéries mortes et démantelées, dont beaucoup sont couvertes de protéines du complément. La lymphe qui circule dans votre corps est donc un *liquide vecteur d'informations.*

Et ces informations se dirigent vers la prochaine base du système immunitaire, les mégapoles et les centres d'intelligence des ganglions lymphatiques. Une fois arrivées là, elles sont drainées à travers la zone des lymphocytes B où se trouvent des milliers de lymphocytes B vierges. Les lymphocytes B se placent au beau milieu du flux d'informations fluides et laissent la lymphe s'écouler autour d'eux et de leurs récepteurs de lymphocytes B, qui filtrent et explorent tous les antigènes et détritus provenant de vos tissus.

Les lymphocytes B vierges recherchent spécifiquement les antigènes auxquels ils peuvent se connecter grâce à leurs récepteurs spéciaux et uniques de lymphocytes B. Ils recherchent le seul antigène auquel ils peuvent se connecter, afin de savoir qu'ils peuvent s'activer !

Jusqu'ici tout va bien, mais vous avez peut-être remarqué quelque chose : aucune cellule dendritique n'est impliquée. Cela signifie-t-il que les lymphocytes B n'ont pas besoin de passer par cette danse avec une autre cellule ? Tout cela est dû à une énorme différence entre les récepteurs des lymphocytes T et ceux des lymphocytes B. Cette différence est suffisamment importante pour que nous l'expliquions sans attendre. Reprenons notre exemple des saucisses !

Vous vous souvenez de la molécule du CMH de classe II ? Le pain à hot dog qui présentait un antigène, la saucisse, aux récepteurs des lymphocytes T, afin qu'ils puissent s'activer ? Les récepteurs des lymphocytes T sont des mangeurs vraiment difficiles, qui ne mangent que des saucisses viennoises et seulement si elles leur sont présentées dans un pain. Mais cela a une conséquence majeure pour les lymphocytes T : les antigènes qui peuvent activer les récepteurs des lymphocytes T doivent être assez courts, car la molécule du CMH ne peut transporter que des antigènes courts. Le pain à hot dog de la cellule dendritique ne peut contenir que des saucisses viennoises. En revanche, les récepteurs des lymphocytes B ne sont pas aussi pointilleux.

Les récepteurs des lymphocytes T et B sont tous deux conçus pour reconnaître un antigène spécifique, mais vos lymphocytes B sont nettement moins restrictifs. Ainsi, les lymphocytes T et B reconnaissent des choses très différentes en termes de taille et de dimension. Non seulement les lymphocytes B peuvent prélever des antigènes directement dans les fluides qui les entourent et s'activer, mais ils peuvent aussi prélever un morceau de viande beaucoup plus gros, pour revenir à notre métaphore alimentaire.

Les saucisses sont des viandes hautement transformées, qui ne ressemblent plus vraiment aux parties animales dont elles sont composées. Et il en va de même pour les antigènes que les lymphocytes T peuvent reconnaître. Les antigènes que les récepteurs des lymphocytes B peuvent reconnaître sont un peu comme d'énormes cuisses de dinde rôties, avec des os et de la peau. Les lymphocytes T sont bien trop pointilleux pour cela, les lymphocytes B s'en moquent.

Et les lymphocytes B n'ont pas besoin d'une molécule du CMH, ni d'obtenir une présentation par une autre cellule, comme c'est le cas des lymphocytes T. Non, les lymphocytes B peuvent prélever de gros morceaux d'antigènes (les pilons de dinde) directement dans la lymphe qui circule dans vos ganglions lymphatiques.

Nous avons donc appris deux choses : les lymphocytes B vierges se trouvent dans vos ganglions lymphatiques où ils baignent dans la lymphe et absorbent tous les antigènes qui transitent dans la zone depuis le champ de bataille le plus proche. Leurs récepteurs de lymphocytes B peuvent saisir de gros morceaux d'antigènes directement dans la lymphe et, ainsi, les lymphocytes B peuvent être activés.

Mais il y a plus : les lymphocytes B bénéficient d'une aide plus directe du système immunitaire inné. Aviez-vous trouvé suspect que nous n'arrêtions pas de mentionner que les bactéries du champ de bataille étaient recouvertes de protéines du complément ? Les lymphocytes B ne se contentent pas d'identifier les antigènes des bactéries mortes, ils possèdent également des récepteurs spéciaux capables d'identifier les protéines du complément.

Nous avons mentionné précédemment que le système immunitaire inné est responsable de l'activation et de la configuration du système immunitaire adaptatif, et ici, nous rencontrons ce principe une fois de plus ! En se fixant sur les agents pathogènes, le système du complément confirme officiellement au lymphocyte B qu'il existe réellement un danger. Ainsi, les protéines du complément fixées sur un antigène rendent environ cent fois plus facile l'activation d'un lymphocyte B qu'elle ne le serait sans le complément. Cette complexité multicouche de pièces en interaction, si élégante et qui communique avec tant d'égards, est l'une des choses qui rendent le système immunitaire tellement beau et étonnant. (Vous pouvez imaginer des protéines du complément sur un antigène comme une délicieuse sauce sur la cuisse de dinde, ce qui la rend encore plus savoureuse pour vos lymphocytes B.)

Il est amusant de noter que ce n'était que la première étape de l'activation des lymphocytes B, mais elle est incroyablement importante, car elle déclenche une réaction rapide à une infection. Sans aucune étape supplémentaire, ces mécanismes simples qui se produisent d'eux-mêmes, parce que le système lymphatique draine constamment vos tissus, déclenchent une réponse relativement rapide. Ce point est particulièrement important dans les premiers stades d'une infection, lorsque peu de cellules dendritiques ont atteint les ganglions lymphatiques pour activer les lymphocytes T auxiliaires.

Faisons une courte pause et revoyons ce que nous venons d'apprendre : champ de bataille, bactéries mortes recouvertes du complément, lymphe emportant ces carcasses, lymphocytes B à l'intérieur du ganglion lymphatique qui les récupèrent, et maintenant, enfin : activation précoce des lymphocytes B !

À quoi ressemble cette activation précoce ? Tout d'abord, le lymphocyte B activé se déplace vers une autre zone du ganglion lymphatique et commence à se cloner. Un devient deux, deux deviennent quatre, quatre deviennent huit, et ainsi de suite. Ce clonage se poursuit jusqu'à ce qu'il y ait environ 20 000 clones identiques, tous dotés de copies du récepteur spécifique qui a été capable de se connecter à l'antigène original que les premiers lymphocytes B vierges ont capté. Ces clones de lymphocytes B commencent à produire des anticorps qui utilisent le sang comme moyen de transport jusqu'au site de l'infection et qui peuvent inonder le champ de bataille et y apporter leur aide, bien qu'ils soient des anticorps de second ordre. Ils font bien leur travail, mais ils ne sont pas exceptionnels : ce sont des tireurs d'élite qui touchent plus souvent le corps que la tête.

Sans une deuxième étape, sans une seconde activation, la plupart de ces clones de lymphocytes B se tueront eux-mêmes en un jour. Ce qui est parfaitement logique, car s'ils ne sont pas réactivés, ces lymphocytes B devront supposer que l'infection était plutôt bénigne et que leur présence n'était pas réellement nécessaire ; par conséquent, pour ne pas gaspiller de ressources ni faire de dégâts inutiles, ils vont se suicider.

La deuxième partie de l'authentification à deux facteurs est nécessaire pour que le réveil ait vraiment lieu. Et cette dernière est fournie aux lymphocytes B par leurs collègues du système immunitaire adaptatif, ou plus précisément par les lymphocytes T auxiliaires activés.

Deuxième étape : activation des lymphocytes B par le système immunitaire adaptatif

Comme nous l'avons vu dans le chapitre précédent, après qu'un lymphocyte T auxiliaire a été activé et qu'il a fabriqué de nombreux clones de lui-même, un groupe de lymphocytes T auxiliaires se dirige vers le champ de bataille, tandis que l'autre va activer les lymphocytes B pour de bon.

En un mot, un lymphocyte T activé doit trouver un lymphocyte B activé et ces DEUX cellules doivent être capables de reconnaître le même antigène ! Serions-nous en train de dire que deux cellules de votre corps mélangent des fragments de gènes au hasard, avec des centaines de millions voire de milliards de résultats possibles ? Puis qu'un agent pathogène apparaîtrait et que, par pure coïncidence, les deux devraient être activés indépendamment, puis se rencontrer ? Et que c'est seulement alors, dans ce cas absurdement spécifique et apparemment hautement improbable, que votre réponse immunitaire serait pleinement activée ? Eh bien oui, bien que la manière dont cela fonctionne soit quelque peu déconcertante, le fait que la nature l'ait inventée est extrêmement élégant.

Fondamentalement, pour être correctement activés, les lymphocytes B doivent devenir des *cellules présentatrices d'antigènes*. Cela fonctionne parce que les récepteurs des lymphocytes B sont très différents des récepteurs des lymphocytes T, qui ont besoin d'un pain à hot dog pour reconnaître un tout petit morceau d'antigène. Mangeur difficile ou mangeur pas difficile, vous vous souvenez ?

Ainsi, lorsqu'un récepteur de lymphocyte B se connecte à un pilon de dinde, un gros morceau d'antigène, il l'avale et le métabolise en son sein, tout comme le ferait une cellule dendritique. Il coupe le gros morceau de viande en dizaines, voire en centaines de minuscules morceaux de la taille d'une saucisse. Et ces minuscules morceaux sont ensuite placés dans des molécules CMH (pains à hot dog) à la surface du lymphocyte B. *En résumé, un lymphocyte B prend un antigène complexe et le transforme en de nombreux morceaux plus simples qui sont ensuite présentés au lymphocyte T auxiliaire.*

Songez à ce que fait le système immunitaire ici : il augmente *massivement* la probabilité qu'un lymphocyte B et un lymphocyte T soient compatibles. Le lymphocyte B ne se contente pas de présenter un seul antigène spécifique. Il en présente des dizaines voire des centaines, tous différents, dans ses molécules du CMH ! Des centaines de morceaux différents de saucisses viennoises dans des centaines de pains à hot dog différents. Ainsi, *techniquement, les lymphocytes B et T ne reconnaissent pas exactement le même antigène.* C'est suffisant pour le système immunitaire adaptatif, car cela signifie que si un lymphocyte T auxiliaire peut se connecter à l'antigène présenté par un lymphocyte B, c'est qu'il existe un ennemi et que les deux cellules sont capables de le reconnaître. C'est le secret de l'activation des lymphocytes B : la SEULE MANIÈRE de les activer pleinement est une authentification à deux facteurs.

Stop ! Tout cela représente une avalanche d'informations.

Si vos méninges sont en surchauffe et que vos yeux se mettent à tourner, c'est tout à fait compréhensible. Il se passe beaucoup de choses, sur une longue période de temps, dans de nombreux endroits différents et dans de nombreuses cellules différentes. Il est donc normal que vous soyez confus et il est temps de résumer ce qui s'est passé ici.

Étape 1 : une bataille doit avoir lieu et les ennemis morts, qui sont de gros morceaux d'antigènes (pilons de dinde), doivent flotter à travers le ganglion lymphatique. Là, un lymphocyte B doté d'un *récepteur spécifique* doit se connecter à l'antigène. Si l'ennemi mort est couvert de complément, l'activation sera beaucoup plus facile. Cela activera le lymphocyte B qui fera de nombreuses copies de lui-même et produira des anticorps de qualité inférieure, mais les lymphocytes B mourront après environ une journée si plus rien ne se passe.

Étape 2 : pendant ce temps, une cellule dendritique doit ramasser des ennemis sur le champ de bataille et les transformer en antigènes (saucisses) qui sont placés dans les molécules du CMH de classe II (pains à hot dog) pour voyager jusqu'à la zone de rencontre des lymphocytes T dans le ganglion lymphatique. Là, elle doit trouver un lymphocyte T auxiliaire capable de reconnaître l'antigène avec son récepteur de lymphocyte T unique (manger la saucisse du petit pain). Si cela se produit, le lymphocyte T auxiliaire est activé et fabrique de nombreuses copies de lui-même.

Étape 3 : le lymphocyte B décompose le gros morceau d'antigène (pilon de dinde) en dizaines ou en centaines de petits antigènes (de la taille d'une saucisse) et commence à les présenter dans des molécules du CMH de classe II (pains à hot dog).

Étape 4 : un lymphocyte B activé qui présente des centaines d'antigènes différents (des morceaux de saucisse de la taille d'une saucisse viennoise) doit rencontrer un lymphocyte T capable de reconnaître l'un de ces antigènes avec son récepteur spécifique de lymphocyte T, ce qui constitue le deuxième signal pour le lymphocyte B.

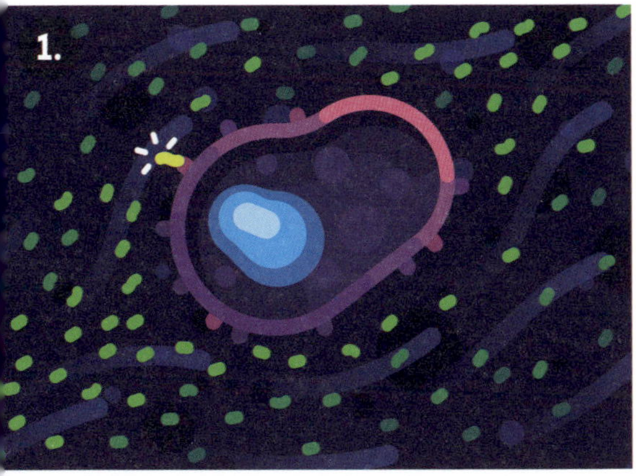

Les antigènes d'un champ de bataille transitent dans le ganglion lymphatique où un lymphocyte B vierge s'y connecte.

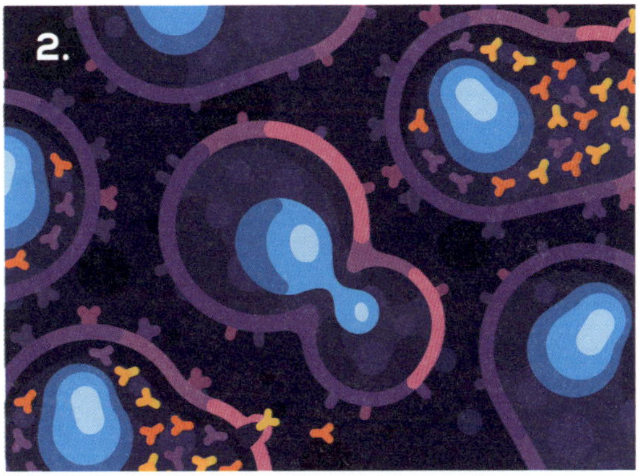

Cela active discrètement le lymphocyte B qui produit de nombreuses copies de lui-même.

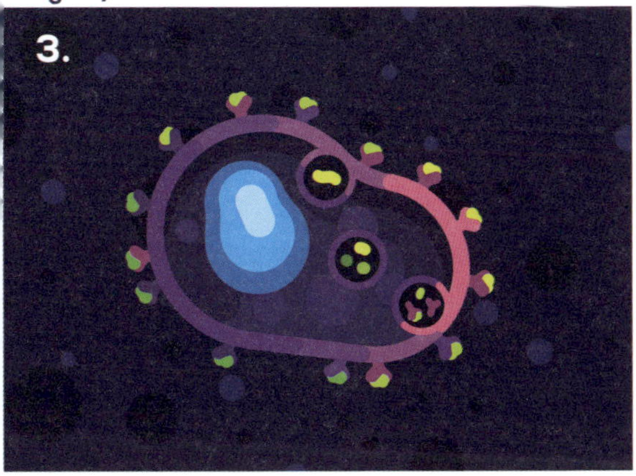

Le lymphocyte B décompose les antigènes en éléments plus petits et les présente dans les molécules du CMH de classe II.

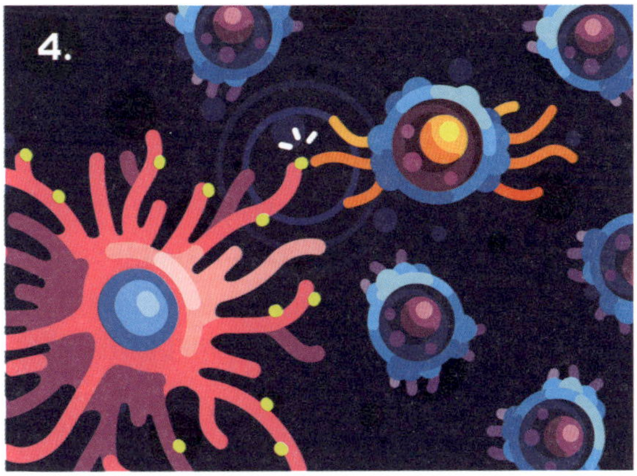

Pendant ce temps, les cellules dendritiques captent les antigènes, les présentent aux molécules du CMH de classe II et activent les lymphocytes T correspondants.

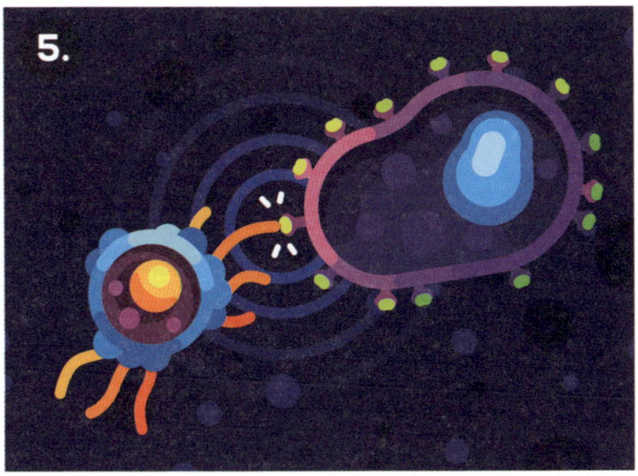

Le lymphocyte B rencontre le lymphocyte T activé capable de reconnaître l'un de ces antigènes avec son récepteur spécifique de lymphocyte T.

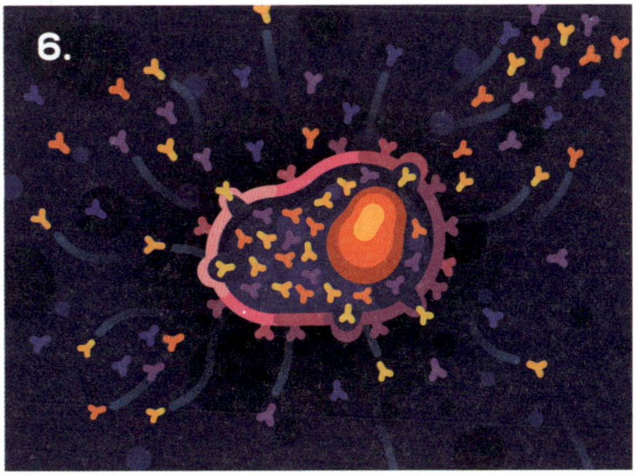

Maintenant, le lymphocyte B est une cellule plasmatique totalement activée !

Un lymphocyte B n'est activé pour de bon que si cette séquence exacte d'événements se déroule. Ne trouvez-vous pas votre biologie impressionnante[2] ?

Voyez-vous le niveau de sophistication de ce qui se produit ici ? À quel point il est insensé de fabriquer des milliards de lymphocytes T et B individuels, de les activer individuellement par différentes voies, puis d'attendre qu'ils se rencontrent ? L'évolution et le temps sont réellement incroyables pour créer des mécanismes formidablement complexes et élégants. Si cette séquence d'événements se produit, la dernière et la plus puissante étape du système immunitaire adaptatif démarre enfin sérieusement et se réveille. Maintenant, toutes les conditions que le système immunitaire pouvait requérir ont été remplies. Il sait avec certitude qu'il y a beaucoup d'ennemis actifs à l'intérieur du corps.

Maintenant, votre lymphocyte B qui a été correctement activé par l'authentification à deux facteurs change. Il a attendu ce moment toute sa vie. Il commence à gonfler jusqu'à presque doubler sa taille, et se transforme en sa forme finale : la **cellule plasmatique**[3].

2. Une histoire amusante : en réalité, tout cela est encore une description simplifiée, et nous omettons certains détails majeurs qui sont en fait assez importants. Nous aborderons certains d'entre eux à divers endroits dans cet ouvrage. Mais honnêtement, ce sujet est incroyablement complexe et difficile, même sous une forme hautement simplifiée. Si vous parvenez à vous souvenir que les lymphocytes B s'activent en collectant eux-mêmes des substances, puis qu'ils sont activés une deuxième fois par les lymphocytes T, c'est déjà formidable. Vous n'avez pas besoin de vous souvenir de plus de détails que cela pour connaître une quantité impressionnante de choses sur votre système immunitaire ! Mais tout cela est trop passionnant pour ne pas tenter de partager cette magie.

3. Si vous avez l'âge correspondant, ce qui suit pourrait signifier quelque chose pour vous : dans un sens, les lymphocytes B sont des Saiya-jin et les cellules plasmatiques des Super-Saiya-jin. Pour tous ceux qui n'ont jamais regardé *Dragon Ball Z*, c'est juste une manière charmante de dire que les lymphocytes B sont des combattants puissants et que les cellules plasmatiques sont des combattants extrêmement puissants, et qu'ils sont probablement blonds avec beaucoup de gel dans les cheveux. Terminons cette note de bas de page avant qu'elle ne devienne plus embarrassante.

La cellule plasmatique se met alors à produire des anticorps pour de bon. Elle peut libérer jusqu'à deux mille anticorps par seconde, et ces derniers saturent la lymphe, le sang et les fluides entre vos tissus. À l'instar des batteries de fusées soviétiques de la Seconde Guerre mondiale qui pouvaient envoyer un déluge incessant de missiles sur les positions ennemies, les anticorps sont fabriqués par millions et deviennent le pire cauchemar de tous les ennemis, bactéries, virus ou parasites. Même des cellules cancéreuses. Ou, si vous n'avez pas de chance et que vous souffrez d'une maladie auto-immune, de vos propres cellules.

Ouf. C'est une affaire vraiment compliquée. Mais il y a plus encore, un dernier aspect de l'activation des lymphocytes B qui rend ce processus encore plus ingénieux. Maintenant, votre système immunitaire commence vraiment à battre les microbes à leur propre jeu, tandis qu'une belle danse commence, une danse qui rend vos défenses encore plus performantes et plus vigoureuses.

22 La danse des T et des B

Il est une chose que nous avons élégamment évité de mentionner jusqu'à présent : la capacité des récepteurs des lymphocytes B à identifier les antigènes. Un peu plus haut, nous avons décrit ces récepteurs et ces antigènes comme des pièces de puzzle qui s'emboîtent parfaitement. Eh bien, c'était une sorte de mensonge... pardon ! Selon le dicton, le mieux est l'ennemi du bien, et lors d'une infection dangereuse, votre système immunitaire n'a pas le temps d'attendre la correspondance parfaite ; il se contente d'une correspondance bonne, voire moyenne. Les lymphocytes B peuvent donc être activés si leurs récepteurs sont *suffisamment performants* pour identifier un antigène.

Le système immunitaire a évolué de cette manière, car il vaut mieux avoir des armes fonctionnelles le plus vite possible que des armes parfaites une fois que tous les dégâts ont déjà été causés. Mais cela affaiblit également vos défenses immunitaires. Comme nous l'avons dit, au niveau des protéines, la *forme* est tout ; et avoir des anticorps avec une forme excellente qui s'adapte vraiment bien à un antigène est un avantage incroyable qui peut faire la différence entre la vie et la mort. Or votre système immunitaire veut tout cela : une réponse rapide, puis une défense parfaite.

Votre système immunitaire a donc trouvé un moyen de produire des anticorps acceptables aussi rapidement que possible, mais aussi avec un système ingénieux pour affiner et améliorer les anticorps, afin qu'ils deviennent des armes parfaites contre l'antigène. Tout commence par une danse.

Nous avons déjà dit que les lymphocytes B doivent être activés par les lymphocytes T auxiliaires (eux-mêmes activés par les cellules dendritiques) pour se transformer en cellules plasmatiques, mais en réalité, ce processus est encore un peu plus étonnant et sophistiqué. Votre système immunitaire s'assure que seuls les lymphocytes B capables de produire des anticorps *exceptionnels* se transforment en cellules plasmatiques. Alors, comment cela fonctionne-t-il ?

Pour être honnête, c'est un peu compliqué, de sorte que nous allons simplifier les choses. En résumé, si un lymphocyte T identifie un antigène qu'un lymphocyte B lui présente, il stimule ce dernier. Cette stimulation est comme un doux baiser ou une embrassade chaleureuse et encourageante. Non seulement cela prolonge la durée de vie du lymphocyte B, mais cela le motive également à tenter d'améliorer l'anticorps !

Chaque fois qu'un lymphocyte B reçoit un signal positif d'un lymphocyte T auxiliaire, il entame un cycle de mutations ciblées. Ce processus est appelé *hypermutation somatique* (il est également connu sous le nom de *maturation de l'affinité*) et nous n'utiliserons plus jamais ce terme plutôt maladroit.

À l'instar d'un chef qui travaillerait pour améliorer une recette qui a reçu les éloges des critiques gastronomiques, le lymphocyte B se met à améliorer et à affiner la recette. Le lymphocyte B fait *muter* les fragments de gènes qui fabriquent ses récepteurs, et donc ses anticorps.

Ce que les lymphocytes B font ici revient à retourner dans la cuisine pendant le dîner. À ce stade, les invités sont arrivés et ils savent quel genre de dîner ils veulent déguster. Ils se mettent donc à modifier un peu les recettes au hasard, ici et là. L'objectif est de réaliser le plat *parfait*, à l'image d'un restaurant trois étoiles Michelin. Pas simplement bon, pas simplement génial, mais carrément parfait ! Alors peut-être que dans la recette originale, les carottes étaient finement hachées et le bœuf rôti. Maintenant, le lymphocyte B pourrait détailler les carottes en bâtonnets et griller le bœuf. Il n'y a pas de nouveaux ingrédients, mais un affinage de la manière dont ils sont assemblés pour créer le plat final.

L'objectif est de concevoir le dîner parfait pour les invités, quelque chose de tellement délicieux qu'ils en seront ravis. L'anticorps parfait pour les agents pathogènes. Mais comment vos chefs lymphocytes B peuvent-ils savoir si les invités aimeront la recette améliorée plus que l'originale, si leur nouvel anticorps sera mieux adapté que l'original ? Eh bien, exactement de la même manière que les lymphocytes B ont été activés en premier lieu : ils baignent leurs récepteurs nouveaux et améliorés dans le flux de lymphe du champ de bataille qui traverse le ganglion lymphatique. Si une bataille est toujours en cours, il devrait y avoir beaucoup d'antigènes qui passent.

Si la mutation aléatoire (le raffinement du plat) a détérioré le récepteur des lymphocytes B, il aura plus de mal à capter des antigènes. Il ne recevra pas de stimulation et de baisers de la part des lymphocytes T. Cela le rendra tellement triste qu'au bout d'un moment, il se suicidera.

Mais si la mutation a amélioré le récepteur des lymphocytes B, il identifiera désormais encore mieux l'antigène, et les lymphocytes B recevront à nouveau un signal d'activation ! Une fois que cela se produit, il absorbe le morceau d'antigène (le pilon de dinde) et le coupe en nombreux petits morceaux (les saucisses viennoises) et encore une fois, il tente de les présenter à un lymphocyte T auxiliaire. Vous pouvez imaginer cela comme si le chef des lymphocytes B était superexcité et heureux d'avoir amélioré sa recette et qu'il voulait en faire part au monde entier !

Dans notre métaphore culinaire, les lymphocytes T auxiliaires pourraient être un critique gastronomique venant de la salle à manger et couvrant le lymphocyte B de louanges et de baisers. Et cet encouragement motive vos chefs lymphocytes B à améliorer plus encore leurs plats ! Et le cycle se répète.

Au fil du temps, une sélection naturelle s'opère. Plus les récepteurs des lymphocytes B reconnaissent l'antigène qui traverse le ganglion lymphatique, plus ils sont stimulés et encouragés. Alors que dans le même temps, les lymphocytes B dont l'état empire ou ne s'améliore pas se suicident.

En fin de compte, seuls les meilleurs lymphocytes B survivent et produisent de nombreux nouveaux clones d'eux-mêmes ! Ce sont ces lymphocytes B qui finissent par se transformer en cellules plasmatiques, qui ont affiné leurs récepteurs et qui sont capables de fabriquer les meilleures armes possibles contre l'ennemi. C'est la raison pour laquelle les anticorps sont si mortellement efficaces, la raison pour laquelle ils frappent l'ennemi entre les deux yeux comme un tireur d'élite. Ils n'ont pas été choisis au hasard, ils ont été moulés, améliorés et affinés jusqu'à ce qu'ils soient parfaits. C'est la raison pour laquelle, même si vous ne savez rien au sujet du système immunitaire, vous avez probablement entendu le terme « anticorps » prononcé à diverses reprises par des professionnels de la santé. Ce sont vos superarmes, la principale raison pour laquelle vous pouvez survivre à des infections graves.

Ce mécanisme permet au système immunitaire adaptatif de *s'adapter* à l'ennemi en temps réel. Nous nous sommes déjà demandé comment faire face à des milliards d'ennemis différents qui sont eux aussi capables de se modifier. *C'est l'une des manières de le faire.* Un système capable de se reproduire très vite, qui a une cible définie et qui peut s'y adapter rapidement, qui affine et améliore ses armes jusqu'à ce qu'elles soient parfaites. Quelle solution magnifique et ingénieuse, qui montre que le système immunitaire adaptatif mérite vraiment son nom : il peut réellement battre les microbes à leur propre jeu.

Si vous avez réussi à lire les deux derniers chapitres, vous aurez fait du bon travail. Et je le pense sincèrement, car ce n'est pas facile et croyez-le ou non, c'est une version simplifiée. Le système immunitaire et l'univers en général ne sont malheureusement pas faits pour être compris intuitivement par des bipèdes munis de smartphones, et parfois, il est vraiment difficile de s'y plonger en profondeur, même si le sujet est important. Vous n'avez pas besoin de vous souvenir de tout ce que vous venez de lire en détail.

En fait, je parierais qu'il est impossible de se rappeler très précisément ce que vous venez d'apprendre en lisant ce chapitre une seule fois. Et c'est tout à fait normal. Vous avez découvert des principes et vous avez également réussi à traverser la partie la plus difficile de cet ouvrage ! Ce fut le sommet de la complexité et à partir de maintenant, la navigation sera généralement assez fluide ! Nous voici de retour à la narration d'histoires de folles batailles !

Pour obtenir une représentation complète du système immunitaire, il nous suffit de parler des armes réelles : les fusils de tireurs d'élite !

23 Les anticorps

Les anticorps font partie des armes les plus efficaces et les plus spécialisées dont votre système immunitaire dispose. Produits par les lymphocytes B, les anticorps en eux-mêmes ne sont pas particulièrement meurtriers. Ils ne sont en fait rien de plus que des faisceaux de protéines stupides qui peuvent adhérer à des antigènes. Mais ils le font avec une efficacité extrême.

On peut les imaginer comme une sorte de hashtag de la mort. Les anticorps les plus courants ont la forme de petits crabes à deux pinces et ils sont vraiment minuscules : pour une cellule immunitaire de taille moyenne, un anticorps est de la taille d'un grain de quinoa pour vous. Dans un sens, ils sont en quelque sorte comparables aux protéines du système du complément – qui ne sont elles aussi que de minuscules protéines flottantes –, mais avec une énorme différence : les protéines du complément sont des généralistes, tandis que les anticorps, comme nous venons de le voir, sont spécifiques.

Par conséquent, il est incroyablement difficile pour un agent pathogène de se cacher des anticorps, car ils sont spécialement conçus pour eux. À la manière d'un aimant, les anticorps les cherchent et saisissent leurs victimes avec leurs pinces minuscules. Et une fois qu'un anticorps s'est fixé, il ne lâche plus. C'est fondamentalement ce qu'ils sont : de minuscules protéines ressemblant à des crabes qui sont extrêmement efficaces pour s'accrocher aux ennemis pour lesquels elles ont été conçues, mieux que tout ce que le corps a à offrir car, comme nous l'avons brièvement mentionné précédemment, les anticorps *sont* des récepteurs des lymphocytes B.

C'est leur anatomie qui les rend si incroyablement efficaces. Chaque anticorps possède ces deux pinces, chacune d'entre elles étant capable de saisir un antigène spécifique avec une extrême fermeté. Et ils ont de jolis petits postérieurs qui sont extrêmement doués pour se connecter à vos cellules immunitaires. Les pinces sont pour les ennemis, les jolis postérieurs pour les amis.

Avec ces outils, les anticorps effectuent plusieurs choses : tout d'abord, de la même manière que les compléments, ils peuvent *opsoniser* les ennemis. Dans ce contexte, cela signifie que les anticorps se jettent sur un ennemi et l'attrapent, ce qui rend leur victime plus délicieuse à manger pour vos cellules soldats. Ils attrapent l'agent pathogène comme un crabe en colère qui vous pincerait parce que vous l'avez agacé. Il vous serait très difficile de mener une vie heureuse si vous étiez couvert de minuscules crabes agités et bourdonnants dont vous ne pourriez jamais vous débarrasser. On se croirait tout droit sorti d'un film d'horreur.

Lorsque l'armée des anticorps est arrivée à notre orteil infecté, les bactéries qu'ils ont recouvertes étaient elles aussi mécontentes de leur situation et totalement impuissantes. Mais les anticorps ne se contentent pas de rendre les agents pathogènes impuissants, ils peuvent également les mutiler et les rendre incapables de bouger. Ou dans le cas des virus, les anticorps peuvent les neutraliser directement et les rendre incapables d'infecter les cellules[1].

Pire encore, les anticorps ayant plus d'une pince, ils peuvent saisir plus d'un ennemi, et lorsqu'ils le font, les deux se retrouvent désormais liés. Si des millions d'anticorps inondent un champ de bataille, ils

1. Que voulons-nous dire par « un anticorps neutralise » un virus ? Eh bien, imaginez que vos cellules sont une rame de métro et le virus un passager qui tente d'y entrer. C'est généralement assez facile pour le virus, il lui suffit de passer l'une des barrières automatisées et d'entrer par l'une des portes. Un anticorps saisit le ticket du virus et le recouvre afin qu'il ne puisse pas passer la barrière et qu'il reste bloqué à l'extérieur. Plus il y a d'anticorps fixés au billet, plus il lui est impossible d'accéder au train. Et ainsi, il est neutralisé, incapable de faire quoi que ce soit d'important. Il devient un passager qui reste bloqué à la gare.

peuvent regrouper d'énormes tas d'agents pathogènes, qui sont alors encore plus impuissants, malheureux et effrayés, car un gros groupe de victimes est encore plus facile à détecter pour vos macrophages et vos neutrophiles, qui se font un plaisir de les avaler tout rond ou de les asperger d'acide. Imaginez ceci : vous tentez d'envahir une position ennemie et avec quelques dizaines de vos camarades, vous vous retrouvez ligoté par de minuscules crabes qui pincent. Vous êtes tous incapables de bouger ou d'agir, tandis qu'un soldat ennemi avance vers vous en éclatant d'un rire dément et tenant un lance-flammes entre ses mains.

Et de même que les protéines du complément, les anticorps soutiennent directement vos soldats : comme vous pouvez l'imaginer, les bactéries préfèrent ne pas être saisies et jetées dans un bain d'acide pour y mourir dans d'atroces conditions. Elles ont donc évolué pour éviter l'emprise de la mort par les macrophages et les neutrophiles. Les bactéries sont en quelque sorte glissantes comme des porcelets huilés qui courent partout, en proie à la panique. Les anticorps agissent comme une supercolle spéciale : vos cellules immunitaires, en particulier vos phagocytes, les cellules qui mangent les ennemis vivants, peuvent saisir très facilement les postérieurs d'anticorps. Cela fait la même différence qu'essayer d'ouvrir un pot de cornichons glissant avec des mains humides ou des mains sèches.

C'est là qu'entre en jeu une autre couche de sécurité de votre système immunitaire. Les jolis postérieurs des anticorps qui sont destinés aux amis sont dans une sorte de « mode caché », lorsque les anticorps se contentent de flotter, de sorte que les cellules immunitaires ne peuvent pas les saisir dans les fluides. Dès qu'un anticorps a attrapé une victime avec ses minuscules pinces, son postérieur change de forme et est désormais capable de se lier aux cellules immunitaires. C'est très important, car votre corps regorge d'anticorps à tout moment, et cela provoquerait toutes sortes de chaos si vos cellules immunitaires se liaient aux postérieurs des anticorps de manière aléatoire.

Une autre chose que les anticorps peuvent faire avec leurs charmants derrières est d'activer le système du complément. Aussi efficace et meurtrier qu'il soit, le complément a des capacités limitées lorsqu'il est seul et il doit compter sur le hasard pour trouver les surfaces des ennemis. N'oublions pas qu'il flotte passivement dans la lymphe. Et certaines bactéries sont capables de se cacher du système du complément pour qu'il ne s'active pas près d'elles. Les anticorps sont capables d'activer le système du complément et de l'attirer vers les bactéries, ce qui augmente considérablement son efficacité. Encore une fois, nous voyons le principe de nos deux systèmes immunitaires : la partie innée mène le combat, mais la partie adaptative le rend plus efficace et lui confère une précision mortelle.

Les anticorps ne sont pas que de minuscules crabes. Il en existe plusieurs catégories qui font des choses très différentes et qui sont utilisées pour différentes situations. Bien sûr, leurs noms ne sont pas évocateurs, mais difficiles à retenir, nous allons donc les passer en revue très brièvement. Lorsque nous les mentionnerons à nouveau et que leur catégorie sera importante, nous ferons un bref rappel de leur fonction, de sorte que, techniquement, vous pouvez sauter la partie suivante si vous voulez passer à notre prochaine histoire.

Petit aparté les quatre catégories d'anticorps[2]

Les anticorps IgM – les premiers défenseurs sur place

Les anticorps IgM constituent généralement la majorité des anticorps produits par les lymphocytes B lorsqu'ils sont activés. Ils ont très probablement été les premiers anticorps à évoluer il y a des centaines de millions d'années. Les IgM sont essentiellement cinq anticorps fusionnés au niveau des hanches, ce qui a l'avantage de présenter cinq régions postérieures. Deux de ces régions postérieures peuvent activer ensemble une voie supplémentaire du complément. Un plus grand nombre de protéines du complément activées signifie plus de cellules immunitaires attirées vers les ennemis. Au début d'une infection, cela présente l'avantage que, tandis que le système immunitaire adaptatif est encore en phase de démarrage et n'est pas encore totalement en mode de combat, les anticorps IgM rendent déjà le système immunitaire inné plus meurtrier et plus précis. Surtout contre les virus, les anticorps IgM sont une arme précoce puissante qui peut ralentir une infection. Avec leurs dix pinces, ils peuvent les agglutiner facilement. Les anticorps IgM sont donc les premiers anticorps à être déployés, ce qui signifie aussi qu'ils sont les moins perfectionnés par la mutation et la danse des lymphocytes B et T. D'ailleurs, ce n'est vraiment pas grave, car leur rôle le plus important est de gagner du temps jusqu'à ce que de meilleurs anticorps soient disponibles[3].

2. Il existe cinq catégories d'anticorps chez l'homme, mais nous allons ignorer le pauvre anticorps IgD, car il n'est utile pour rien de ce dont nous parlons dans cet ouvrage. En un mot, l'IgD peut contribuer à activer un certain nombre de cellules immunitaires et autres. Mais je pense que nous avons déjà assez de détails et que ce n'est pas tellement important. Mais voilà qui est fait… une note de bas de page pour un titre !

3. Nous avons mentionné précédemment que votre rate est une sorte de ganglion lymphatique pour votre sang, mais il y a plus à dire à son sujet ! Ce petit organe est la principale

Les anticorps IgG – les spécialistes

Il existe plusieurs types d'anticorps IgG. Il n'est pas nécessaire de les connaître en détail, considérons-les simplement comme des variantes de différentes saveurs de la même crème glacée. La première saveur IgG est un peu comme un complément : elle est très efficace pour opsoniser une cible et la couvrir comme une armée de mouches recouvre des fruits, ce qui rend plus difficile pour une bactérie de faire son travail et de fonctionner correctement. Ses minuscules postérieurs sont comme une colle spéciale à laquelle vos phagocytes peuvent facilement s'accrocher et dévorer un ennemi avec beaucoup moins de résistance. En général, l'IgG n'est pas aussi efficace que l'IgM pour activer le complément, mais elle est malgré tout assez performante.

Une autre caractéristique des IgG est particulièrement utile lorsqu'une infection dure depuis un certain temps. Si tel est le cas, il est très probable qu'une pléthore d'acteurs du système immunitaire a déjà créé une grosse inflammation. Et comme nous l'avons appris, l'inflammation, aussi utile qu'elle soit, n'est pas très bonne pour la santé des cellules civiles et du corps en général. Surtout si une infection devient chronique. Ainsi, ces anticorps IgG spéciaux sont spécifiquement conçus pour être

source d'anticorps IgM à réponse ultrarapide dans votre sang. Une sorte de base d'urgence qui peut réagir rapidement si des agents pathogènes tels que des bactéries parviennent à pénétrer dans votre circulation sanguine, par exemple en profitant d'une blessure. La rate filtre votre sang et lorsqu'elle y trouve des ennemis, elle peut très vite activer les lymphocytes B, qui produisent rapidement des anticorps IgM. Bien sûr, ils ne sont pas optimisés comme les autres classes d'anticorps, mais ils sont disponibles extrêmement vite, ce qui est important lorsque vous avez des envahisseurs dans votre sang, car le sang permet à un agent pathogène d'accéder à la totalité du corps ! C'est l'une des raisons pour lesquelles votre rate est tellement importante. Ce mécanisme a été découvert après des guerres où, en raison de blessures graves au torse, des gens ont souvent dû subir une ablation de la rate. Il s'est avéré que beaucoup de ces personnes sont mortes de septicémie ultérieurement dans leur vie, avec un taux nettement plus élevé que le reste de la population. De nos jours, si votre rate est endommagée, par exemple à la suite d'un accident de voiture, les médecins essaient de la préserver autant que possible.

Les anticorps

Les anticorps eux-mêmes ne sont pas particulièrement meurtriers. En fait, ils ne sont rien de plus que des paquets de protéines stupides capables d'adhérer à des antigènes. On pourrait les imaginer comme une sorte de hashtag de la mort.

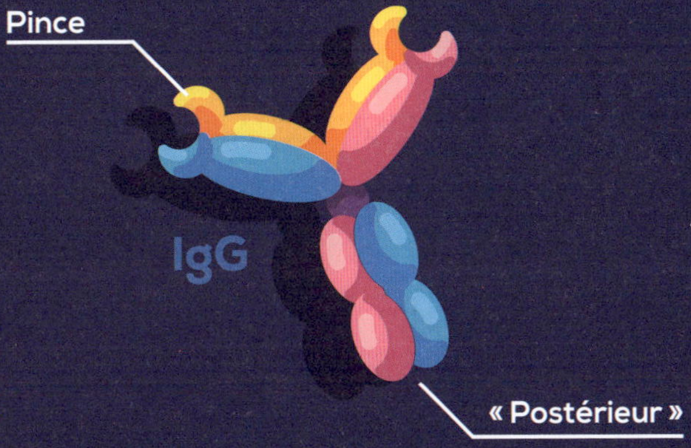

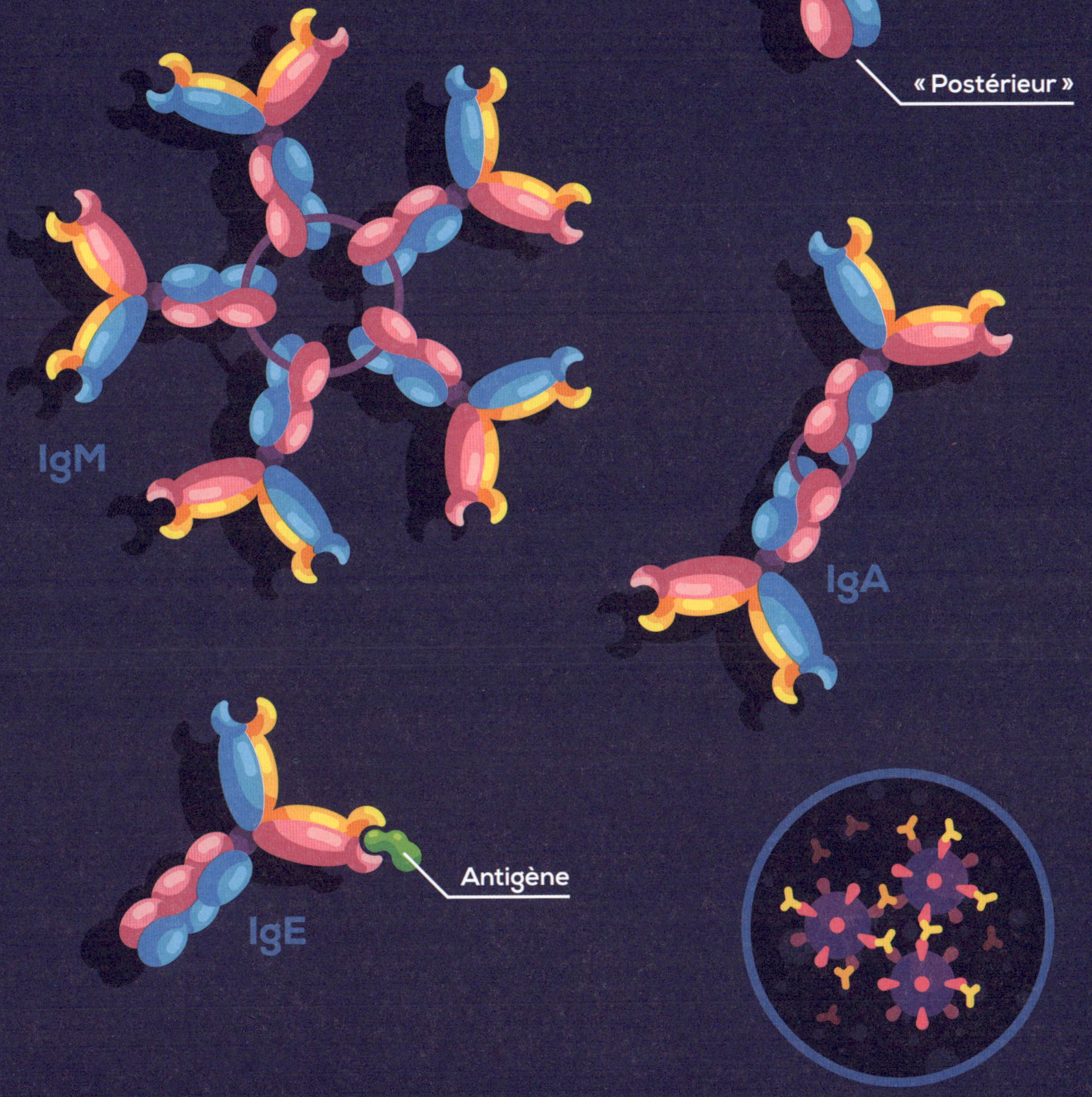

Les anticorps (jaunes) agglutinent les virus

incapables d'activer le système du complément à un stade avancé d'une infection, ce qui limite l'inflammation.

Une autre particularité des anticorps IgG est qu'ils sont les seuls anticorps capables de passer du sang de la mère au sang du fœtus, *via* le placenta.

Non seulement cela protège l'enfant à naître d'une infection virale dont sa mère pourrait souffrir, mais cela perdure bien au-delà de la naissance. L'IgG est l'anticorps qui prend le plus de temps à se désintégrer, de sorte qu'il offre au nouveau-né une défense passive contre les infections virales qui le protège pendant les premiers mois, jusqu'à ce que son propre système immunitaire soit capable de fonctionner correctement.

IgA – excréments et protection des bébés

L'IgA est l'anticorps le plus abondant dans votre corps et sa fonction principale est de servir de mécanisme de nettoyage de vos muqueuses. En d'autres termes, il est présent en abondance dans vos voies respiratoires, vos organes sexuels primaires, et surtout dans votre tube digestif, y compris dans votre bouche. Un grand nombre de lymphocytes B spéciaux y produisent de grandes quantités de ces anticorps spéciaux. L'IgA est essentiellement une sorte de videur qui protège les portes d'accès à votre intérieur, vos yeux, votre nez, votre bouche, etc., contre les hôtes indésirables en neutralisant les agents pathogènes avant qu'ils n'aient la possibilité d'entrer et de prendre pied.

Ce sont les seuls anticorps qui peuvent franchir librement la frontière interne du royaume des muqueuses depuis l'intérieur pour saturer nos muqueuses à l'extérieur. Ainsi, si vous avez un gros rhume, votre mucus sera plein d'IgA, qui donnera du fil à retordre aux virus et aux bactéries.

Les IgA sont différents des autres anticorps sur un point capital : leurs petits postérieurs sont fusionnés, ce qui signifie qu'ils ne peuvent absolument pas activer le système du complément. Ce n'est pas un hasard : un système du complément activé signifie une inflammation. Et puisque les anticorps IgA sont constamment produits dans votre intestin, s'ils étaient capables d'activer le complément, cela signifierait que votre intestin serait constamment enflammé. Or cela provoquerait des maladies et des diarrhées, et ferait de votre vie un cauchemar. Les maladies qui provoquent une inflammation constante dans la région intestinale, par exemple la maladie de Crohn, n'ont rien d'une blague et peuvent sérieusement nuire au bonheur et au bien-être d'un patient qui en souffre.

L'un des grands talents des IgA est leur capacité à attaquer plusieurs cibles et à les regrouper en blocs de bactéries vraiment malchanceuses, qui sont ensuite évacuées par la morve, le mucus ou les selles. Jusqu'à un tiers de vos matières fécales sont en réalité des bactéries suffisamment malchanceuses pour avoir été happées par les excréments lors de leur évacuation. Une fois à bord, elles n'ont aucun moyen d'en redescendre. Outre la protection et le nettoyage de votre intestin, l'IgA assure également la protection de nos bébés. Lorsque les mères allaitent, elles fournissent à leur progéniture une grande quantité d'anticorps IgA par le biais de leur lait. Ces anticorps recouvrent ensuite l'intestin du nourrisson et protègent son tube digestif encore fragile contre les infections.

Les anticorps IgE – merci, j'ai horreur de ça

Soyons honnêtes, les anticorps IgE n'ont rien de très spécial, mais vous pouvez les imaginer en train de vous faire un doigt d'honneur avec leurs deux petites pinces. Si vous avez déjà fait l'expérience fort désagréable de subir un choc allergique, vous pouvez remercier les anticorps IgE pour le moment incroyable que vous avez passé ce jour-là. Ou dans un scénario moins menaçant, ce sont eux qui vous font avoir des réactions allergiques à des choses pourtant inoffensives. Depuis le pollen des plantes jusqu'aux cacahuètes ou à la piqûre d'une abeille. Bien sûr, l'évolution n'a pas seulement inventé le concept des réactions allergiques pour vous importuner sans raison. L'objectif initial des anticorps IgE est de vous protéger contre les infections par d'énormes ennemis : les parasites. En particulier les vers. Le comment et le pourquoi sont une histoire qu'il vaut mieux raconter dans un chapitre à part, alors pour l'instant, ignorons les anticorps IgE et les allergies, et montrons-leur notre poing fermé et en colère contre eux.

Comment les lymphocytes B savent-ils quel type d'anticorps fabriquer ?

À ce stade, vous vous posez peut-être la question suivante : s'il existe autant de types différents et de variétés, comment les lymphocytes B savent-ils quel type d'anticorps est nécessaire ? Après tout, les différentes catégories d'anticorps exécutent parfaitement des tâches très diverses, tandis qu'ils sont plutôt inutiles pour d'autres.

Nous avons déjà dit que les cellules dendritiques contiennent des instantanés du champ de bataille pour fournir un contexte. Cet instantané du contexte sur le site de l'infection est ensuite communiqué au lymphocyte T auxiliaire. Au fil du temps, de nouveaux instantanés de cellules dendritiques avec des contextes différents arrivent du champ de bataille. C'est pourquoi ce qui était correct à un moment donné d'une infection peut changer avec le temps.

Les lymphocytes B ne sont pas obligés de produire une certaine classe d'anticorps. Ils commencent toujours par des IgM, mais ils peuvent changer de type d'anticorps si le lymphocyte T auxiliaire le leur demande et les encourage à le faire ! Vous avez un mauvais rhume ou une infection intestinale et vous avez besoin de beaucoup d'anticorps dans votre mucus ou dans vos selles ? Fabriquez des IgA ! Vous avez un ver parasite dans vos intestins ? Fabriquez des IgE ! De nombreuses bactéries ont infecté une plaie ? Fabriquez des IgG de saveur numéro un ! Il y a beaucoup de cellules infectées par un virus ? S'il vous plaît, plus d'IgG de saveur numéro trois ! (Une fois qu'une classe d'anticorps a été changée, il est impossible de revenir en arrière.)

L'incroyable capacité de collecter et de communiquer des informations à ce niveau d'ingéniosité est un autre témoignage de l'intelligence et de la beauté étonnantes du grand concert du système immunitaire. Toutes les parties coopèrent, changent, travaillent et se coordonnent, sans qu'aucune d'entre elles ne soit pensante ou consciente.

Bien ! Vous avez terminé la première partie de cet ouvrage ! Vous avez appris énormément de choses sur tant de parties différentes de vous-même ! Vous avez également terminé la partie la plus difficile ! Prenons un peu de recul pour réfléchir à ce que nous avons appris jusqu'à présent.

Nous avons découvert l'étendue de votre corps, vos cellules et certains de vos ennemis les plus courants, les bactéries. Nous avons découvert vos cellules soldats et vos cellules de garde qui protègent vos entrailles, les mécanismes qu'elles emploient pour identifier et tuer les envahisseurs et comment elles utilisent l'inflammation pour préparer les champs de bataille de votre corps. Nous avons appris comment vos cellules reconnaissent les choses et comment elles communiquent entre elles. Nous avons exploré le système du complément qui sature tous les fluides de votre corps. Nous avons découvert vos cellules de surveillance qui reçoivent de l'aide lorsque nécessaire. Nous avons découvert votre infrastructure interne et comment votre corps possède des milliards d'armes différentes fabriquées par recombinaison, comment ces superarmes sont déployées et améliorées par mutation. Et bien sûr, nous avons appris à connaître votre première ligne de défense, votre peau, et l'enfer qu'elle représente.

Mais si vous y songez, par rapport à d'autres maladies, combien de fois entendez-vous parler de personnes qui tombent malades en raison de plaies infectées ou d'infections cutanées ? La réalité est que notre peau est tellement efficace en tant que périmètre de défense que les agents pathogènes y sont généralement repoussés facilement. La plupart des infections auxquelles vous serez confronté dans votre vie entreront dans votre corps ailleurs, dans un autre royaume. Un royaume qui doit résoudre l'une des énigmes les plus difficiles de tout votre réseau de défense. Et c'est l'endroit où vos ennemis les plus dangereux vous frappent.

Troisième partie

La prise de contrôle hostile

24 Le royaume marécageux des muqueuses

Quoi que vous fassiez dans la vie, il n'est pas possible d'exister et de fonctionner sans le monde et ce qu'il offre. Il n'y a pas de tente, de couvertures, pas de cabane isolée dans les bois, pas d'adolescent avec son ordinateur, pas de distanciation sociale mondiale assez intense pour vous éviter le besoin d'interagir avec le monde. À tout le moins, vous avez besoin d'un afflux constant de nourriture, de sorte qu'une interaction minimale avec l'extérieur est inévitable.

Votre corps est confronté au même problème, car vos cellules ont besoin d'oxygène et de nutriments pour rester en vie et se débarrasser des déchets dangereux qui sont un sous-produit du métabolisme cellulaire. En d'autres termes, les ressources doivent aller de l'extérieur vers l'intérieur, tandis que les déchets doivent aller de l'intérieur vers l'extérieur. Votre corps ne peut donc pas être un système fermé et il est inévitable qu'il y ait des endroits où votre intérieur interagit directement avec l'extérieur.

Mais ces endroits sont des points faibles dangereux qui permettent à des hôtes indésirables de se faufiler dans le continent de chair. Et en effet, la grande majorité des agents pathogènes qui vous rendent malade entrent là où se produisent les interactions avec l'extérieur. Dans le long tube qui commence dans votre bouche et qui se termine dans votre postérieur, ou dans les nombreux tunnels latéraux qui mènent aux systèmes de grottes qui permettent certains échanges.

Comme nous l'avons mentionné au début, vos poumons, vos intestins, votre bouche et vos voies respiratoires et reproductives ne sont en réalité que des parties extérieures enveloppées dans des parties intérieures. Ces parties intérieures sont tapissées de ce que nous pourrions appeler notre « peau intérieure ». Malheureusement, le nom correct est *muqueuse*. Mais pour lui donner un peu plus de relief, nous l'appellerons le *royaume marécageux des muqueuses*.

Ce royaume marécageux doit résoudre l'immense problème d'être facile à traverser pour les nutriments et les substances dont le corps veut se débarrasser, mais d'être difficile à traverser pour les agents pathogènes. Cela signifie que dans et autour du royaume marécageux, le système immunitaire doit être différent de celui du reste du corps.

Tandis que la majeure partie de votre continent de chair est assez stérile et dépourvue de micro-organismes, donc *dépourvue d'autre* que soi, votre royaume marécageux est constamment en contact avec toutes sortes d'autres que soi : des morceaux de nourriture qui doivent être absorbés, des substances indigestes qui ne font que passer, des bactéries amicales bénéficiaires d'un laissez-passer et autorisées à séjourner dans votre intestin, toutes sortes de particules qui circulent dans l'air et qui sont respirées, depuis la pollution jusqu'à la poussière.

Et bien sûr, avec tout cela, d'innombrables visiteurs indésirables tentent de se faufiler et de passer les défenses. Certains sont d'innocents voyageurs égarés, d'autres de dangereux agents pathogènes spécialisés dans la chasse aux humains. Cela complique plus encore le travail du système immunitaire autour de ces endroits et rend l'exercice d'équilibriste qu'il doit accomplir encore plus difficile. Parce que dans le royaume marécageux des muqueuses, votre système immunitaire doit se montrer quelque peu tolérant.

En revanche, dans la plupart des parties de votre corps, votre système immunitaire n'est *pas* tolérant *du tout*. Par exemple, lorsque vous vous coupez et que des bactéries envahissent vos tissus mous, le système immunitaire réagit avec un maximum de violence et de colère. Une bactérie sous votre peau ou dans votre chair est inacceptable et doit être tuée immédiatement, peu importe ce qu'il en coûte. Autour de vos muqueuses, cela n'est pas possible. Imaginez simplement que votre système immunitaire attaque chaque petite bactérie indésirable assise sur un morceau de nourriture avec autant de colère que les bactéries de notre scénario avec le clou rouillé.

Imaginez qu'il réagisse violemment à chaque petit flocon de poussière que vous respirez. Non, le système immunitaire du royaume marécageux ne peut pas être aussi agressif que le système immunitaire des autres parties du corps, car il détruirait tout simplement les endroits prévus pour l'échange gazeux et l'échange de ressources, ce qui pourrait vous gâcher la vie voire vous tuer (comme c'est effectivement le cas pour de nombreuses personnes qui souffrent de maladies auto-immunes ou d'allergies, mais nous en reparlerons plus loin). Dans les muqueuses, le système immunitaire a dû apprendre à faire preuve de plus de légèreté et à agir le plus localement possible en cas de provocation. Pourtant, en même temps, les muqueuses sont les zones les plus vulnérables de tout le corps, de sorte que le système immunitaire ne peut pas non plus y être incompétent ou particulièrement permissif. Un problème qui n'est pas sans évoquer la quadrature du cercle.

Ainsi, la première contre-mesure pour empêcher l'invasion est d'être un endroit épouvantable et mortel pour les micro-organismes indésirables. C'est pourquoi les muqueuses utilisent un certain nombre de systèmes de défense.

Si la peau est comme un vaste désert et un mur quasiment infranchissable protégeant les frontières du continent de chair, les muqueuses sont comme un vaste marécage, avec des pièges mortels et des groupes de défenseurs qui y patrouillent. Elles sont plus faciles à traverser que le désert et le mur frontalier de votre peau, mais malgré tout, elles ne sont pas toujours *faciles* à franchir. Mais alors, que sont les muqueuses et comment vous défendent-elles ?

La première ligne de défense employée par le royaume marécageux est le marais lui-même. La *couche de mucus*. Le mucus est une substance glissante et visqueuse qui se comporte un peu comme un gel aqueux. Vous le connaissez comme cette substance visqueuse dans votre nez qui devient particulièrement visible et dégoûtante lorsque vous êtes enrhumé, mais il y en a en fait partout dans votre corps : dans vos intestins, vos poumons, votre système respiratoire, votre bouche, l'intérieur de vos paupières.

Il recouvre toutes vos surfaces qui interagissent avec l'extérieur et qui sont enveloppées à l'intérieur de vous. Le mucus est produit en continu par les *cellules caliciformes*, qui ne sont pas importantes pour l'histoire du système immunitaire, mais elles ont une apparence vraiment drôle. Imaginez-les comme d'étranges vers écrasés qui doivent vomir en permanence pour créer la couche de mucus.

Ce mucus visqueux a plusieurs fonctions : au sens le plus simple, il ne s'agit que d'une barrière physique destinée à empêcher les intrus d'atteindre les cellules qu'il recouvre. Imaginez que vous nagez dans une piscine remplie de mucus. Puis imaginez que vous essayez de plonger au fond, mais que la piscine a une profondeur de 90 mètres (pardon pour cette image mentale). Le mucus n'est pas seulement une barrière collante, il est aussi rempli de mauvaises surprises semblables à celles du royaume du désert : des sels, des enzymes armées capables de dissoudre l'extérieur des microbes et des substances spéciales qui épongent en quelque sorte les nutriments essentiels dont les bactéries ont besoin pour survivre, de sorte qu'elles meurent de faim dans le mucus.

Dans la plupart des endroits, votre mucus est également saturé d'anticorps IgA mortels. Donc, à elle seule, la partie gluante du marécage n'est pas un endroit particulièrement accueillant. Mais elle ne se contente pas de vous protéger des intrus extérieurs, elle protège également votre corps de lui-même. Par exemple, vous êtes-vous déjà demandé comment il est possible que vous portiez un sac littéralement rempli d'acide à l'intérieur de vous ? Eh bien, la muqueuse à l'intérieur de votre estomac agit comme une barrière qui maintient l'acide à distance et qui protège les cellules qui composent votre paroi stomacale.

Mais le mucus n'est pas seulement une substance visqueuse immobile, il bouge aussi. Un vaste réseau de *cils* fins, de minuscules organites qui ressemblent un peu à des cheveux, recouvre les membranes des cellules spéciales qui constituent la première couche de la muqueuse : les **cellules épithéliales**. Ces cellules sont en quelque sorte l'équivalent des cellules de votre peau. Ce sont les cellules qui se trouvent directement sur le bord de vos muqueuses, seulement recouvertes par des mucosités. Ce sont les cellules de votre « peau intérieure ».

À certains endroits, il n'y a qu'une seule couche, de l'épaisseur d'une cellule, entre le mucus et l'intérieur de votre corps. Les cellules épithéliales n'ont pas le luxe que possède la peau, où des centaines de cellules sont superposées les unes sur les autres. Les cellules épithéliales ne sont donc pas à prendre à la légère. Bien qu'elles ne soient techniquement pas des cellules du système immunitaire, elles jouent un rôle fondamental dans votre défense, car elles sont particulièrement efficaces pour activer votre système immunitaire et pour appeler à l'aide avec des cytokines spéciales. On peut les imaginer un peu comme une milice de citoyens qui ne ferait pas le poids face à une armée ennemie, mais qui serait un complément très utile à vos défenses en cas d'invasion.

Et l'une de leurs tâches consiste à déplacer le mucus à l'aide des cils ressemblant à des cheveux qui recouvrent leurs membranes. Certains micro-organismes utilisent des cils pour se déplacer, tandis que vos cellules épithéliales les utilisent pour déplacer le mucus qui les recouvre en « battant » en quelque sorte à l'unisson. La direction dépend de leur emplacement. Dans vos voies respiratoires, votre nez et vos poumons,

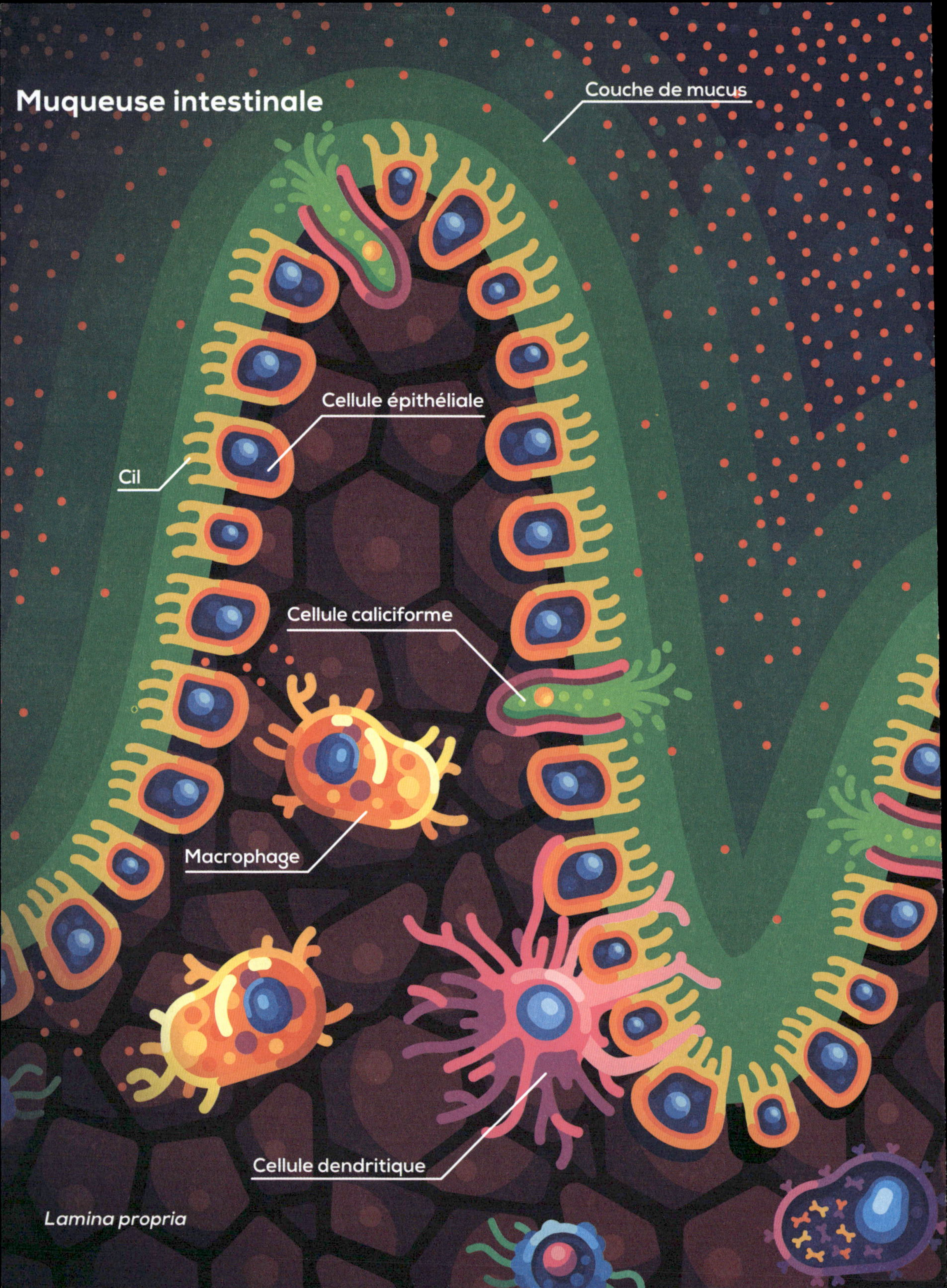
Muqueuse intestinale
Couche de mucus
Cellule épithéliale
Cil
Cellule caliciforme
Macrophage
Cellule dendritique
Lamina propria

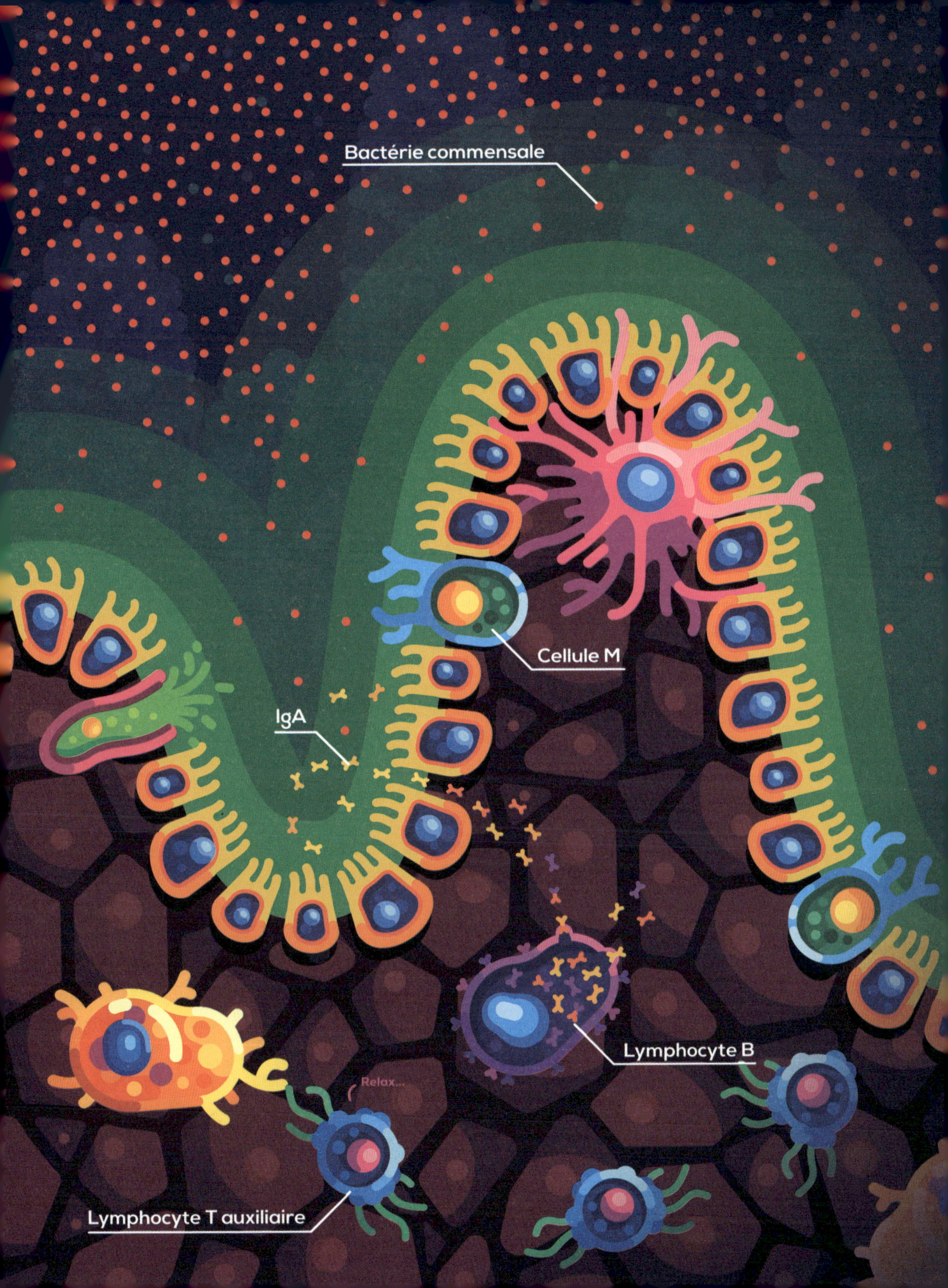
Bactérie commensale
Cellule M
IgA
Lymphocyte B
Relax...
Lymphocyte T auxiliaire

le mucus est évacué directement hors du corps par la bouche ou le nez, ou alors il subit un léger détour pour être avalé, et se retrouve dans votre estomac.

Nous avalons une bonne quantité de cette substance visqueuse au cours de nos vies et aussi dégoûtant que cela puisse nous sembler, c'est un assez bon système. Après tout, votre estomac est un océan d'acide auquel la grande majorité des agents pathogènes sont incapables de survivre. Dans votre intestin, la direction doit également être claire : les choses viennent de l'estomac et se déplacent vers votre anus par où toutes les choses qui entrent dans votre bouche doivent finir par sortir.

Mais le royaume marécageux de vos muqueuses n'est pas vraiment un royaume unique, il ressemble beaucoup plus à une alliance de plusieurs royaumes, tous très différents les uns des autres, mais travaillant ensemble dans un but commun. Ce qui est logique. Le royaume désertique de la peau peut varier en épaisseur entre la plante de vos pieds et le bas de votre dos, mais son travail est plus ou moins le même. En revanche, la muqueuse de vos poumons réalise un travail très différent de celui de la muqueuse de votre intestin, qui a un rôle totalement différent de la muqueuse de l'appareil reproducteur féminin. Et selon les différentes spécialisations du royaume, le système immunitaire qui le protège fonctionne différemment. Avant de passer à notre prochain grand ennemi, les virus, jetons un coup d'œil à ce royaume étrange qu'est votre intestin et à la manière dont il traite les milliers de milliards de bactéries qui y vivent.

25 Le système immunitaire étrange et singulier de votre intestin

Vos intestins sont un endroit très particulier pour votre système immunitaire, car de nombreux défis complexes doivent y être relevés pour maintenir le corps en bonne santé et fonctionnel.

Imaginez à nouveau vos intestins comme un long tube qui vous traverse, emprisonnant un peu d'extérieur à l'intérieur de vous. Sur cet extérieur, sur votre muqueuse intestinale, environ trente à quarante mille milliards de bactéries individuelles appartenant à quelque mille espèces différentes et des dizaines de milliers d'espèces de virus composent votre microbiote intestinal (la grande majorité des virus de votre intestin chassent les bactéries qui y vivent et ne s'intéressent pas à vous).

Il y a beaucoup de choses que nous ne comprenons pas encore sur les interactions et les fonctions de votre système immunitaire et du microbiome intestinal. Nous savons que beaucoup de maladies et de troubles sont associés à un déséquilibre de ces interactions, mais de nombreuses recherches doivent être effectuées avant que nous puissions comprendre pleinement toutes ces relations. Il est probable que beaucoup de choses passionnantes seront révélées dans les prochaines années[1].

1. Ceci est la note de bas de page sur les transplantations fécales et la période de la Seconde Guerre mondiale où les soldats allemands mangeaient des fèces de chameau. On sait donc que votre microbiome intestinal et son état de santé sont étroitement liés à votre état de santé et à votre résistance. Ainsi, au cours des dernières années, la transplantation fécale est devenue une pratique courante de la médecine moderne. Et cela signifie exactement ce

Dans ce chapitre, nous allons voir comment cette coexistence avec autant d'invités peut être possible.

Tout d'abord, le système immunitaire de vos intestins est un système semi-fermé qui tente de ne pas trop entrer en contact avec le système

---

que vous pensiez que cela signifie : des fèces d'une personne en bonne santé, contenant une bonne dose de son microbiome intestinal, sont administrées *via* une pilule spéciale à un patient. (Ou, si vous voulez tout savoir, *via* un long tube qui fait passer les fèces du fond de la gorge jusqu'à l'estomac.)Ce n'est pas tout à fait sans risques, mais c'est par exemple très efficace pour lutter contre les infections à *Clostridium difficile*, une vilaine bactérie omniprésente dans la nature qui peut également vivre en petit nombre dans votre intestin. Dans certains cas, par exemple lorsqu'un patient doit prendre de fortes doses d'antibiotiques qui tuent une grande partie des bactéries de l'intestin, elle peut prendre le dessus et devenir un agent pathogène qui peut provoquer des diarrhées, des vomissements ou, dans les pires des cas, une inflammation chronique de l'intestin qui met la vie de la personne en danger. Ce sont des bactéries hautement résistantes et robustes et aujourd'hui, de nombreuses souches sont devenues résistantes à de nombreux antibiotiques, de sorte qu'il peut devenir très difficile de s'en débarrasser. L'un des facteurs qui permettent au *Clostridium difficile* de devenir un problème est en premier lieu un microbiome intestinal naturel affaibli. Il a été démontré que les transplantations fécales ont de grandes chances de rétablir l'équilibre naturel et d'aider les patients à se débarrasser eux-mêmes des envahisseurs.
Voilà donc un résumé de l'idée sous-jacente des transplantations fécales, mais ce n'est pas vraiment une idée nouvelle. Il existe des preuves qu'il y a des milliers d'années, la consommation d'excréments d'animaux était utilisée pour traiter des problèmes et des maladies liés à l'estomac et aux intestins. Ce qui nous amène à la Seconde Guerre mondiale et à la conquête ratée de l'Afrique du Nord par l'armée allemande. Parmi les problèmes tels que les mines terrestres et, bien sûr, la défaite, un énorme problème auquel les troupes allemandes furent confrontées a été la dysenterie, une inflammation chronique qui provoque d'horribles crampes, des vertiges, des diarrhées et de la déshydratation (parmi tous les endroits au monde, le désert n'est pas l'endroit idéal pour perdre beaucoup d'eau) et qui peut être mortelle.
Le problème était dû au fait que les soldats n'étaient pas habitués à certains des microbes locaux, et comme les antibiotiques n'avaient pas encore fait leur apparition, ils avaient peu de recours. Une unité scientifique médicale dépêchée sur place pour trouver un moyen d'aider ces hommes souffrants découvrit quelque chose de particulier. Les autochtones qui tombaient malades ne mouraient pas de dysenterie, mais ramassaient des fèces de chameaux et les mangeaient. Et au grand étonnement des observateurs, la maladie disparaissait généralement en une journée.
Les autochtones n'avaient aucune idée de la raison pour laquelle cela fonctionnait, ils avaient juste constaté que cela fonctionnait et que cela se pratiquait depuis des générations. C'est ainsi que les médecins allemands examinèrent les fèces de chameau et y trouvèrent du *Bacillus subtilis*, une bactérie qui éliminait d'autres bactéries, dont celles qui provoquaient la dysenterie. Ils cultivèrent ces bactéries en grande quantité et les administrèrent aux troupes malades et mourantes, soulageant quelque peu les problèmes de l'armée allemande. Ce fut un grand moment pour la science, mais bien sûr, cela n'empêcha pas la campagne d'Afrique du Nord d'être un énorme échec.

immunitaire du reste du corps. En un sens, c'est un peu comme la Suisse qui est entourée de pays membres de l'Union européenne. Bien sûr, elle fait partie de l'Europe, mais dans une certaine mesure, elle continue de faire ses propres affaires et techniquement, elle est indépendante. D'une certaine manière, le royaume marécageux de votre intestin lui est un peu comparable, car il doit faire beaucoup de choses autrement.

Le plus grand défi qu'il doit affronter est que les périmètres de défense de vos intestins sont constamment franchis. Il y a un flot incessant d'attaques, et votre système immunitaire intestinal doit constamment réagir et séparer les amis des ennemis, plus que dans tout autre endroit de votre corps. Car comme vous pouvez l'imaginer, vos intestins sont un endroit extrêmement fréquenté. Outre les milliers de milliards d'organismes qui forment votre microbiome intestinal, il y a tout ce que vous mettez dans votre bouche.

La nourriture commence son voyage pour se transformer en une partie de vous et de vos cellules en étant broyée en morceaux par vos dents et saturée et préparée par votre salive. La salive contient un certain nombre de substances chimiques qui aident à décomposer les aliments, de sorte que la digestion commence vraiment dès que vous commencez à manger. C'est logique, car comme les aliments sont acheminés à travers vous, il n'y a qu'une fenêtre de temps limitée pour en extraire les ressources, de sorte qu'il vaut mieux commencer dès que possible. Une fois que les aliments broyés ont été avalés, ils se retrouvent dans un océan d'acide, dans votre estomac. Non seulement c'est utile pour votre digestion et contribue à décomposer la viande ferme ou les plantes fibreuses que vous avez ingérés, mais de nombreux micro-organismes n'aiment pas être immergés dans cet acide et y meurent, ce qui facilite énormément le travail de votre système immunitaire.

Après l'estomac, le voyage se poursuit dans votre intestin qui mesure entre trois et sept mètres de long et qui constitue la partie la plus longue de votre tube digestif. Plus de 90 % des nutriments dont vous avez besoin pour survivre y sont absorbés. Et c'est là qu'un grand nombre des bactéries nécessaires à votre survie passe son temps à contribuer à la poursuite de la décomposition de la nourriture et à permettre à votre corps d'absorber ses nutriments. Mais ce ne sont pas n'importe quelles bactéries. Il y a des millions d'années, vos ancêtres ont conclu un accord fragile avec une équipe d'espèces microbiennes : les humains leur fournissent un tunnel long et chaud pour y vivre et un flux constant de nourriture, et en retour, elles décomposent les glucides que nous ne pouvons pas digérer et produisent certaines vitamines que nous ne pouvons pas fabriquer nous-mêmes. Les bactéries du microbiome sont en quelque sorte des locataires, et ces ressources sont le loyer qu'elles doivent payer.

Ces bactéries sont appelées *bactéries commensales*, cet adjectif venant du latin et signifiant quelque chose comme « ensemble à la même table ». À l'instar des hordes de bactéries barbares dans le royaume désertique de la peau, les bactéries commensales et vous êtes amis. Cet accord fonctionne mieux si elles ne vous font pas de mal et si votre système immunitaire ne les tue pas. Pour que tout reste agréable et paisible, les bactéries de votre intestin vivent au-dessus de la couche de mucus de votre intestin, tout comme les bactéries de votre peau vivent au-dessus de votre peau. Tant que vos bactéries intestinales respectent cette séparation et ne tentent pas de plonger plus profondément pour atteindre les cellules épithéliales, tout va bien. Mais bien sûr, les choses ne sont pas aussi simples.

En réalité, les bactéries ne sont pas nos amies, elles ne connaissent rien aux accords et ne respectent rien. En raison de l'immensité de nos intestins et de leur nombre incroyable, un groupe de bactéries commensales entre plus profondément dans votre corps chaque seconde de votre vie. Et ça, c'est un problème, car si elles entraient dans la circulation sanguine et pénétraient réellement dans vos *entrailles*, elles pourraient faire d'horribles dégâts ou même vous tuer. C'est pourquoi la muqueuse de vos intestins est construite de manière à empêcher cela.

En résumé, il y a trois couches : d'abord une couche de mucus remplie d'anticorps, de défensines (nous les avons déjà observées sur la peau, ces minuscules aiguilles qui peuvent tuer des micro-organismes) et d'autres protéines qui tuent ou endommagent les bactéries. Dans l'intestin, elle doit être assez fine et légèrement poreuse, car tous les nutriments de votre alimentation doivent passer à l'intérieur, et si la première couche protectrice était trop importante, vous mourriez de faim.

Sous la couche de mucus, les cellules épithéliales intestinales constituent la véritable barrière entre l'intérieur et l'extérieur. De la même manière que vos poumons, la couche de cellules épithéliales qui protège vos entrailles n'a qu'UNE SEULE cellule d'épaisseur. Pour mieux protéger vos entrailles, les cellules épithéliales intestinales sont extrêmement bien connectées entre elles. Des protéines spéciales les collent fermement les unes aux autres, de sorte qu'elles constituent un mur aussi efficace que possible. Votre système immunitaire surveille cette zone et est particulièrement contrarié par tout type de micro-organisme qui tente de se fixer aux cellules épithéliales.

En fait, c'est ce qui se produit constamment, car à chaque seconde de votre vie, un tas de bactéries commensales traversent le mur défensif. Ainsi, sous la paroi épithéliale, se trouve la troisième couche de la muqueuse intestinale, la *Lamina propria*, qui abrite la majeure partie du système immunitaire de votre intestin. Dans la *Lamina propria*, directement sous la surface, des macrophages spéciaux, des lymphocytes B et des cellules dendritiques attendent d'accueillir les invités indésirables.

Votre système immunitaire intestinal ne veut vraiment pas provoquer d'inflammation si ce n'est pas absolument nécessaire, car une inflammation signifie beaucoup de liquide supplémentaire dans les intestins, ce que vous ressentez sous forme de diarrhée. La diarrhée n'est pas seulement synonyme de fèces liquides, mais aussi de dommages à la couche très sensible et fine des cellules qui absorbent les nutriments de votre nourriture. Et la diarrhée peut rapidement déshydrater un patient à des niveaux dangereux.

À l'insu de la plupart des gens, la diarrhée reste un tueur important, responsable de la mort d'environ un demi-million d'enfants chaque année. Ainsi, il y a des millions d'années, lorsque nous avons évolué, notre corps et notre système immunitaire ont appris à prendre très au sérieux l'inflammation des intestins.

En conséquence, les macrophages qui protègent vos intestins ont deux propriétés : premièrement, ils sont très efficaces pour avaler des bactéries. Et deuxièmement, ils ne libèrent pas les cytokines qui appellent les neutrophiles et provoquent une inflammation. Ce sont plutôt des tueurs silencieux qui mangent avec désinvolture les bactéries qui franchissent les limites, mais sans en faire toute une histoire.

Les cellules dendritiques de votre intestin se comportent, elles aussi, d'une manière particulière. Beaucoup d'entre elles sont directement situées sous la couche de cellules épithéliales et glissent leurs longs bras entre elles, atteignant directement le mucus de l'intestin. Grâce à cela, elles peuvent constamment échantillonner les bactéries qui ont l'audace de ne pas rester dans leur voie et qui s'aventurent trop loin.

C'est là que réside un énorme mystère de l'immunologie qui promet un autre prix Nobel à la personne ou à l'équipe qui le résoudra un jour : comment les cellules dendritiques savent-elles si les bactéries qu'elles prélèvent dans l'intestin sont des agents pathogènes dangereux ou tout simplement d'inoffensives bactéries commensales ? Pour le moment, nous l'ignorons, mais nous savons que lorsque les cellules dendritiques échantillonnent des bactéries commensales, elles ordonnent au système immunitaire local de se détendre et de ne pas être trop irrité par leurs antigènes.

Et il y a plus. Autour de votre intestin, des types spéciaux de lymphocytes B ne produisent rien d'autre que de grandes quantités d'anticorps IgA, les anticorps qui fonctionnent particulièrement bien dans le mucus.

Les anticorps IgA sont spécialement conçus pour ce type d'environnement : ils peuvent traverser la barrière des cellules épithéliales et saturer la muqueuse de l'intestin.

De plus, les IgA n'activent *pas* le système du complément et ne déclenchent pas d'inflammation, deux éléments très importants. Cependant, les IgA sont très doués pour autre chose : avec leurs quatre pinces qui s'étendent dans des directions opposées, ce sont des experts pour saisir deux bactéries différentes et les agglutiner.

Ainsi, une grande quantité d'IgA peut créer d'énormes amas de bactéries sans défense qui sont transportées hors du corps dans les selles. Dans l'ensemble, environ 30 % de vos selles sont constituées de bactéries, et beaucoup d'entre elles ont été agglutinées par des anticorps IgA (le plus inquiétant est qu'environ 50 % d'entre elles sont encore en vie lorsqu'elles vous quittent). Votre système immunitaire intestinal veille discrètement à ce que les visiteurs de votre intérieur et de votre extérieur restent sous contrôle. Ainsi, grâce à ces mécanismes et à ces cellules spéciales, votre système immunitaire maintient le mucus exempt de bactéries amicales trop ambitieuses, mais il veille également à ne pas causer de dommages en réagissant de manière excessive. Votre système immunitaire intestinal est véritablement une force de maintien de la paix.

Cependant, tous ces mécanismes sont une idée horrible s'il y a de véritables envahisseurs, tels que des bactéries pathogènes qui parviennent à survivre au brutal océan acide de l'estomac et à arriver intactes jusqu'aux intestins. Pour attraper ces redoutables ennemis le plus tôt possible, votre intestin possède un type de ganglions lymphatiques spéciaux, appelés plaques de Peyer, qui sont directement intégrés dans vos intestins. Les *cellules Microfold* (des cellules que nous avons déjà brièvement observées dans vos amygdales) pénètrent directement dans les intestins et prélèvent des échantillons de choses qu'elles pensent être intéressantes pour le système immunitaire. D'une certaine manière, elles sont une sorte de cellule ascenseur qui prend des passagers et les transfère directement dans la plaque de Peyer, où les cellules immunitaires adaptatives vérifient tout ce qui se passe dans votre intestin. Ainsi, vos intestins bénéficient d'un dépistage immunitaire ultrarapide qui surveille en permanence de très près la population de bactéries de votre muqueuse intestinale.

Assez de bactéries et de leur interaction avec votre corps. Il est temps de rencontrer l'un des envahisseurs les plus courants auxquels vous devez faire face dans votre vie. Un ennemi qui n'envahit pas seulement le corps, mais qui va encore plus loin et infecte directement les cellules elles-mêmes, où il peut rester caché des cellules immunitaires pour faire son sale boulot. C'est une stratégie tellement intelligente et dangereuse que votre système immunitaire a dû développer des parades et des armes totalement différentes.

Explorons donc votre ennemi (vraisemblablement) le plus sinistre, le virus.

26 Qu'est-ce qu'un virus ?

De tous les êtres vivants qui se reproduisent eux-mêmes, les virus sont les plus simples, même si, selon la personne à qui vous poserez la question, ils pourraient même ne pas être considérés comme vivants. Nous avons déjà parlé de l'absence de conscience de vos cellules, du fait que ce ne sont que des amas vraiment complexes de biochimie qui font ce que le code génétique et les réactions chimiques entre leurs parties les obligent à faire. Les bactéries sont pareilles, ce sont des robots protéiques capables de faire des choses incroyables, même si, en un sens, elles pourraient être considérées comme un peu moins sophistiquées.

Les virus ne sont même pas cela. Le fait qu'un virus soit capable de faire quoi que ce soit est aussi déprimant que fascinant. Un virus n'est guère plus qu'une coque remplie de quelques lignes de code génétique et de quelques protéines. Il dépend totalement d'êtres réellement vivants pour rester en vie.

Et les virus sont devenus extrêmement performants en ce domaine.

On ne sait pas encore exactement quand ni comment les virus ont vu le jour, mais il est très probable qu'ils soient anciens et qu'ils existaient déjà lorsque le dernier ancêtre commun de tous les êtres vivants sur Terre était en vie, il y a des milliards d'années. Certains scientifiques pensent que les virus ont été des étapes essentielles dans l'émergence de la vie, d'autres sont d'avis qu'ils sont le résultat d'une ancienne bactérie qui a pris le chemin de la simplicité au lieu de la complexité, il y a environ 1,5 milliard d'années. Selon cette idée, les virus étaient des êtres vivants qui se sont retirés du jeu de la vie et qui ont décidé d'économiser l'effort et l'énergie nécessaires à la construction d'une cellule

Divers virus

Les virus sont sans doute les entités les plus performantes sur la planète Terre. Ils ont aussi une apparence très amusante.

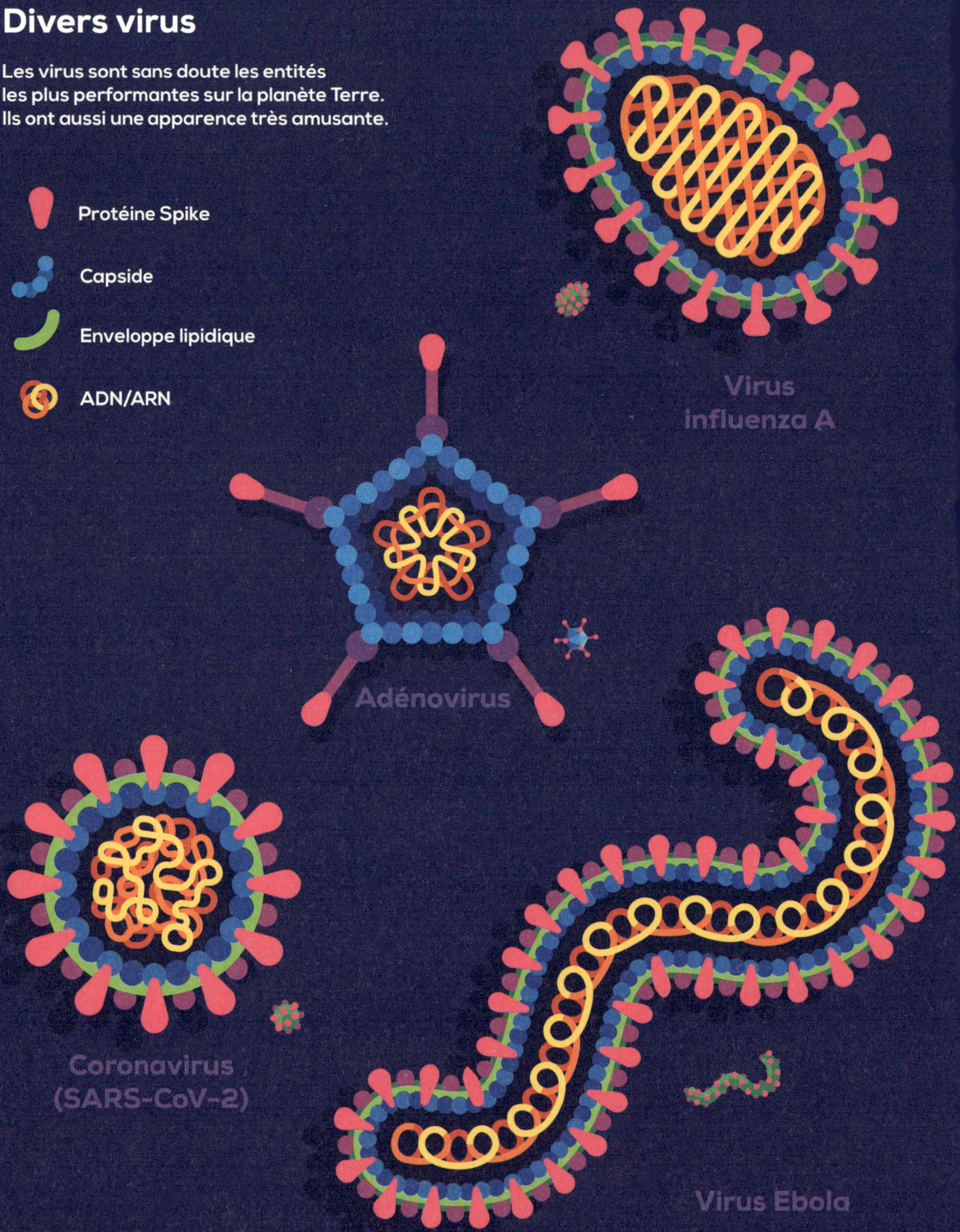

fonctionnelle, préférant alors compter sur les autres pour faire tout le travail difficile.

Quelle que soit la version correcte, les virus se sont avérés incroyablement efficaces. Et en fait, les virus sont sans doute l'entité la plus prospère de la planète. On estime qu'il y a 10^{31} virus sur Terre. Dix mille milliards de milliards de milliards de virus individuels[1].

Comment les virus ont-ils si bien réussi, comment ont-ils fait cela ? Eh bien, dans un sens, ils ne font rien du tout. Ils n'ont pas de métabolisme, ne réagissent pas aux *stimuli* et ne peuvent pas se multiplier. Les virus sont tellement basiques qu'ils n'ont aucun moyen de faire quoi que ce soit activement. Ce sont littéralement des particules flottant dans l'environnement et ils doivent compter sur le fait de tomber passivement sur des victimes par pur hasard.

Si toutes les autres formes de vie disparaissaient, les virus disparaîtraient avec elles. Ils ont donc besoin de cellules, de cellules vivantes et actives qui font tout ce travail vital pour eux. Certains scientifiques suggèrent même de considérer une particule virale davantage comme un stade de reproduction, comme un spermatozoïde, et une cellule infectée par le virus comme sa véritable forme vivante. Dans tous les cas, les virus sont spécialisés pour être des intrus vicieux et sournois, parce qu'évidemment, les cellules ne veulent pas être infectées par eux. La

1. Si nous les rassemblions d'une manière ou d'une autre et que nous les mettions bout à bout, ils s'étendraient sur cent millions d'années-lumière, soit autant que cinq cents galaxies de la Voie lactée placées les unes à côté des autres. Rien que dans les océans, chaque seconde, cent mille milliards de milliards de cellules sont infectées par des virus. Tellement que jusqu'à 40 % de toutes les bactéries présentes dans les océans sont tuées chaque jour par des infections virales. Et plus encore, même votre moi le plus intime n'est pas à l'abri des virus : environ 8 % de votre ADN est constitué de restes d'ADN viral. Nous arrêtons maintenant de citer de grands nombres, parce que de toute manière, personne ne peut imaginer ce genre de choses. Convenons simplement qu'il y a énormément de virus sur Terre et qu'ils semblent se porter à merveille. Le fait que quelques bipèdes en pantalon discutent pour savoir s'ils sont vivants ou non ne pourrait pas leur être plus indifférent.

principale chose qu'un virus doit être capable de faire pour prospérer est de pénétrer à l'intérieur des cellules. Et pour cela, il abuse d'un point faible de toutes les cellules, contre lequel les êtres vivants ne pourront jamais se protéger totalement : il s'attaque aux récepteurs.

Nous avons déjà beaucoup parlé des récepteurs. Ce sont les éléments de reconnaissance des protéines qui couvrent environ la moitié de la surface des cellules. Mais les récepteurs peuvent faire beaucoup plus. Ils sont utilisés pour interagir avec l'environnement, pour transporter des choses de l'intérieur vers l'extérieur et *vice versa*, et ils sont absolument essentiels. Les coques des virus sont hérissées de protéines spéciales qui peuvent se connecter à un type de récepteur à la surface de leurs victimes. Cela signifie que les virus ne peuvent pas se fixer à n'importe quelle cellule, mais seulement à celles qui possèdent un récepteur auquel ils peuvent se fixer. Dans un sens, chaque virus possède de nombreuses protéines en forme de pièces de puzzle qui ne peuvent se connecter à une cellule que si cette dernière possède le bon récepteur de pièces de puzzle.

Les virus sont des spécialistes et non pas des généralistes, et ils ont des proies de prédilection, ce qui est une bonne chose car, comme nous l'avons constaté, il existe de nombreux virus, mais seulement environ deux cents espèces différentes infectent les humains.

Une fois qu'un virus entre en contact avec le type de cellule qu'il recherche, il s'en empare discrètement. La manière dont un virus fait cela varie beaucoup d'une espèce à l'autre, mais en général, un virus transfère son matériel génétique à sa victime et force la cellule à cesser de fabriquer des substances cellulaires. Elle est transformée en une machine à produire des virus. Certains virus maintiennent leurs victimes en vie comme des sortes d'usines à virus vivantes et permanentes, tandis que d'autres épuisent la cellule le plus rapidement possible. Habituellement, pendant environ huit à soixante-douze heures, les ressources de la cellule sont transformées en parties virales qui s'assemblent en de nouveaux virus, jusqu'à ce que la cellule soit remplie, de haut en bas, de centaines et jusqu'à des dizaines de milliers de nouveaux virus.

Les virus enveloppés quittent la cellule en bourgeonnant à partir de celle-ci, ce qui signifie qu'ils «pincent» un peu la membrane de la cellule et l'utilisent comme une coque de protection supplémentaire. D'autres virus forcent la cellule infectée à se dissoudre et à déverser ses entrailles, y compris la nouvelle armée de virus qu'elle a été forcée de construire par lavage de cerveau et qui vont ensuite infecter d'autres cellules.

Si les cellules étaient conscientes, les virus les terrifieraient. Imaginez des araignées qui ne rampent pas sur les murs, mais qui flottent passivement dans l'air, espérant entrer dans votre bouche si vous ne faites pas attention un instant, rampant dans votre cerveau et forçant vos entrailles à produire des centaines de nouveaux bébés araignées jusqu'à ce que tout votre corps en soit rempli. Puis votre peau éclaterait, et toutes ces nouvelles araignées tenteraient de s'attaquer à votre famille et à vos amis. C'est littéralement ce que les virus font aux cellules.

Les virus pathogènes sont experts pour contourner le système immunitaire, car ils ont un superpouvoir: rien ne se multiplie aussi vite qu'eux. Et cela signifie également que rien ne mute ou ne change aussi vite que les virus. Ils sont fondamentalement impossibles à battre sur ce front, parce qu'ils sont stupides et peu attentifs. Les virus sont tellement basiques qu'ils n'ont pas la plupart des protections complexes dont disposent vos cellules pour empêcher les mutations, ils mutent donc *tout le temps.*

En général, la probabilité qu'une mutation soit mauvaise pour un organisme est plus élevée que la probabilité qu'elle soit bonne. Mais les virus s'en moquent: grâce à leur incroyable taux de reproduction et au nombre élevé d'individus qu'ils produisent à chaque cycle de reproduction avec chaque cellule infectée, la probabilité que parmi quelques milliers de mutations, l'une d'entre elles soit extrêmement bénéfique

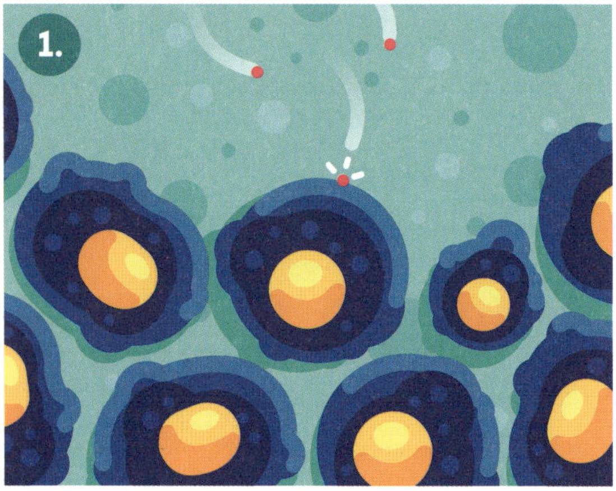

Un virus se connectant avec succès à une membrane cellulaire.

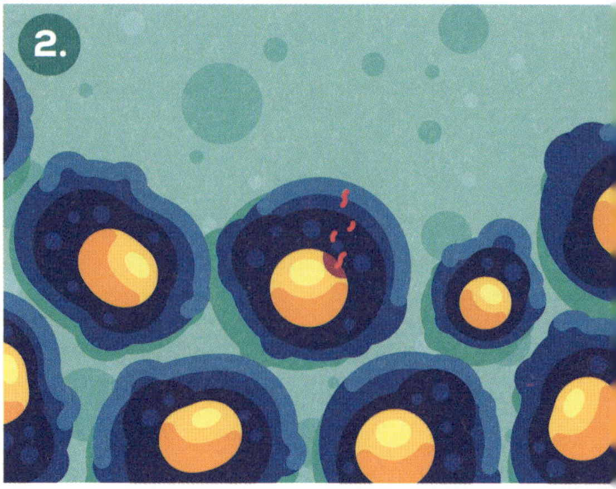

Il réussit à pénétrer et prend le contrôle de la cellule.

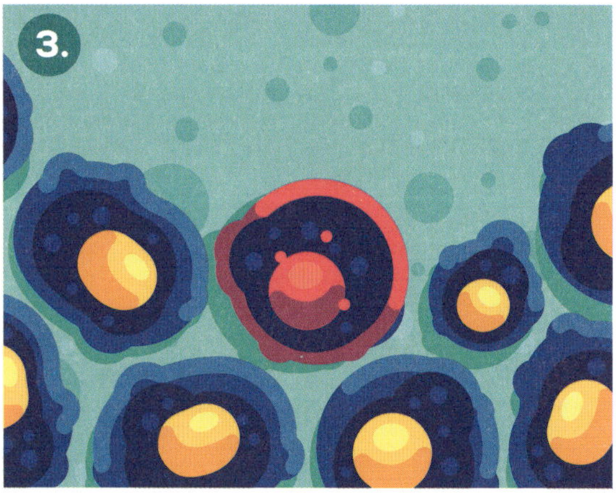

Le virus utilise les ressources de la cellule pour fabriquer d'autres virus.

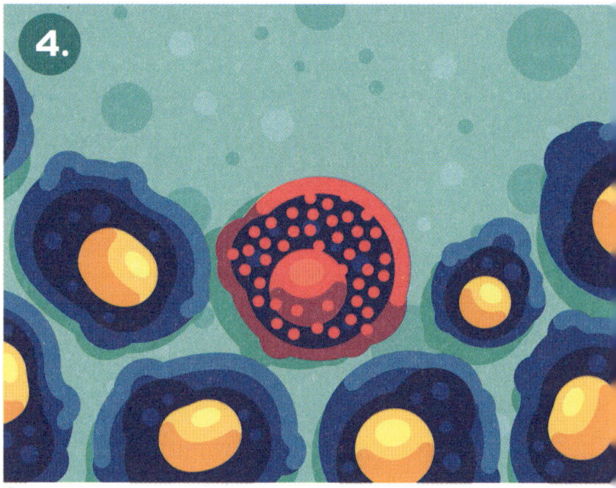

À un certain moment, la cellule infectée est remplie de virus.

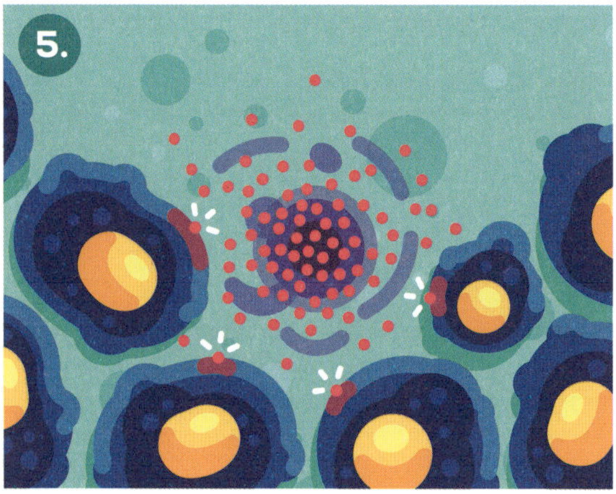

La cellule meurt et éclate, libérant des dizaines ou des centaines de nouveaux virus.

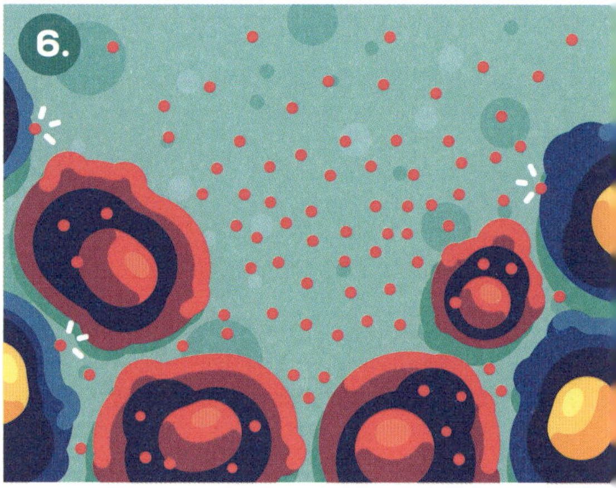

Les cellules voisines sont envahies, le cycle se répète.

et permette au virus de mieux survivre est assez élevée. C'est l'ancienne approche de l'évolution, de la force brute, jeter des saletés au mur jusqu'à ce que quelque chose y reste collé. Et c'est assez efficace[2].

Votre système immunitaire ne peut pas compter sur les mêmes armes pour combattre une infection virale que pour combattre des bactéries, car l'ennemi et ses tactiques sont très différents. Un virus est plus petit et un peu plus difficile à détecter qu'une bactérie, car il n'a pas de métabolisme qui libère des déchets chimiques qui pourraient être détectés par les cellules immunitaires. Et il se cache à l'intérieur des cellules pendant la majeure partie de son cycle de vie et tente de manipuler les cellules infectées pour tromper le système immunitaire et le convaincre qu'il ne se passe rien. Il peut changer beaucoup plus rapidement que les bactéries, et un seul virus peut se transformer en dix mille en une journée, entraînant rapidement une augmentation exponentielle. Les virus pathogènes sont des ennemis terriblement dangereux.

Il n'est donc pas étonnant que votre système immunitaire ait investi massivement dans les défenses antivirus.

Mais avant de connaître nos armes, visitons un autre royaume des muqueuses, le principal point d'entrée des virus. La majorité des virus pathogènes pénètrent dans votre corps par votre muqueuse respiratoire. Et cela a du sens, car comme nous l'avons brièvement évoqué, votre royaume désertique de la peau est un très, très mauvais endroit si vous êtes un virus qui veut envahir les cellules humaines. Des couches et des couches de cellules mortes empilées les unes sur les autres. En revanche, la muqueuse de votre poumon est un point d'entrée très attrayant pour un virus. Cela ne signifie pas qu'il est facile d'y pénétrer, car tout comme la peau, le corps a créé un puissant royaume défensif à cet endroit.

2. En fait, c'est la seule ruse de l'évolution. Elle essaie beaucoup de choses et tout ce qui ne meurt pas avant d'engendrer une progéniture fait une autre tentative d'engendrer une progéniture avant de mourir. Répétez cela assez souvent, et vous obtenez l'incroyable variété d'êtres vivants sur Terre. Et de nouvelles souches de virus du rhume chaque saison. Donc, en gros, c'est un cocktail hétéroclite.

27 Le système immunitaire de vos poumons

Bien qu'il soit amusant d'imaginer cela, vos poumons ne sont pas de gros ballons, mais plutôt des éponges denses avec d'innombrables coins et recoins. Les parties de vos poumons qui réalisent la respiration proprement dite ont une surface énorme, dépassant cent vingt mètres carrés, soit plus de soixante fois la surface de votre peau.

Ce vaste espace interagit constamment avec l'environnement, tandis que vous inhalez plusieurs milliers de litres d'air chaque jour. En conséquence, vos poumons sont l'un des endroits les plus exposés de tout votre corps. Chaque respiration absorbe environ un demi-litre d'air qui est composé non seulement de l'oxygène dont vous avez besoin, mais aussi de quelques autres gaz auxquels votre corps n'accorde aucune importance, ainsi que d'une pléthore de particules. La nature exacte de ce que vous respirez et sa quantité dépendent fortement de l'endroit où vous vous trouvez dans le monde.

Dans le froid de l'Antarctique, où l'air est aussi frais qu'il peut l'être, il est principalement composé d'atmosphère pure. En marchant dans les rues animées d'un centre-ville, vous respirez un mélange hétéroclite de gaz d'échappement toxiques, de toutes sortes de particules provenant des voitures et d'autres matériaux agressifs, tels que de l'amiante ou des abrasions de caoutchouc des pneus. Au-delà de cette pollution artificielle, l'air peut véhiculer un grand nombre d'allergènes, tels que le pollen de diverses plantes ou la poussière de nos habitations, hérissée de déjections d'acariens.

Les bactéries, les virus et les spores de champignons chevauchent également ces particules ou ces fines gouttelettes d'eau, ou flottent simplement, à la recherche d'un nouvel habitat. Ainsi, les cellules qui tapissent vos poumons sont constamment confrontées à un assaut de substances chimiques toxiques, de particules et de micro-organismes. Alors que dans d'autres parties du corps, le système immunitaire réagirait massivement s'il était confronté à ce mélange explosif qui endommage les tissus sans trop d'égards, ce n'est pas une bonne option dans les poumons. Car quoi que vous fassiez, vous ne pouvez pas cesser de respirer.

Votre système immunitaire doit donc être plus prudent ici, et moins brutal. Un système équilibré a dû évoluer dans vos poumons, capable de repousser les intrus et d'éliminer la pollution tout en permettant l'échange gazeux.

Les défenses de votre système respiratoire commencent dans le nez, avec un assez grand filtre constitué de véritables poils. Ils ne sont pas utiles contre les petites particules, mais destinés à empêcher les grandes choses d'entrer, par exemple les particules de poussière assez grosses ou le pollen. Ensuite, comme dans tout environnement muqueux, le mucus recouvre les surfaces, et dans votre système respiratoire, il peut être rapidement expulsé par le réflexe explosif de l'éternuement.

Le mucus est constamment déplacé vers l'extérieur ou avalé. Dans les zones les plus profondes de vos poumons, ces mécanismes ne sont cependant pas utiles, car pour respirer, vos alvéoles, de minuscules sacs remplis d'air, ne peuvent pas être recouverts de muqueuse, sans quoi la respiration ne serait pas possible. Ainsi, dans les zones les plus profondes et les plus vulnérables de vos poumons, il n'y a littéralement qu'une seule couche de cellules épithéliales entre l'intérieur et l'extérieur, et rien d'autre. Vous parlez d'une zone exposée. Une cible parfaite pour toutes sortes d'agents pathogènes.

Le système respiratoire

Les défenses de votre appareil respiratoire sont un système équilibré. Il est capable de repousser les intrus et de nettoyer la pollution tout en permettant l'échange gazeux.

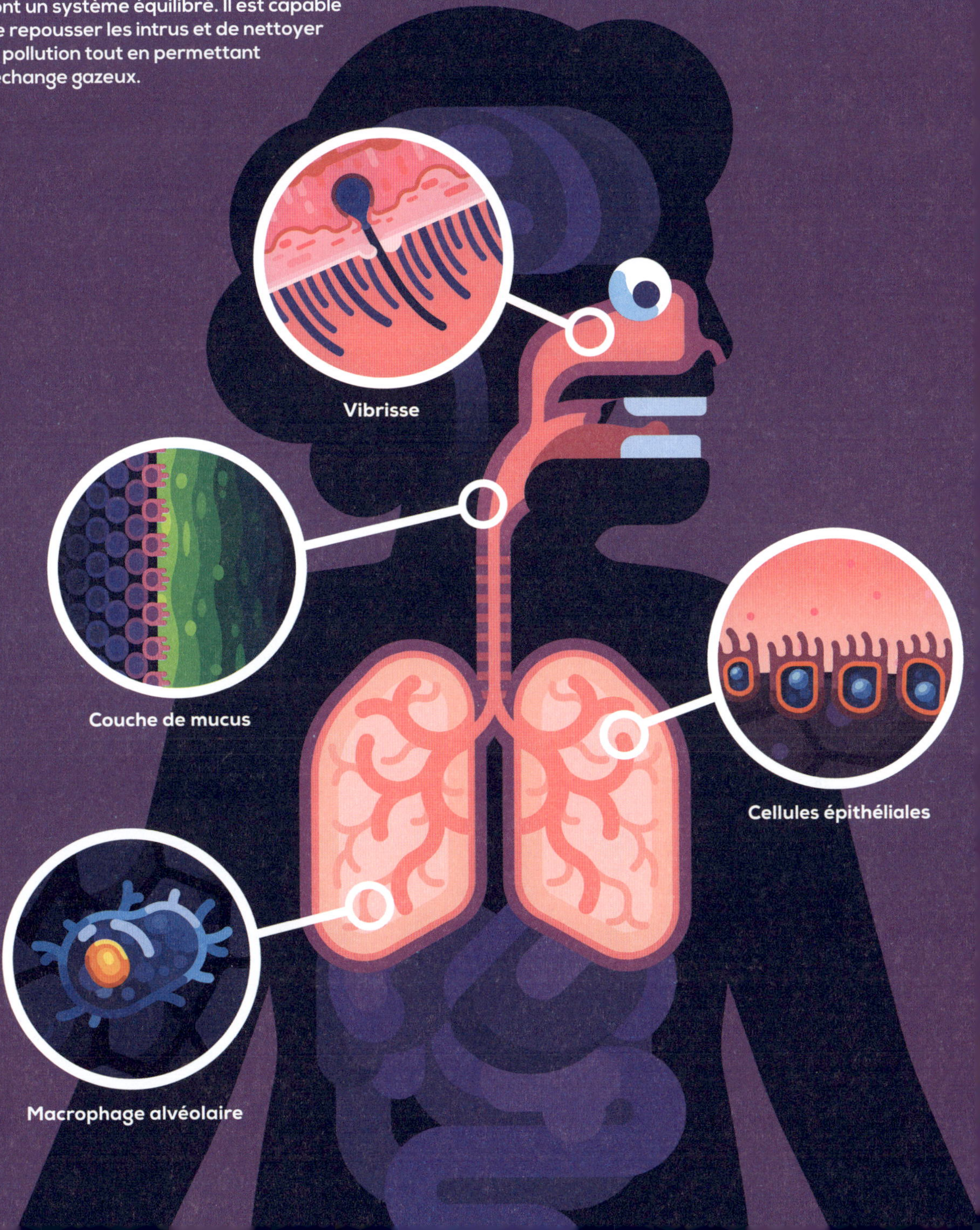

Pour assurer la sécurité de cette zone, un type très spécial de macrophages y est stationné : les *macrophages alvéolaires.* Leur tâche principale est de patrouiller à la surface de vos poumons et d'y ramasser les déchets. La plupart des déchets et autres substances indésirables sont capturés par la muqueuse du système respiratoire supérieur, mais une partie atteint malgré tout les zones plus profondes. Les macrophages alvéolaires sont des macrophages particulièrement calmes. Ils sont beaucoup plus difficiles à provoquer et à activer que leurs cousins dans votre peau. Dans les voies respiratoires, ils régulent à la baisse d'autres cellules immunitaires, telles que les neutrophiles, et les rendent moins agressives. Mais surtout, ils atténuent toute forme d'inflammation. Parce que ce que vous ne voulez surtout pas dans vos poumons, c'est du liquide.

Il existe des indices permettant de penser que vos poumons ont un microbiome (en d'autres termes, un ensemble de microbes qui y vivent), ou tout au moins qu'une sorte de communauté transitoire d'organismes vit dans vos poumons et qu'elle y est tolérée. Mais contrairement au microbiome intestinal, nous savons encore très peu de choses sur le microbiome pulmonaire. Il y a plusieurs raisons à cela. D'une part, à l'échelle microscopique, la respiration est une tempête de la force d'un ouragan qui se produit constamment, de sorte qu'il est beaucoup plus difficile pour les microbes de s'y installer que dans l'intestin paisible. D'autre part, il y a beaucoup moins de ressources gratuites, et les bactéries amies ont nettement plus de mal à y survivre. Mais l'un des plus gros problèmes qui nous retiennent est qu'il est assez difficile de collecter des échantillons du microbiome pulmonaire profond. Il faut vraiment comprendre à quel point il est facile de collecter des échantillons dans l'intestin : votre intestin est un tube long et large, et chaque jour, un échantillon heureux de tout ce qu'il contient sort de votre derrière. Vos poumons sont loin d'être aussi coopératifs et il est également assez difficile de prélever des échantillons dans les parties les plus profondes sans les contaminer à la sortie. Il y a donc encore beaucoup à apprendre sur le microbiome et ses interactions avec les poumons.

En revanche, ce que nous savons avec certitude est que bon nombre des virus pathogènes les plus courants et les plus dangereux qui infectent les humains utilisent le système respiratoire comme point d'entrée. Maintenant que nous avons une idée de l'environnement de vos poumons, voyons ce qui se passe quand ils sont infectés et quelles sortes de défenses spéciales votre système immunitaire a trouvées pour combattre cela.

28 La grippe, ce virus « inoffensif » que vous ne craignez pas suffisamment

« Plus que trois jours avant le week-end ! » pensez-vous en entrant dans la salle de repos où l'une de vos collègues prépare du café. Juste au moment où vous passez devant elle, elle se met à tousser violemment, couvrant rapidement son visage avec le pli du coude, mais pas assez vite... La première quinte a frappé l'air sans prévenir, et un fin nuage de centaines de gouttelettes a fusé dans l'air. À l'échelle des cellules, ces gouttelettes ne sont pas comme des balles, mais plutôt comme des missiles balistiques intercontinentaux, parcourant en quelques secondes une distance équivalente à des continents. Ils ne sont pas remplis d'ogives nucléaires, mais ils portent une charge tout aussi dangereuse : des millions de virus de l'*influenza A*, qui provoquent une maladie que nous appelons *la grippe*[1].

Les ogives en forme de gouttelettes, plus grosses et plus lourdes, ne vont pas bien loin et touchent rapidement le sol. Mais les plus légères se répandent dans l'air, portées par des flux d'air favorables. Vous ne

1. Le nom *influenza* signifie « influence » en italien et provient d'une époque au Moyen Âge où les gens croyaient que l'influence d'événements astronomiques pouvait affecter votre santé et provoquer des maladies. Par exemple du liquide s'écoulant des étoiles vers la Terre, puis en quelque sorte vers les humains. C'est une idée presque aussi insolite que celle selon laquelle la position des étoiles à votre naissance aurait une influence sur votre personnalité et sur vos traits de caractère.

La toux

Des centaines de gouttelettes remplies de millions de virus sont projetées dans l'air. Les plus grosses gouttelettes touchent bientôt le sol, mais les plus légères se répandent dans l'air en formant des nuages durables que les passants qui ne se rendent compte de rien peuvent respirer.

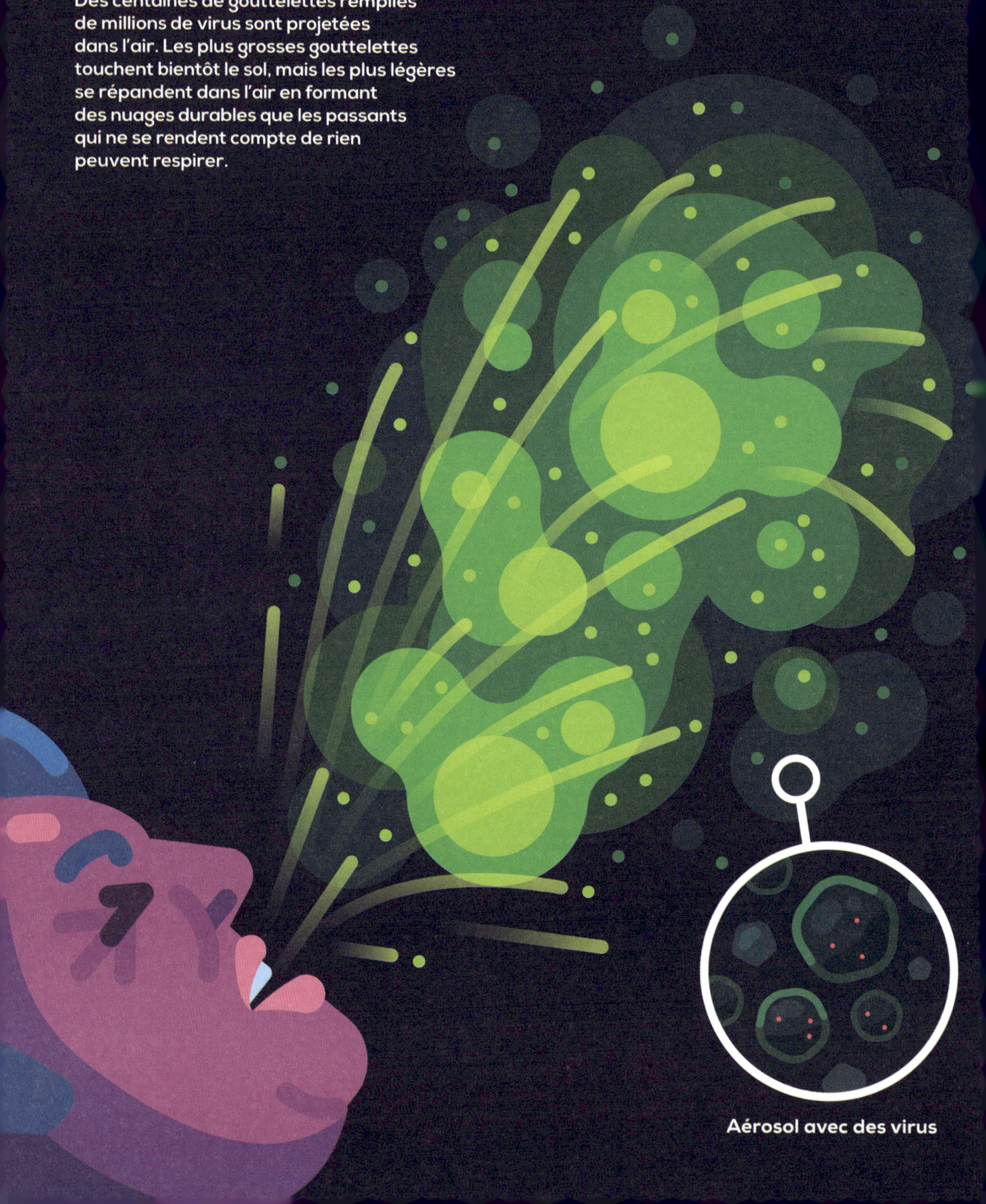

Aérosol avec des virus

remarquez rien de tout cela tandis que vous traversez ce nuage de gouttelettes. Vous inspirez, et quelques dizaines de ces missiles remplis de virus sont aspirés dans vos voies respiratoires et éclaboussent violemment vos muqueuses, où ils libèrent leur charge virale. Vous prenez votre café sans vous rendre compte de la grave séquence d'événements qui vient d'être déclenchée. Un peu plus tard, alors que vous envisagez de prendre une autre tasse, le premier virus envahit l'une de vos cellules.

C'est le premier... et il précède des milliards d'autres.

Le virus de l'influenza A que vous avez respiré avec tant de désinvolture appartient à l'une des souches les plus puissantes et les plus dangereuses de la très fâcheuse famille des *Orthomyxoviridae*. La grippe A s'est spécialisée dans l'infection des cellules épithéliales du système respiratoire des mammifères. Comme cela inclut les humains, la grippe A a été responsable de quatre grandes pandémies de grippe au cours du seul xxᵉ siècle, la plus célèbre étant la grippe espagnole qui a tué au moins quarante millions de personnes. Heureusement pour vous, la souche que vous venez de respirer n'est pas aussi mortelle. En moyenne, la grippe « ordinaire » à laquelle nous nous sommes habitués ne tue « que » jusqu'à un demi-million de personnes chaque année[2].

Pour les virus qui, dans la salle de repos, ont pénétré dans votre système respiratoire, une minuterie cruciale commence. Ils ne disposent que de quelques heures pour atteindre leur objectif, car l'environnement du royaume marécageux les détruit lentement, mais sûrement. Diverses protéines ou divers anticorps qui y flottent peuvent les démanteler ou les rendre inoffensifs, et ils sont emportés par la couche de mucus qui se reconstitue continuellement. Ainsi, de nombreuses particules virales que vous avez respirées n'atteignent jamais leur objectif, car elles sont

2. La grippe espagnole a été spéciale, car elle a un peu renversé les rôles : d'habitude, la grippe tue surtout les enfants en bas âge et les adultes âgés, mais dans ce cas, c'est le contraire qui s'est produit. Si vous étiez un adulte en bonne santé et dans la force de l'âge, vous aviez le plus de chances de mourir de la grippe espagnole. La maladie a été la plus dure pour les personnes les plus saines, car elle a fait exploser leur système immunitaire, ce qui a conduit à un taux de mortalité global d'environ 10 %.

capturées et détruites à temps. Mais de manière tout à fait spectaculaire, un seul de ces virus atteint les cellules situées sous le mucus protecteur.

Vos cellules épithéliales, la « peau » de vos entrailles, portent à leur surface des récepteurs auxquels les virus de la grippe A peuvent se connecter et qu'ils peuvent manipuler pour pénétrer dans les cellules. Il ne faut environ qu'une heure au virus pour prendre le contrôle de la cellule en maîtrisant ses processus naturels. Sans savoir ce qu'elle fait, la cellule enveloppe soigneusement le virus à l'intérieur d'un emballage et l'attire profondément à l'intérieur vers son noyau, le cerveau de la cellule. Des processus naturels, à nouveau déclenchés par la cellule elle-même, indiquent au virus quand il a atteint sa destination et quand il doit libérer son code génétique et tout un ensemble de protéines virales hostiles.

En l'espace de dix minutes, la grippe trompe la cellule en envoyant son matériel génétique directement dans le cerveau de cette dernière, le noyau. Les protéines virales commencent à démanteler les défenses antivirus internes de la cellule, et ainsi, la cellule a été conquise.

Le virus de la grippe A tente de prendre directement le contrôle du noyau, qui est en quelque sorte le cerveau de votre cellule. Il renferme l'ADN qui contient les manuels d'instruction de toutes les protéines de la cellule, et pas seulement les plans, mais aussi leurs cycles de production. Ces protéines déterminent le développement, la fonction, la croissance, le comportement et la reproduction de votre cellule. Ainsi, celui qui contrôle la production des protéines contrôle la cellule elle-même. Comment cela fonctionne-t-il ? Eh bien, votre ADN se compose de sections plus petites, vos gènes, et chaque gène est l'instruction pour une protéine. Pour transformer les instructions d'un gène en une protéine réelle, cette information doit être transmise à la machinerie de production de protéines dans la cellule.

Comment les gènes transmettent-ils l'information ? Eh bien, techniquement, ils ne font rien, parce que les gènes ne sont que des sections

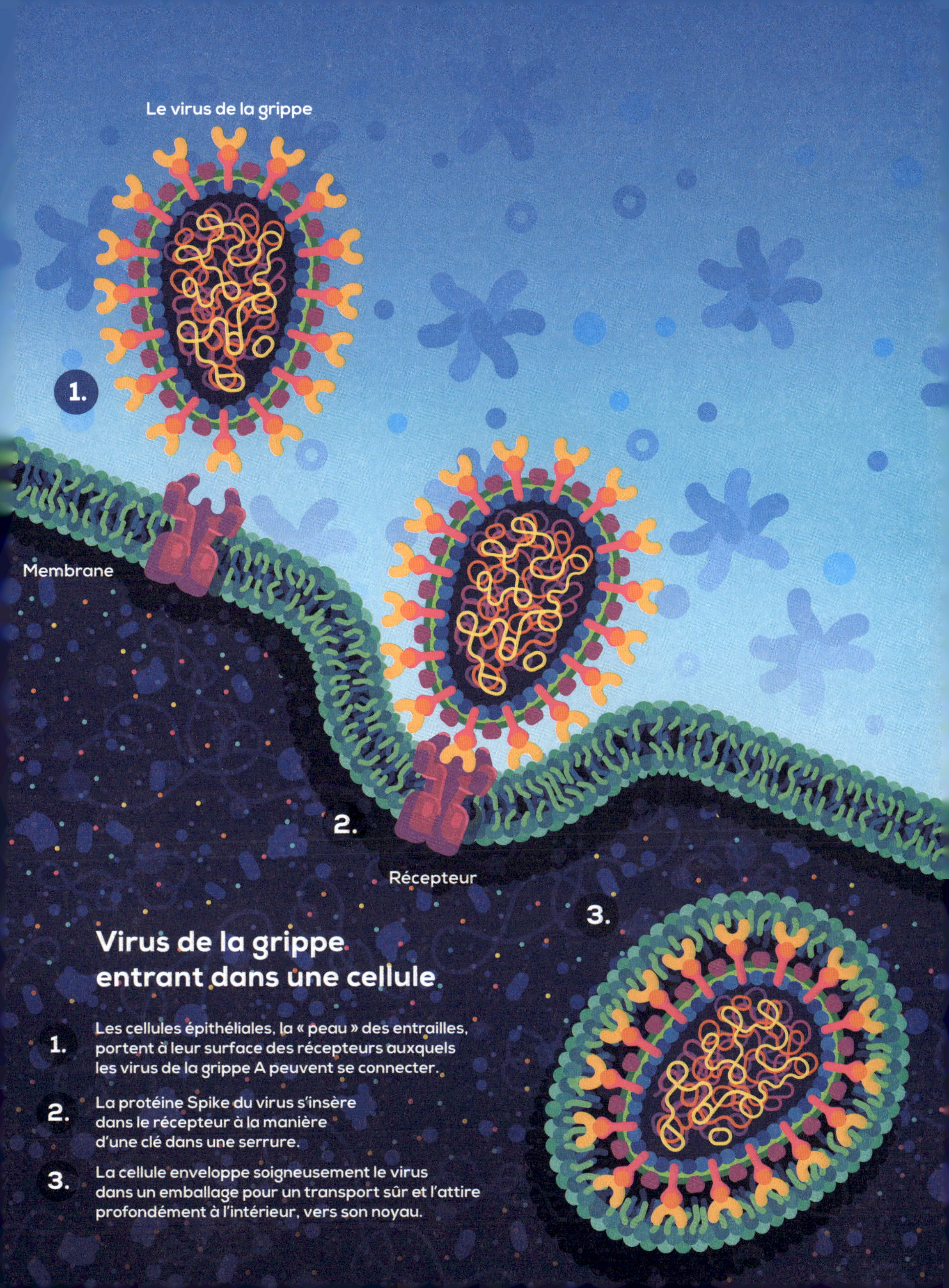

Virus de la grippe entrant dans une cellule

1. Les cellules épithéliales, la « peau » des entrailles, portent à leur surface des récepteurs auxquels les virus de la grippe A peuvent se connecter.
2. La protéine Spike du virus s'insère dans le récepteur à la manière d'une clé dans une serrure.
3. La cellule enveloppe soigneusement le virus dans un emballage pour un transport sûr et l'attire profondément à l'intérieur, vers son noyau.

de votre ADN. Pour communiquer les informations stockées dans un gène au reste de la cellule, les êtres vivants utilisent l'ARN. L'ARN est une molécule complexe et fascinante qui remplit toute une variété de tâches différentes et cruciales. La fonction qui nous intéresse dans ce contexte est d'agir comme un messager qui transmet les instructions de construction de gènes aux usines de protéines de vos cellules.

Et c'est là que les virus interviennent et gâchent tout. Les virus tentent de s'emparer de ce beau processus naturel de multiples manières, selon leur mode opératoire. Le virus de la grippe A, par exemple, déverse simplement un certain nombre de molécules d'ARN dans le noyau où il prétend être commandé par vos propres gènes et incite la cellule à fabriquer des protéines virales spécifiques. Mais bien sûr, les protéines virales sont nocives et interrompent la production de protéines cellulaires saines pour produire à la place des protéines virales, ou en d'autres termes, des parties de virus[3].

Dans notre histoire, le virus de la grippe A qui a infecté la cellule épithéliale a réussi, et le sort de cette pauvre cellule est désormais scellé. Elle est devenue une bombe à retardement fort dangereuse pour votre corps, un robot protéique qui ne vous sert plus, mais qui sert désormais un nouveau maître absolument sinistre.

3. Avec les virus, nous sommes véritablement entrés dans le monde intime et fascinant de la biochimie. Les cellules sont constituées de millions de pièces mues par des milliers de processus qui se déroulent simultanément, dans une danse complexe et merveilleuse que nous appelons la vie. Les virus interfèrent ici de manière incroyablement complexe et compliquée. Si nous devions entrer dans les détails, nous rencontrerions des protéines et des molécules virales dotées de noms biscornus, tels que vRNP, des complexes de polymérases virales tels que PB1, PB2 ou PA, des protéines membranaires virales HA, NA ou M2, des polypeptides tels que HA1 et HA2. Tout cela est fascinant, mais nécessite également des explications de plusieurs pages sur le fonctionnement interne détaillé de vos cellules et sur la manière dont les parties virales interagissent et les manipulent. C'est une couche de complexité qui n'est pas nécessaire pour comprendre les principes en jeu ici. Il y a une seule chose dont il est important de se souvenir: le virus procède à une prise de contrôle hostile de la machinerie de votre cellule.

Pendant quelques heures, les processus et les lignes de production sont modifiés et ajustés à leur nouvel objectif, avant que la production en masse de nouveaux virus ne commence. Selon certaines estimations, une seule cellule infectée par la grippe A est, en moyenne, capable de produire suffisamment de virus pour infecter avec succès vingt-deux nouvelles cellules avant que la première cellule victime ne meure d'épuisement au bout de quelques heures.

Si nous supposons que ce processus se déroule sans résistance (et que chaque virus n'infecte que des cellules non infectées), une cellule infectée devient 22, qui deviennent alors 484 cellules infectées. Puis 484 deviennent 10 648, qui deviennent 234 256, qui deviennent 5 153 632. En seulement cinq cycles de reproduction, chacun durant environ une demi-journée, un seul virus s'est transformé en millions. (Dans la pratique, cela ne se déroule pas toujours ainsi, car votre corps ne laisse pas cela se produire sans réagir, mais là encore, il est probable que plus d'un virus de la grippe réussisse à infecter vos cellules au départ. Ainsi, des millions de cellules infectées ne sont probablement pas loin de la réalité[4].)

Les virus sont très particuliers lorsqu'il s'agit de croissance exponentielle. Ils jouent dans leur propre ligue, où ils peuvent se multiplier de manière explosive en grandes rafales, plutôt que de manière binaire comme les bactéries, par exemple.

4. Alors que nous parlons de millions de cellules du corps infectées, qu'est-ce que cela signifie concrètement pour vous ? Quelle proportion de vos poumons est infectée à ce stade ? Quelle est la taille d'une parcelle d'un million de cellules épithéliales infectées ? Très grossièrement, un million de cellules épithéliales infectées représentent une surface de 1,2 centimètre. C'est à peu près moins de la moitié de la surface d'un centime d'euro. Au total, vos poumons ont une superficie d'environ 70 mètres carrés, ce qui est juste en deçà d'un terrain de badminton. Donc, en fait, seule une infime partie de vos poumons a été infectée à ce stade. Cela redevient effrayant si vous vous souvenez à quel point une cellule est minuscule et à quelle vitesse cela s'est développé à partir de rien. Si le virus pouvait se développer à ce rythme, la totalité de votre poumon serait infectée en un rien de temps, et vous seriez parfaitement mort.

Et puisque nous parlons de bactéries : contrairement au champ de bataille très direct où nous avons marché sur un clou, la situation avec les virus est très différente.

Si vous vous coupez et que des bactéries infectent votre plaie, les choses sont relativement simples : il y a des dommages qui provoquent immédiatement une inflammation et qui attirent le système immunitaire, et il y a de nombreux ennemis qui n'agissent pas vraiment de manière très discrète, mais plutôt comme une bande de bambins ivres dans un magasin de bonbons[5].

Les virus ne veulent surtout pas attirer l'attention. Les débuts d'une infection par la grippe A ressemblent moins à une grande attaque frontale qu'à une invasion par un groupe de commandos qui tentent de passer inaperçus et de détruire silencieusement vos défenses.

Songez à la légende du cheval de bois selon laquelle, pendant l'Antiquité, des Grecs tentèrent de conquérir la ville de Troie. Si vous imaginez Troie comme votre corps, le siège et les attaques avec des batailles en terrain découvert devant les portes de la ville sont ce que font la plupart des bactéries : courir partout en hurlant et se faire fracasser la tête par des défenseurs extrêmement irrités.

5. Bien, reconnaissons que c'est un peu injuste. Toutes les bactéries ne sont pas des idiots maladroits et de nombreuses bactéries pathogènes disposent sans doute de stratégies géniales pour se cacher et frapper fort quand le moment est propice. Un parfait exemple est la détection du quorum. Cela signifie que des bactéries pathogènes envahissent un tissu, mais qu'elles sont très discrètes. Tandis qu'elles se divisent, elles se contrôlent strictement elles-mêmes ainsi que le métabolisme, régulant à la baisse toutes sortes de produits métaboliques (excréments de bactéries) et cachant leurs armes dangereuses qui pourraient les révéler au système immunitaire. Pour ce faire, elles attendent un signal chimique qui leur ordonne d'attaquer au moment opportun. Lorsqu'une masse critique est atteinte, elles interrompent brusquement leur comportement occulte. À présent, elles ne sont plus une petite menace dont on pourrait se débarrasser facilement, mais une armée redoutable, et elles oublient toute retenue. Si elles s'étaient comportées ainsi dès le départ, elles auraient été attaquées et probablement aussitôt éliminées. Alors oui, la détection du quorum est assez géniale, et les bactéries ont plus d'un tour dans leur sac.

Le virus de la grippe ressemble plutôt aux soldats cachés à l'intérieur du cheval de Troie, essayant d'entrer dans la ville aussi sournoisement que possible et faisant tout leur possible pour passer inaperçus. Une fois à l'intérieur, ils attendent la tombée de la nuit et tentent de se faufiler de maison en maison pour tuer les citoyens troyens pendant leur sommeil, avant qu'ils puissent alerter les gardes de la ville. Chaque maison qu'ils envahissent devient une base pour les intrus, une base qui crée encore plus de soldats envahisseurs, et chaque nuit, ils sont de plus en plus nombreux à tenter de s'emparer silencieusement de plus de maisons et à tuer davantage de citoyens dans leur sommeil. À ce stade, la métaphore perd un peu de sa pertinence, mais vous avez compris l'essentiel.

Pour résumer, c'est une caractéristique majeure d'une infection par des virus pathogènes. Cette approche sournoise signifie également que le champ de bataille est très différent dans le cas d'une infection virale grave de ce que nous avons vu avec des bactéries. Si nous observons le site d'un tissu pulmonaire récemment infecté, nous ne voyons rien. Juste des cellules apparemment saines qui font leur travail, tandis que des ennemis cachés égorgent et désactivent les défenses à l'intérieur des cellules. D'une manière très concrète, cela rend les infections virales nettement plus cruelles et plus insidieuses que les bactéries faisant irruption dans une plaie ouverte.

Les virus pathogènes sont des ennemis absolument effrayants. Ils s'attaquent à vos maillons les plus faibles et se cachent à l'intérieur des civils où ils prolifèrent de manière nettement plus explosive que les autres agents pathogènes, et ils peuvent infecter d'innombrables cellules à chaque nouveau cycle de reproduction. Au plus fort d'une infection virale, vous pouvez avoir des milliards de virus dans votre corps. Toutes ces propriétés particulières obligent votre système immunitaire à se défendre contre elles autrement que contre la plupart des bactéries.

Mais ne vous affolez pas. Votre système immunitaire a développé des défenses spéciales antivirus.

À ce stade, quelques dizaines de cellules ont peut-être été infectées, mais les premières contre-mesures sont déjà en train d'être mises en place. Dès le stade précoce de l'infection, il y a une lutte entre vos cellules infectées qui veulent alerter le système immunitaire et le virus qui tente de les bâillonner.

Pour revenir à notre métaphore du cheval de Troie, les citoyens de la ville paisiblement endormis se réveillent au son des soldats ennemis qui se faufilent dans leurs maisons et tentent de leur trancher la gorge. Alors, avant que cela ne se produise, ils se précipitent aux fenêtres et tentent d'alerter les gardes de la ville en hurlant. Mais au moment où les citoyens veulent hurler, les intrus les éloignent violemment des fenêtres et les réduisent au silence à jamais avec des coups de couteau et des coupures. Une lutte désespérée pour le contrôle de chaque maison et de chaque citoyen s'engage. Si les citoyens gagnent et parviennent à appeler les gardes, le système immunitaire se réveillera ; si les intrus sournois gagnent, ils obtiendront le temps dont ils ont besoin pour engendrer plus de guerriers et deviendront un réel danger pour toute la ville.

Nous voici donc en présence de maisons, de soldats et de citoyens qui hurlent, se débattent et se poignardent. Mais que se passe-t-il réellement ici et que décrit cette métaphore ? Une fois de plus, nous sommes sur le point de découvrir une solution merveilleusement élégante à un problème incroyablement compliqué.

La première véritable défense de votre corps contre les virus est la *guerre chimique* !

29 La guerre chimique : quand les interférons interfèrent !

À l'instar des citoyens de Troie qui ont désespérément combattu les soldats grecs qui s'étaient introduits dans leur ville, vos cellules se battent bec et ongles contre le virus de la grippe qui se trouve à l'intérieur d'elles.

Pour vos cellules, la première étape de cette lutte est de pouvoir se rendre compte qu'elles ont été envahies. Et puisque les cellules épithéliales qui tapissent vos muqueuses sont une cible de choix pour les invasions virales, elles sont bien préparées ! Comme nous l'avons mentionné précédemment, les cellules épithéliales sont une sorte de milice. Et en tant que telles, elles possèdent des récepteurs de reconnaissance des formes similaires aux récepteurs de type Toll, que nous avons découverts au début de cet ouvrage. Ce sont les récepteurs des cellules immunitaires innées qui peuvent reconnaître les formes les plus courantes d'ennemis tels que les virus. Vos cellules épithéliales possèdent un grand nombre de récepteurs différents qui scannent leur propre *intérieur* pour détecter les signaux d'alarme.

Si elles se connectent à certaines protéines ou molécules virales, elles savent que quelque chose les a envahies et que quelque chose va mal, ce qui déclenche immédiatement une réaction d'urgence.

C'est alors que votre corps doit affronter un grave problème d'infection virale. Le système immunitaire inné n'est de loin pas aussi efficace contre les virus pathogènes que contre les bactéries. Ainsi, dans le cas d'infections virales pathogènes (ou de bactéries qui se cachent à l'intérieur des cellules), votre corps a désespérément besoin de l'aide du système immunitaire adaptatif pour avoir une chance de venir à bout d'une invasion.

Mais comme nous l'avons appris entre-temps, le système immunitaire adaptatif est lent et a besoin de quelques jours pour se réveiller, ce qui n'est vraiment pas idéal si l'on considère la vitesse à laquelle les virus se multiplient. Ainsi, en cas d'infection virale grave, votre système immunitaire inné et les cellules civiles infectées doivent se battre pour la chose la plus précieuse de l'univers : le temps. Ils doivent ralentir l'infection et rendre aussi difficile que possible la propagation du virus à davantage de civils.

Et maintenant, nous arrivons enfin à la manière dont vos cellules font cela : la guerre chimique.

Nous avons beaucoup parlé des cytokines, ces protéines étonnantes qui transmettent des informations, activent les cellules, conduisent ces dernières sur le site d'une escarmouche ou ordonnent aux cellules immunitaires de changer de comportement. En résumé, les cytokines sont les molécules qui activent et guident votre système immunitaire. Elles le font également dans le cas d'une infection virale, mais dans ce cas, elles jouent en réalité un rôle bien plus important.

Si l'une de vos cellules constate qu'elle est infectée par un virus, elle envoie aussitôt un certain nombre de différentes cytokines vers les cellules qui l'entourent et vers le système immunitaire. Ces cytokines sont les cris que poussent les civils en découvrant les intrus au pied de leurs lits.

Il existe un grand nombre de cytokines différentes qui sont libérées dans une telle situation et qui assument beaucoup de tâches différentes, mais ici, nous voulons mettre en évidence une catégorie très particulière :

les *interférons.* Le mot « interféron » est dérivé du verbe « interférer ». Ce sont des cytokines qui *interfèrent* avec les virus.

Dans un sens, on peut imaginer les interférons comme un avertissement résonnant dans les rues de la ville, appelant les citoyens à verrouiller leurs portes et à pousser les meubles devant, à fermer leurs fenêtres et à anticiper une attaque de soldats. Les interférons sont le signal ultime : « préparez-vous à l'arrivée d'un virus ».

Ainsi, lorsque les cellules captent des molécules d'interféron, cela déclenche différentes voies qui les conduisent à modifier radicalement leur comportement. Il est important de comprendre qu'à ce stade, il est impossible pour votre corps de déduire combien de virus sont présents, combien de cellules ont été envahies ou combien de cellules produisent déjà secrètement de nouveaux virus.

Pour les cellules, l'un des premiers changements consiste donc à stopper temporairement la production de protéines. À chaque instant de votre vie, vos cellules recyclent et reconstruisent leurs éléments constitutifs et leurs matériaux internes pour s'assurer que chaque protéine est en bon état et qu'elle fonctionne comme il se doit. Ainsi, certains interférons ordonnent aux cellules de se calmer un peu et de ralentir la production de nouvelles protéines. Si une cellule ne fabrique pas beaucoup de protéines, elle ne pourra pas produire beaucoup de protéines virales si elle est déjà infectée. Donc, par le simple fait d'ordonner aux cellules de ralentir, l'interféron ralentit considérablement la production de virus.

Il y a plus d'exemples d'interventions ciblées et nous pourrions entrer plus encore dans les détails ici, car il existe des dizaines d'interférons différents qui font des dizaines de choses différentes, mais finalement, cela n'a pas beaucoup d'importance. Ce qu'il faut retenir ici est que les interférons interfèrent avec chaque étape de la réplication virale.

Les interférons

Les cellules épithéliales s'aperçoivent qu'elles sont infectées grâce à des récepteurs qu'elles portent en elles. Pour avertir les autres cellules et gagner du temps, elles libèrent des cytokines spéciales appelées « interférons ». Lorsque les cellules reconnaissent ces interférons, elles stoppent la production de protéines pour ralentir l'infection.

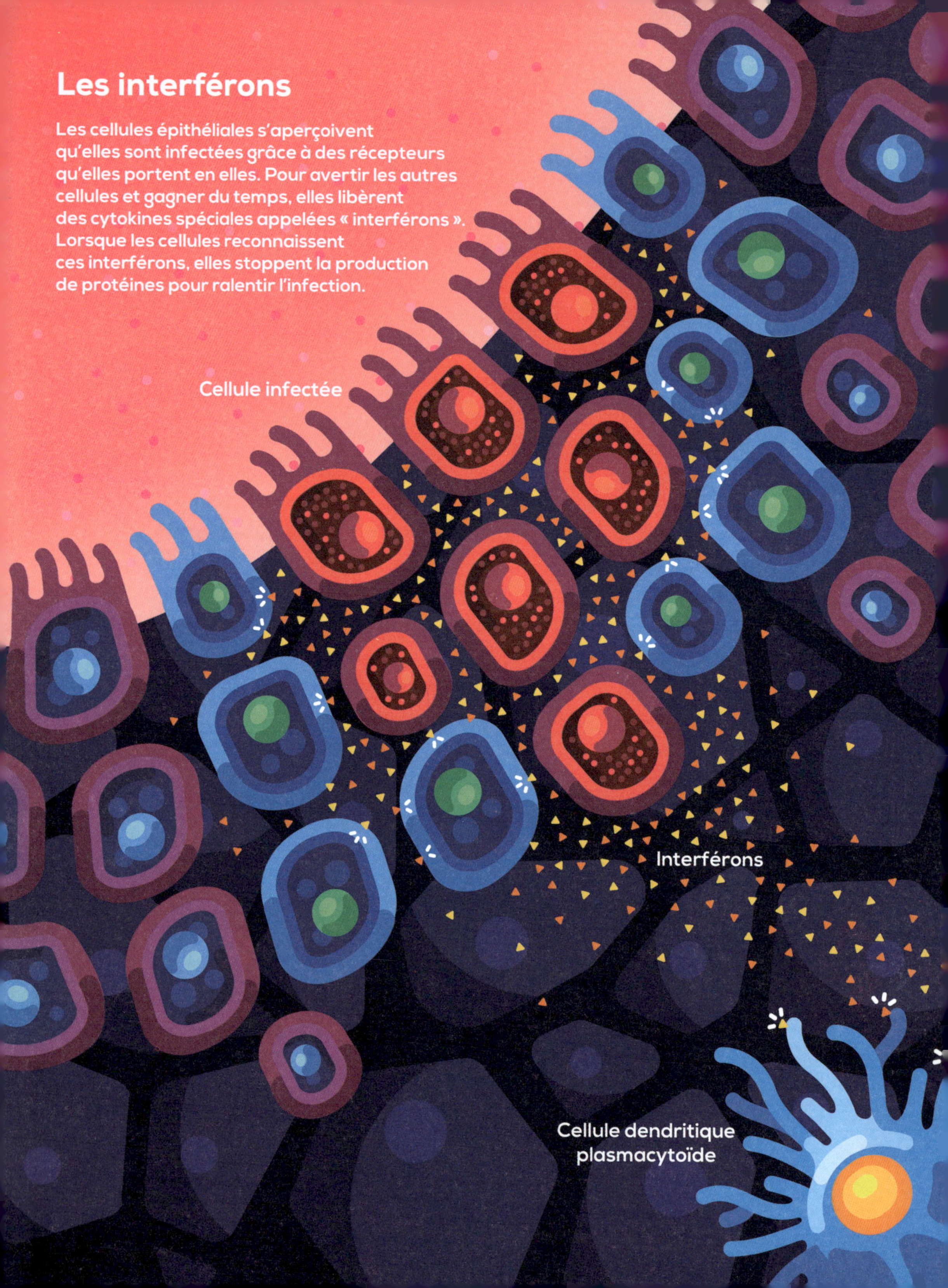

Il est important de retenir que les interférons interfèrent avec chaque étape de la réplication virale.

Les interférons éradiquent rarement une infection tout seuls, mais ils ne sont pas obligés de le faire. Il leur suffit de ralentir la multiplication de nouveaux virus en rendant les cellules voisines beaucoup plus résistantes à l'infection virale. Et parfois, cette réponse suffit à empêcher la propagation d'une infection virale si efficacement qu'elle ne se propage nulle part et que vous ne saurez même jamais qu'il s'est passé quelque chose.

En ce qui concerne l'infection par la grippe A dans notre salle de repos, il n'en est malheureusement pas ainsi. Le virus de la grippe s'est adapté au système immunitaire humain et est arrivé parfaitement préparé. Lorsqu'il a déchargé ses informations génétiques pour s'emparer de la cellule, il est également arrivé avec un tas de différentes protéines virales « d'attaque ». Ces armes sont capables de détruire et de bloquer le mécanisme de défense interne des cellules infectées. On peut imaginer ces protéines d'attaque comme les poignards des soldats qui envahissent les maisons ; ce sont des outils efficaces pour les empêcher de crier (libération de cytokines) en les poignardant.

Ainsi, bien que le virus de la grippe A ne réussisse pas toujours à empêcher la libération d'interférons, il est très efficace pour la retarder et gagner plus du temps. N'est-ce pas fascinant quand on y pense ? Deux ennemis très différents, un virus et une cellule humaine, et tous deux luttent l'un contre l'autre pour gagner du temps.

La grippe A est très habile dans cette lutte et souvent, quelques dizaines de virus deviennent des dizaines de milliers en quelques heures. Pourtant, la tactique initiale consistant à rester aussi dissimulé que possible a l'inconvénient que, même si elle réussit au début, elle échouera après un certain temps. Le virus ne peut pas rester caché éternellement. Plus il infectera de cellules, plus les civils seront capables d'activer la guerre chimique, plus des cellules civiles finiront par mourir, ce qui déclenchera une inflammation et activera le système immunitaire par lui-même, et plus des particules virales flotteront dans les fluides entre les cellules, déclenchant des signaux d'alarme. Ainsi, même le virus le plus sournois sera détecté tôt ou tard.

D'ailleurs cette détection aura généralement lieu tôt, car la guerre chimique déclenche l'étape sur l'échelle d'escalade de la section anti-virus de votre système immunitaire inné : les *cellules dendritiques plasmacytoïdes*[1].

Ces cellules spéciales passent leur vie à se déplacer dans votre sang ou à camper dans le réseau lymphatique, scrutant spécifiquement des signes de virus : des interférons de panique provenant de cellules civiles ou simplement des virus qui flottent dans vos fluides. Dans tous les cas, si elles détectent des signes d'infection virale, elles s'activent et se transforment en centrales chimiques qui déversent des quantités extrêmes d'interférons, alertant non seulement les cellules civiles pour qu'elles activent leurs modes antiviraux (arrêt de la production de protéines, etc.), mais aussi le système immunitaire pour qu'il s'active et se prépare au combat. On peut imaginer ces cellules comme une sorte de détecteur de fumée ambulant : un virus pathogène comme la grippe A pourrait

1. Les cellules dendritiques plasmacytoïdes sont affublées de l'un de ces horribles noms en immunologie qui ne servent absolument à rien. Une chose à savoir à propos du système immunitaire est qu'il existe de nombreuses sous-classes différentes de cellules. Il existe donc de nombreuses cellules dendritiques différentes, de nombreux macrophages différents, etc. Le fait est que cela n'a pas vraiment d'importance. Cela aurait été bien mieux si la cellule dendritique plasmocytoïde avait été appelée : « cellule de guerre chimique ». Ou « cellule d'alarme antivirus ». Ou un autre nom que celui qu'elle porte, car toutes ces désignations la décriraient bien mieux. Nous ne mentionnerons plus cette cellule après l'avoir présentée ici, car d'un côté, elle est trop intéressante pour ne pas mentionner que vous disposez de cette cellule spéciale de guerre chimique antivirale, mais d'un autre côté, il est déroutant de savoir qu'il y a des « cellules dendritiques » spéciales, avec des tâches totalement différentes de celles des cellules dendritiques ordinaires, au sujet desquelles nous avons tant appris. Ainsi, une fois que nous aurons fini d'en parler ici, nous pourrons tous mourir heureux sans en avoir appris davantage à ce sujet.

être capable d'inhiber la réaction naturelle de guerre chimique de ses victimes et rester sous le « niveau de détection des radars ». Mais les cellules dendritiques plasmacytoïdes sont capables de détecter même des signes subtils de leur présence et de les amplifier considérablement pour sonner l'alarme.

En effet, elles sont tellement sensibles aux signes d'une infection virale que quelques heures à peine après l'infection des premières cellules civiles, elles ont déjà ouvert les vannes de l'interféron. C'est si rapide qu'un pic d'interférons dans votre sang est généralement le premier signe d'une infection virale, bien avant qu'un symptôme réel ou le virus lui-même ne soit détectable. Dans notre histoire de salle de repos, cela s'est produit quelques heures après la toux qui vous a infecté. À votre niveau de géant humain, vous n'avez rien remarqué ni pensé à rien de tout cela, et encore moins ressenti un symptôme.

Mais même si tout cela est formidable et tandis que l'assaut des interférons commence à réveiller le reste du système immunitaire, la grippe A continue de se propager rapidement dans tout votre système respiratoire. Des centaines de milliers de virus émergent, laissant d'abord des milliers, puis des millions de cellules épithéliales mortes et infectées dans leur sillage. À ce stade, l'approche furtive n'est plus nécessaire, le virus a déjà réussi à gagner suffisamment de temps pour se répliquer prodigieusement. Pour reprendre une dernière fois notre histoire de Troie, les forces envahisseuses se déploient à découvert, à la lumière du jour. Des soldats, des gardes et des civils se battent dans les rues. Mais votre système immunitaire va devoir se montrer plus efficace que les citoyens de Troie, sans cela, le virus submergera rapidement votre corps.

Pendant ce temps, le week-end a commencé et vous sortez du lit, prêt à jouer à des jeux vidéo et à faire d'autres choses très importantes. Mais vous sentez que quelque chose ne va pas : vous avez mal à la gorge et le nez qui coule, vous avez un peu mal à la tête et vous toussez. D'habitude, vous avez faim tout de suite après votre réveil, mais aujourd'hui, vous n'avez pas du tout envie de prendre de petit déjeuner[2].

Faisant votre autodiagnostic avec une confiance injustifiée, vous en concluez que vous avez un rhume.

« Juste pour le week-end, la vie est si incroyablement injuste ! Personne n'a jamais eu une existence aussi dure que moi et personne ne sera jamais aussi malchanceux que moi », vous lamentez-vous, espérant un témoignage de sympathie de la part de l'univers, mais n'en recevant aucun. Vous vous ressaisissez. Ce n'est rien de grave ! Il vous suffira de prendre quelques aspirines et vous pourrez profiter de votre temps libre, ce n'est pas un rhume qui va vous arrêter. Bien sûr, vous avez raison, un rhume ne vous arrêtera pas. Mais ça, ce n'est pas un rhume.

Tandis que vous vous trompez lourdement sur la nature de ce qui se passe dans votre corps, le virus de la grippe A gagne rapidement du terrain, se propageant dans vos poumons. Il est maintenant devenu une véritable infection qui est dangereuse et qui n'est toujours pas maîtrisée. Votre système immunitaire est déjà en mode de réponse complète, comme vous le constaterez bientôt. Nous y avons déjà fait allusion à quelques reprises : votre système immunitaire est souvent la partie qui cause le plus de dommages pendant une infection, et la grippe n'est guère différente à cet égard. Toutes les choses désagréables que vous

2. Pourquoi perd-on l'appétit lorsqu'on est malade ? Eh bien, vous pouvez blâmer l'assaut de cytokines que votre système immunitaire libère. Les cytokines signalent à votre cerveau qu'en cet instant est en train de se produire une défense sérieuse pour laquelle votre corps a besoin de conserver son énergie. Car, comme vous pouvez l'imaginer, mobiliser des millions ou des milliards de cellules pour un combat est une opération assez gourmande en ressources. La digestion des aliments nécessite elle aussi beaucoup d'énergie, de sorte qu'arrêter ce processus décharge votre système et lui permet de se concentrer sur la défense. Cela réduit également la disponibilité dans votre sang de certains nutriments que vos envahisseurs aimeraient attraper avec leurs petites mains pathogènes. Cela ne signifie pas que vous devriez essayer activement d'affamer une maladie. Ne pas digérer est une stratégie à court terme et non pas une solution à long terme, et chez les personnes souffrant de maladies chroniques, le manque d'appétit peut entraîner une perte de poids dangereuse. Donc, si vous avez à nouveau faim, vous pouvez manger quelque chose pour recharger votre stock d'énergie.

êtes sur le point de vivre sont le résultat de tentatives désespérées pour arrêter l'invasion brutale de vos poumons.

Le champ de bataille s'étend désormais de vos voies respiratoires supérieures à vos voies respiratoires inférieures, et maintenant, il est très actif. Des macrophages locaux nettoient les cellules épithéliales mortes et avalent les virus flottants quand ils en trouvent, tandis qu'ils libèrent des cytokines pour appeler du renfort et provoquer davantage d'inflammation.

Les neutrophiles participent eux aussi au combat, bien que leur présence soit controversée (les immunologistes poursuivent leurs recherches et débattent encore pour déterminer s'ils sont réellement utiles en cas d'infections virales ou s'ils causent des dommages inutiles). Les neutrophiles ne semblent pas vraiment capables de combattre les virus, leur aide est donc surtout passive : les guerriers déséquilibrés qu'ils sont augmentent le niveau d'inflammation.

Ici, le rôle général du système immunitaire inné consistant à fournir un contexte et à prendre des décisions globales devient à nouveau évident : vos cellules soldats se rendent compte qu'elles ont affaire à une infection virale et qu'elles ont besoin d'aide à plus grande échelle ; elles libèrent donc un autre ensemble de cytokines : les *pyrogènes*.

Traduit librement, le terme « pyrogène » signifie « générateur de chaleur », un nom parfaitement approprié dans ce cas. En termes simples, les pyrogènes sont des substances chimiques qui provoquent la *fièvre*. La fièvre est une réponse systémique à l'échelle de l'organisme qui crée un environnement désagréable pour les agents pathogènes et permet à vos cellules immunitaires de se battre plus efficacement. C'est aussi une forte motivation pour s'allonger et se reposer, pour économiser de l'énergie et donner à votre corps et à votre système immunitaire le temps dont ils ont besoin pour guérir ou combattre l'infection[3].

3. De nombreuses substances différentes peuvent être des pyrogènes, allant de certains interférons jusqu'à des molécules spéciales libérées par les macrophages activés en passant

Les pyrogènes agissent d'une manière plutôt surprenante, dans le sens où ils affectent directement votre cerveau et lui font faire des choses. Vous avez probablement entendu parler de la barrière hémato-encéphalique, un dispositif ingénieux qui empêche la plupart des cellules et des substances (ainsi, bien sûr, que les agents pathogènes) de pénétrer dans les tissus très délicats de votre cerveau, pour le protéger des dommages et des perturbations. Mais il y a des régions de votre cerveau où cette barrière est partiellement pénétrable par les pyrogènes. S'ils entrent dans votre cerveau et interagissent avec lui, ils déclenchent une chaîne complexe d'événements qui font essentiellement monter la température en modifiant le thermostat interne de votre corps.

Votre cerveau fait monter la température de deux manières principales : d'une part, il peut générer davantage de chaleur en provoquant des frissons, c'est-à-dire des contractions rapides de vos muscles, ce qui génère de la chaleur. Et en rendant plus difficile l'évacuation de cette chaleur par la constriction des vaisseaux sanguins situés près de la surface de votre corps, ce qui réduit la quantité de chaleur qui peut s'échapper par votre peau. C'est aussi la raison pour laquelle vous pouvez avoir une sensation de froid lorsque vous avez de la fièvre : votre peau est plus froide parce que votre corps essaie de réchauffer votre cœur et de créer des températures désagréables sur le champ de bataille afin de compliquer autant que possible la vie des agents pathogènes.

Mais la fièvre est un investissement considérable pour votre corps, car il faut énormément d'énergie pour chauffer l'ensemble du système de quelques degrés, selon la sévérité de votre fièvre. En moyenne, votre taux métabolique augmente d'environ 10 % par tranche de 1 °C d'augmentation votre température corporelle, ce qui signifie que vous brûlez plus de calories juste pour rester en vie. Bien que cela puisse ne pas

---

par les parois cellulaires des bactéries. Mais en fin de compte, il suffit de se souvenir d'une chose : vos cellules immunitaires innées libèrent des substances appelées pyrogènes qui ordonnent à votre cerveau d'augmenter la température de votre corps !

vous sembler tellement grave si vous voulez perdre un peu de poids, dans la nature, brûler des calories supplémentaires n'est généralement pas une bonne idée, c'est un investissement dont un organisme doit espérer qu'il finira par porter des fruits. Et il semble que la plupart du temps, ce soit le cas !

La majorité des agents pathogènes qui « aiment » les humains fonctionnent très bien à notre température corporelle habituelle, et les températures plus élevées provoquées par la fièvre leur compliquent passablement l'existence. Imaginez la différence entre courir par un frais matin de printemps et courir dans la chaleur estivale à midi, en plein soleil. Il est beaucoup plus épuisant de faire quoi que ce soit quand on a trop chaud. Ainsi, l'augmentation de la chaleur du corps ralentit directement la reproduction des virus et des bactéries et les rend plus sensibles à vos défenses immunitaires[4].

4. Il nous faut ici vous parler de l'un des prix Nobel de médecine les plus étranges, et aussi souligner à quel point le passé était difficile tandis que le présent est formidable. La syphilis est une maladie sexuellement transmissible provoquée par une bactérie spirochète. Ses symptômes possibles sont terribles et effrayants, et si vous voulez passer un mauvais moment, vous devriez chercher des photos en ligne. L'un des stades tardifs jusqu'auxquels la maladie peut évoluer est la neurosyphilis, une infection du système nerveux central. Les patients qui en sont affectés souffrent généralement de méningite et de lésions cérébrales progressives. Ce qui rend l'expérience encore plus désagréable, ce sont les problèmes mentaux qui vont de la démence à la schizophrénie, en passant par la dépression, la manie ou le délire, tous provoqués par cette bactérie qui fait des ravages. En définitive, il est juste de dire que les patients qui en ont souffert ont passé de très mauvais moments et qu'ils finissaient par mourir sans que les médecins puissent les aider autrement qu'en essayant d'atténuer leurs souffrances. Mais ils ont observé que dans certains cas, les patients qui souffraient de très fortes fièvres sans rapport avec la maladie finissaient par être guéris. Et naturellement, quelques médecins se sont alors mis à expérimenter la pyrothérapie, un traitement par la fièvre, et ils ont injecté le paludisme à des patients atteints de syphilis. Au premier abord, cela peut sembler épouvantable, mais le risque était relativement acceptable : les patients allaient mourir de toute manière, et le paludisme pouvait déjà être traité à l'époque. Le paludisme a été un candidat de choix, car provoquant de fortes fièvres sur une période longue et soutenue, il a éliminé les bactéries de la syphilis, car elles ne purent pas supporter cette chaleur. Ce traitement a été tellement efficace qu'il a été récompensé par le prix Nobel de médecine en 1927. L'apparition des antibiotiques a rendu ce traitement obsolète dans les années 1940, faisant de cette histoire l'une des grandes notes de bas de page de l'histoire de la médecine.

Tous les mécanismes et tous les effets sur le système immunitaire ne sont pas connus, mais en général, le système immunitaire inné et le système immunitaire adaptatif fonctionnent mieux à des températures plus élevées dues à la fièvre, et ce de diverses manières. Les neutrophiles sont réactivés plus rapidement, les macrophages et les cellules dendritiques dévorent un peu mieux leurs ennemis, les cellules tueuses tuent mieux, les cellules présentatrices d'antigènes présentent mieux, les lymphocytes T naviguent plus facilement dans le système sanguin et lymphatique. De manière générale, la fièvre semble activer le système immunitaire pour améliorer sa capacité à combattre les agents pathogènes.

Comment l'augmentation de la température peut-elle stresser les agents pathogènes et rendre nos cellules plus aptes à les repousser ? Tout est lié aux protéines présentes à l'intérieur des cellules et à leur fonctionnement. Pour expliquer cela simplement : certaines réactions chimiques entre protéines ont une sorte de zone optimale, une plage de température dans laquelle elles sont le plus efficaces. En augmentant la température du corps pendant la fièvre, les agents pathogènes sont contraints d'opérer en dehors de cette zone optimale. Pourquoi cela n'affecte-t-il pas vos cellules, mais va au contraire jusqu'à les aider ? Eh bien, comme nous l'avons mentionné plus tôt, vos cellules animales sont plus grandes et plus complexes que les cellules bactériennes, par exemple. Vos cellules disposent de mécanismes plus sophistiqués qui les protègent des températures plus élevées, tels que les protéines de choc thermique. En outre, vos cellules ont plus de fonctionnalités, de sorte que si l'un de leurs mécanismes internes est altéré, elles disposent probablement de mécanismes alternatifs qui peuvent prendre le relais. C'est aussi la raison pour laquelle la fièvre est utile à vos cellules immunitaires, car elles peuvent supporter la chaleur et profiter du fait que des températures plus élevées ont tendance à accélérer certaines réactions entre les protéines. Ainsi, la complexité de vos cellules fait que, contrairement à de nombreux micro-organismes, elles ne souffrent pas de la fièvre, mais qu'au contraire, elles travaillent plus efficacement. Bien sûr, il y a aussi une limite à la chaleur que nous pouvons supporter et à la durée pendant laquelle nous pouvons la supporter avant que nos systèmes s'effondrent eux aussi[5].

De retour sur le champ de bataille qui s'intensifie, les cellules dendritiques avalent et scannent des fluides et des détritus, et ramassent les virus de la grippe. Elles sont également infectées par ces derniers, mais elles sont bien plus résistantes que les cellules épithéliales et continuent de fonctionner, ce qui sera important ultérieurement. Leur rôle est très important, car sans le système immunitaire adaptatif, votre corps aurait beaucoup de mal à combattre les infections virales, en particulier des agents pathogènes aussi efficaces que la grippe. Jusqu'à ce que le système adaptatif se manifeste, les efforts déployés ne font que retarder l'infection, mais sans l'arrêter, et ainsi, le virus se propage et infecte de plus en plus de cellules.

Petit aparté la différence entre grippe et rhume

La grippe entre généralement dans la catégorie des *infections virales aiguës des voies respiratoires supérieures,* qui sont les types de maladies les plus courantes que l'humanité doit affronter. Ce qui les rend

5. Cela semble être vrai pour la plupart des animaux. Par exemple, les lézards détenus dans des terrariums à température élevée avaient plus de chances de survivre à une infection que les lézards détenus dans des environnements plus frais. Et un certain nombre d'expériences similaires ont été menées sur des poissons, des souris ou des lapins, et même sur certaines espèces végétales. Transformer notre corps en un écosystème où règne une certaine chaleur semble être une bonne stratégie de défense contre les intrus du micromonde. Il est intéressant de noter que les animaux qui ne peuvent pas réguler leur température corporelle comme nous, les mammifères, les animaux dits « ectothermes » ou « à sang froid » tels que les lézards ou les tortues, ont une fièvre comportementale. Ce qui signifie que si leurs cellules immunitaires libèrent certaines cytokines, ils cherchent un endroit chaud, comme un rocher, qui a été longtemps exposé au soleil brûlant, et s'y reposent un certain temps. Ils se grillent en quelque sorte pour augmenter leur température corporelle à un point où les agents pathogènes à l'intérieur d'eux passeront un très mauvais quart d'heure.

vraiment agaçantes à évoquer n'est pas seulement leur nom supercommode, mais aussi le fait que cette désignation peut signifier beaucoup de choses différentes sur un large éventail. D'un côté, nous avons le rhume, une maladie que même un adulte en bonne santé contracte deux à cinq fois par an, et les enfants jusqu'à sept fois, et qui est, tout bien considéré, relativement inoffensif[6].

Un rhume peut être tellement bénin que vous ne le remarquez même pas, mais il peut aussi être assez désagréable. Les symptômes vont de l'absence totale de symptômes jusqu'à des maux de tête, des éternuements, des frissons, des maux de gorge, un nez bouché, de la toux et un mal-être général.

Dans le cas de la grippe, la fièvre et d'autres symptômes vous frappent généralement comme un coup de tonnerre. Vous vous sentez bien, peut-être tout de même en petite forme, mais soudain, *boum*, vous vous sentez vraiment malade et faible, et vous brûlez. Une véritable infection par la grippe A s'accompagne de tout un tas de symptômes désagréables. Hormis une forte fièvre, vous vous sentez extrêmement fatigué et faible, vous avez mal à la tête, ce qui vous empêche de penser ou de lire, votre gorge est douloureuse et vous toussez beaucoup. Comme si cela ne suffisait pas, au fur et à mesure que la journée avance, votre corps tout entier se met à être endolori et à souffrir. La douleur semble provenir directement des muscles de vos bras et de vos jambes. La plupart de ces symptômes peuvent être provoqués par d'autres infections, car ils ne sont techniquement pas spécifiques à la grippe, ce qui peut rendre le diagnostic difficile, parfois même pour les médecins.

6. Vous connaissez des gens qui profitent de moments comme celui-ci pour prendre une profonde inspiration avant de vous faire savoir qu'ils ne tombent jamais malades, même si vous ne leur avez rien demandé ? Ou qu'ils n'ont pas été malades depuis des années parce que... (saisissez ici une raison qui n'a aucun sens) ? Soyez rassuré : tout le monde tombe malade, les rhumes courants peuvent être assez bénins, et puis souvent, nous nous souvenons de manière sélective des moments où nous nous sentons bien. La meilleure manière de réagir à ce genre de déclaration est de hocher la tête poliment et de changer de sujet.

Il est communément admis que la couleur du mucus peut indiquer le type d'infection dont souffre la personne, et s'il s'agit simplement d'un rhume ou plutôt d'une grippe, mais ce n'est pas vrai : la couleur indique simplement la gravité de la réaction inflammatoire à l'intérieur du nez et non pas sa cause. Plus il est coloré, plus il y a de neutrophiles qui ont sacrifié leur vie.

Songez-y un instant : à chaque éternuement, vous vous débarrassez non seulement de milliers, voire de millions de virus ou de bactéries, mais aussi de vos propres cellules qui ont combattu courageusement et qui sont mortes au cours de ce processus. Il peut même y avoir des neutrophiles encore vivants lorsque vous vous mouchez dans un mouchoir. C'est un triste sort, un peu comme un astronaute éjecté dans l'espace. Ils se sont battus pour vous de toutes leurs forces pour finalement se faire jeter avec l'ennemi et finir dans une poubelle. Un destin vraiment affreux, et si vos cellules étaient conscientes, elles seraient probablement bien tristes de terminer leurs vies ainsi.

Après avoir passé votre samedi matin à pleurnicher comme un bébé et à vous obstiner à vouloir profiter de votre week-end, l'infection par la grippe A vous frappe finalement pour de bon. Vous vous sentez de plus en plus mal, vous avez chaud et vous vous sentez faible, et tous vos symptômes s'aggravent. Il n'est plus possible de l'ignorer, vous êtes bien malade. Vous retournez au lit et vous n'avez pas d'autre choix que de traverser cette épreuve, car il n'y a rien que vous puissiez faire contre la grippe hormis compter sur le bon fonctionnement de votre système immunitaire. Au moins, cela signifie également que vous pourrez vous absenter du travail pendant une semaine ou deux, songez-vous avant de sombrer dans une somnolence fébrile.

Dans les trois jours suivant l'infection initiale par la grippe A, la réplication du virus atteint un pic, car le système immunitaire inné attrape et tue autant de virus que possible. Pourtant, la majorité des virus sont cachés en toute sécurité à l'intérieur des cellules infectées, réalisant leur sale travail de parasites dans l'obscurité, derrière les membranes. Si la lutte continue de cette manière, le virus ne sera pas éliminé, il n'y aura aucun moyen de le contourner. Étant donné que les virus passent la plupart de leur temps à l'intérieur des cellules infectées, il est tout simplement trop difficile de tous les attraper lorsqu'ils flottent d'une cellule à l'autre. Si votre système immunitaire ne pouvait combattre les virus que lorsqu'ils se trouvent à l'extérieur des cellules, ils seraient presque imbattables, et les humains pourraient aujourd'hui avoir disparu.

La meilleure manière de tuer beaucoup de virus est de détruire les cellules infectées et les virus qu'elles contiennent. Arrêtons-nous un instant pour apprécier l'ampleur de ce dont nous parlons ici. Votre système immunitaire doit être capable de tuer vos propres cellules. *Votre système immunitaire a véritablement le permis de vous tuer.* Comme vous pouvez l'imaginer, il s'agit d'un permis extraordinairement dangereux qui comporte une responsabilité extrême ; imaginez simplement ce qui se passerait si ces cellules tournaient mal, elles pourraient décider de tuer des tissus et des organes sains. Et en effet, cela arrive à des millions de personnes chaque jour. Cela s'appelle une maladie auto-immune, que nous découvrirons plus en détail par la suite. Alors, comment votre système immunitaire fait-il cela sans causer d'épouvantables dommages ?

30 La fenêtre sur l'âme des cellules

Dans le chapitre « Sentir les éléments constitutifs de la vie », nous avons vu que les cellules peuvent « humer » leur environnement et reconnaître les intrus et leurs excrétions grâce à des récepteurs de type Toll, capables de reconnaître les formes de différentes molécules ennemies. Ils font cela pour que vos cellules soldats puissent détecter les ennemis et les tuer efficacement. Même si tout cela est bien beau, cela laisse encore un angle mort très important : l'intérieur des cellules infectées ou corrompues.

Et être capable de dire si une cellule civile doit être détruite n'est pas seulement pertinent pour les infections virales. Certaines espèces de bactéries telles que la *M. tuberculosis* envahissent vos cellules et se cachent de votre système immunitaire, tandis qu'elles dévorent leurs victimes de l'intérieur. Et puis, il y a les cellules cancéreuses qui semblent généralement discrètes de l'extérieur tout en étant défectueuses à l'intérieur. Les cellules infectées ou corrompues doivent être identifiées afin d'être éliminées avant qu'elles ne puissent causer des dommages à grande échelle, que ce soit en propageant un agent pathogène ou en se transformant en tumeur. Et bien sûr, qui pourrait oublier les protozoaires, nos amis « animaux » unicellulaires, tels que le trypanosome qui provoque la maladie du sommeil ou le plasmodium qui, chaque année, provoque le paludisme et tue jusqu'à un demi-million de personnes.

Ainsi, pour détecter le danger que représentent ces cellules corrompues, votre système immunitaire a développé un moyen ingénieux qui permet à vos cellules de regarder à l'intérieur d'autres cellules. En un mot : elles le font en amenant l'intérieur des cellules vers l'extérieur. Pardon ? Comment cela est-il possible ?

Pour expliquer exactement comment, un bref rappel sur la nature des cellules pourrait être utile ici : les cellules sont des machines protéiques complexes qui doivent constamment reconstruire et décomposer des structures et différentes parties à l'intérieur d'elles-mêmes. Elles sont remplies de millions de protéines différentes avec de nombreuses tâches et fonctions qui travaillent toutes ensemble dans un magnifique concert de la vie.

Le chef d'orchestre de ce concert est l'ADN situé dans le noyau, et les bras de ce chef d'orchestre sont les molécules d'ARNm qui relaient les ordres de fabrication des protéines. Mais ces protéines sont plus que de simples matériaux et pièces. Elles racontent une histoire. Une histoire de ce qui se passe à l'intérieur d'une cellule. Si vous pouviez voir une coupe transversale de toutes les protéines d'une cellule, vous pourriez voir ce qu'elle fait, quel genre de choses elle construit actuellement, quelles sont les notes que le chef d'orchestre demande à l'orchestre de jouer. Et bien sûr, s'il y a quelque chose qui ne va pas.

Par exemple, si une cellule fabrique des protéines virales, elle est manifestement infectée par un virus. Ou si une cellule est défectueuse et se transforme en cancer, elle se met à produire des protéines défectueuses ou anormales[1].

1. Qu'est-ce qu'une protéine anormale ? demanderez-vous. Par exemple, certaines protéines ne sont fabriquées que pendant vous êtes un embryon dans le ventre de votre mère. Certaines de ces protéines permettent aux cellules embryonnaires de croître et de se diviser rapidement, ce qui est nécessaire à ce stade précoce de la vie, mais qui serait préjudiciable à l'âge adulte. Les instructions de construction de ces protéines continuent de faire partie de l'ADN des cellules adultes, bien qu'elles ne soient plus utilisées. Il existe toute une bibliothèque de protéines comme celles-ci, et leur présence, hormis dans les embryons, indique au système immunitaire que quelque chose ne va pas. Ces protéines ne sont donc pas techniquement défectueuses, car elles servent bien votre tumeur, mais elles sont définitivement anormales et par conséquent un signe de menace pour votre corps.

Mais vos cellules immunitaires ne peuvent pas voir à travers la membrane solide de votre cellule pour vérifier quels types de protéines sont fabriqués et si tout va bien. La nature a résolu le problème autrement : elle transmet l'histoire que les protéines racontent de l'intérieur vers l'extérieur en utilisant une molécule très particulière qui fonctionne comme une fenêtre d'affichage.

Cette molécule porte l'un de ces noms typiquement alambiqués de l'immunologie qui pourrait vous sembler très familier : la *molécule du complexe majeur d'histocompatibilité de classe I*, ou en abrégé, le *CMH de classe I*. Vous avez peut-être deviné que cette molécule est étroitement liée à la molécule du CMH de classe II que nous avons décrite plus tôt de manière détaillée. Ici, l'immunologie a choisi d'être encore plus déroutante et fastidieuse : les deux types de molécules du CMH sont d'une importance cruciale et présentent des différences *fondamentales*. Les molécules du CMH de classe I sont des fenêtres d'affichage. Les molécules du CMH de classe II sont des petits pains à hot dog ! Des choses extrêmement différentes, mais des noms étrangement similaires !

Tout d'abord, tout comme la molécule du CMH de classe **II**, la fonction d'une molécule du CMH de classe **I** est de *présenter l'antigène*. La différence extrêmement importante entre ces deux molécules est la suivante : seules les *cellules présentatrices d'antigène* possèdent des molécules du CMH de classe **II**.

Cela inclut les cellules dendritiques, les macrophages et les lymphocytes B, toutes des cellules immunitaires !

Et c'est tout : aucune autre cellule n'est autorisée à avoir une molécule du CMH de classe II[2].

2. Et que diriez-vous d'une exception ? Il existe dans votre corps un autre type de cellules qui ont besoin de molécules du CMH de classe II : ce sont les cellules enseignantes de votre thymus, car elles en ont besoin pour éduquer vos lymphocytes T auxiliaires et s'assurer qu'ils pourront reconnaître correctement les molécules du CMH de classe II !

CMH de classe I : La fenêtre sur la cellule

La molécule du CMH de classe I présente au monde extérieur des protéines aléatoires de l'intérieur de la cellule.
De cette manière, des choses telles que les infections virales deviennent visibles depuis l'extérieur.

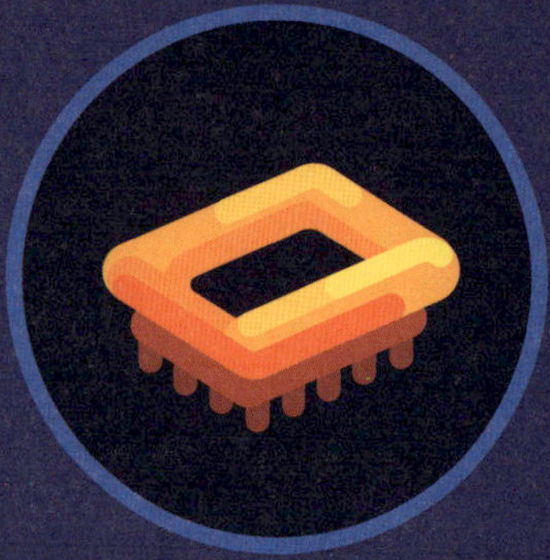

Molécule du CMH de classe I

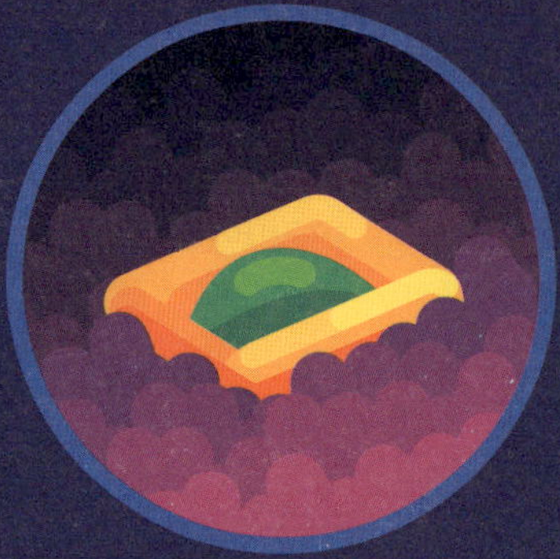

Affichage d'un antigène

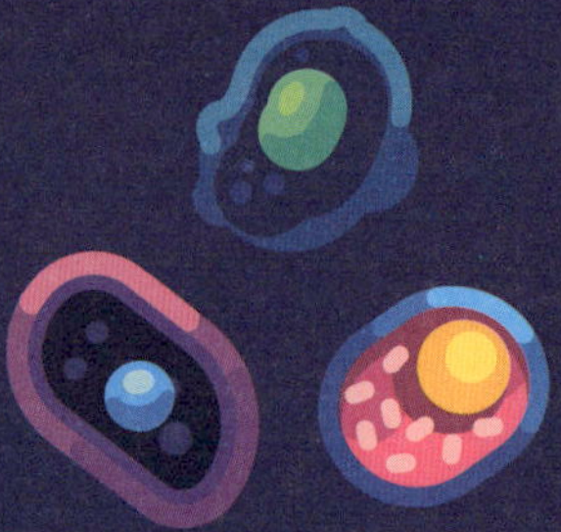

Présente sur chaque cellule à noyau de votre corps

CMH de classe II : Le petit pain à hot dog

La molécule du CMH de classe II présente des antigènes à d'autres cellules immunitaires pour les activer ou les simuler.

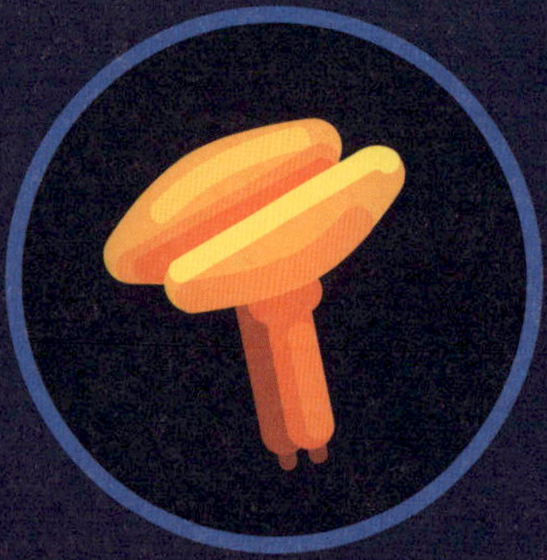

Molécule du CMH de classe II

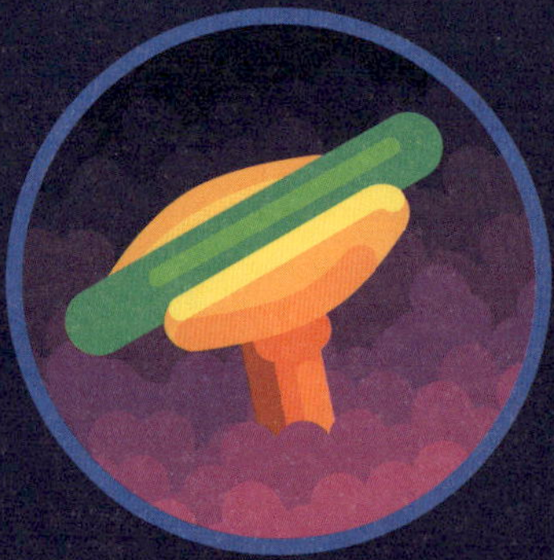

Présentation d'un antigène

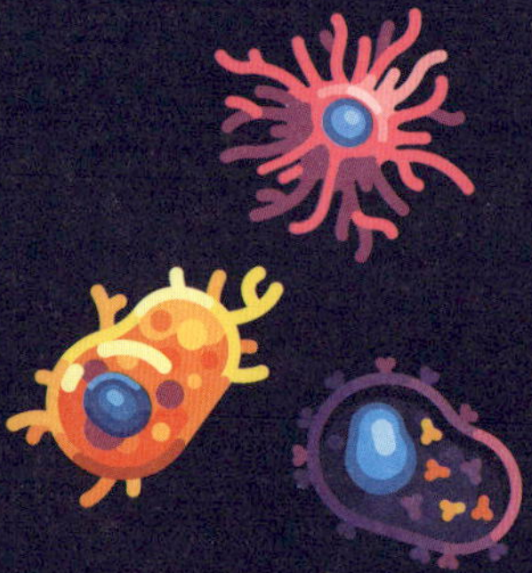

Présente uniquement sur les cellules dendritiques, les macrophages et les lymphocytes B

En revanche : *toutes les cellules de votre corps dotées d'un noyau (donc à l'exclusion des globules rouges) ont des molécules du CMH de classe I.* Pourquoi cela et comment cela fonctionne-t-il ?

Comme nous l'avons déjà exposé, les cellules décomposent constamment leurs protéines, afin que leurs parties puissent être recyclées et réutilisées. L'élément crucial à cet égard est que tandis que ce recyclage se produit, vos cellules choisissent une sélection aléatoire de morceaux de protéines et les transportent vers leurs membranes pour les afficher à leurs surfaces.

La *molécule du CMH de classe I* présente ces protéines au monde extérieur, tout comme une vitrine sophistiquée présenterait une sélection d'articles que l'intérieur d'un magasin propose. Ainsi, l'histoire de ce qui se passe pour les protéines à l'intérieur de la cellule peut être racontée à l'extérieur. Pour garantir que cette histoire est toujours à jour, vos cellules disposent de plusieurs milliers de fenêtres d'affichage – ou de plusieurs milliers de molécules du CMH de classe I – et chacune d'elles est actualisée avec une nouvelle protéine environ une fois par jour. Chaque cellule de votre corps qui est dotée d'un noyau et de machines de production de protéines fait cela constamment. Ainsi, vos cellules montrent en permanence ce qui se passe à l'intérieur d'elles, pour prouver au système immunitaire qu'elles vont bien. Comme nous l'apprendrons dans les prochains chapitres, il y a des cellules qui traversent votre corps en ce moment, vérifiant ces fenêtres sur des cellules aléatoires, afin de s'assurer qu'il ne se passe rien de louche l'intérieur d'elles.

Songez au génie de ce principe et au nombre de problèmes qu'il résout. Dans le cas de notre infection par la grippe A, le mécanisme fonctionne de la manière suivante : n'oublions pas que la première chose que les virus ont faite lorsqu'ils ont réussi à envahir vos cellules a été de prendre le contrôle des sites de production des cellules. Ils ont utilisé les outils et les ressources des cellules pour fabriquer des parties de protéines virales, des antigènes viraux.

Automatiquement, comme une sorte de bruit de fond, certains de ces antigènes viraux sont captés et transportés vers les *fenêtres d'affichage, les molécules du CMH de classe I*, à l'extérieur des cellules. Grâce à cela, les cellules signalent clairement non seulement qu'elles sont infectées, mais aussi par qui, car bien que l'ennemi soit caché à l'intérieur et invisible, ses antigènes ne le sont pas !

Comme toutes vos cellules affichent en permanence des protéines dans leurs molécules du CMH de classe I, les cellules infectées présentent leur intérieur au monde extérieur, même si elles ne « savent » pas qu'elles sont infectées ! La fenêtre d'affichage est un processus automatisé qui se produit toujours en arrière-plan dans le cadre de la vie normale de vos cellules. Si une cellule immunitaire veut vérifier si une cellule est infectée, il lui suffit de se rapprocher et de regarder dans les petites « fenêtres » pour obtenir un instantané de l'intérieur. Si elle reconnaît dans les fenêtres des éléments qui ne devraient pas se trouver à l'intérieur de la cellule, la cellule infectée sera tuée.

Mieux encore, le nombre de molécules du CMH de classe I n'est pas fixe. L'une des choses les plus importantes qui se produisent pendant la guerre chimique déclenchée par l'interféron est la stimulation et l'ordre donné aux cellules de fabriquer plus de molécules du CMH de classe I. Ainsi, en cas d'infection, l'interféron ordonne à toutes les cellules situées à proximité de construire plus de fenêtres et de devenir plus transparentes, de raconter davantage leur histoire protéique interne et d'être plus visibles pour le système immunitaire.

Une autre particularité de vos fenêtres d'affichage cellulaires est qu'elles sont la marque de votre individualité. Nous avons déjà mentionné dans la première partie que les gènes de codification pour les molécules du CMH de classe I et II sont les gènes les plus diversifiés de l'espèce humaine. Si vous n'avez pas de jumeau monozygote, il est très probable que vos molécules du CMH de classe I *vous soient absolument spécifiques.* Elles fonctionnent de la même manière chez tous les humains en bonne santé, mais les protéines qui composent ces molécules ont des centaines de formes légèrement différentes et elles varient très légèrement d'une personne à l'autre.

C'est incroyablement important, mais en même temps, c'est malheureux dans un autre registre : la transplantation d'organes. Parce que les molécules du CMH sont l'endroit où votre système immunitaire peut savoir qu'une cellule d'un organe qu'une personne généreuse vous a donnée n'est pas réellement à vous. Ce n'est pas *soi*, c'est un *autre*. Et une fois que l'autre a été identifié, votre système immunitaire attaque et tue l'organe. La nature même de la transplantation d'organes rend ce scénario encore plus probable.

Pour être transplanté, un organe a dû être prélevé sur un autre être vivant, et donc séparé de ce dernier. Généralement avec des outils tranchants. Tout ce processus est susceptible d'avoir causé de petites blessures, et que déclenchent les blessures à l'intérieur du corps ? Une inflammation qui attire alors le système immunitaire inné. Et si les choses tournent mal, le système immunitaire adaptatif est appelé aux abords du nouvel organe destiné à sauver la vie du receveur, et peut appeler davantage de cellules qui vérifient les fenêtres d'affichage pour découvrir qu'elles ne sont pas les vôtres.

C'est la malheureuse raison pour laquelle, après avoir reçu un don d'organe, le receveur devra prendre de puissants médicaments qui inhiberont son système immunitaire pour le reste de sa vie. Afin de minimiser le risque que ses cellules immunitaires trouvent des molécules étrangères du CMH de classe I et tuent les cellules qui les portent. Mais bien sûr, cela rendra cette personne terriblement plus vulnérable aux infections.

Il y a des centaines de millions d'années, lorsque notre système immunitaire était en train d'évoluer, il ne pouvait absolument pas prévoir qu'à un moment donné, une espèce de singe inventerait la médecine moderne et se mettrait à transplanter des cœurs et des poumons. Mais ne nous laissons pas distraire. Revenons à la molécule du CMH de classe I, la fenêtre sur la cellule. Découvrons l'une de vos cellules les plus dangereuses qui dépend entièrement de la fenêtre d'affichage. Un tueur brutal du système immunitaire adaptatif, qui est l'une de vos armes les plus puissantes contre les virus. Le lymphocyte T cytotoxique, le spécialiste du meurtre dans votre corps.

31 Les spécialistes du meurtre : les lymphocytes T cytotoxiques

Les lymphocytes T cytotoxiques sont les frères et sœurs des lymphocytes T auxiliaires, mais leur travail est très différent. Si le lymphocyte T auxiliaire est un planificateur minutieux qui prend des décisions intelligentes et brille par sa capacité d'organisation, le lymphocyte T cytotoxique est un type armé d'un marteau qui défonce les têtes en éclatant d'un rire maniaque. Le lymphocyte T cytotoxique est également appelé lymphocyte T « tueur », ce qui est un nom parfait, compte tenu de ce qu'il fait : il tue, efficacement, rapidement et sans pitié.

Environ 40 % des lymphocytes T de votre corps sont des lymphocytes T cytotoxiques et, tout comme leurs frères et sœurs, les lymphocytes T auxiliaires, ils sont dotés de milliards de récepteurs différents et uniques pour toutes sortes d'antigènes possibles. Eux aussi doivent passer par l'éducation de l'université du meurtre du thymus avant d'être autorisés à entrer dans la circulation générale.

Tout comme les lymphocytes T auxiliaires ont besoin de pains à hot dog pour reconnaître les antigènes (molécules du CMH de classe II), les lymphocytes T cytotoxiques dépendent des fenêtres d'affichage (molécules du CMH de classe I) pour être activés.

Alors, comment cela fonctionnerait-il dans notre infection par la grippe A ?

Revenons au champ de bataille, où des millions de virus tuaient des centaines de milliers de cellules. Les cellules dendritiques ont collecté

Le lymphocyte T auxiliaire

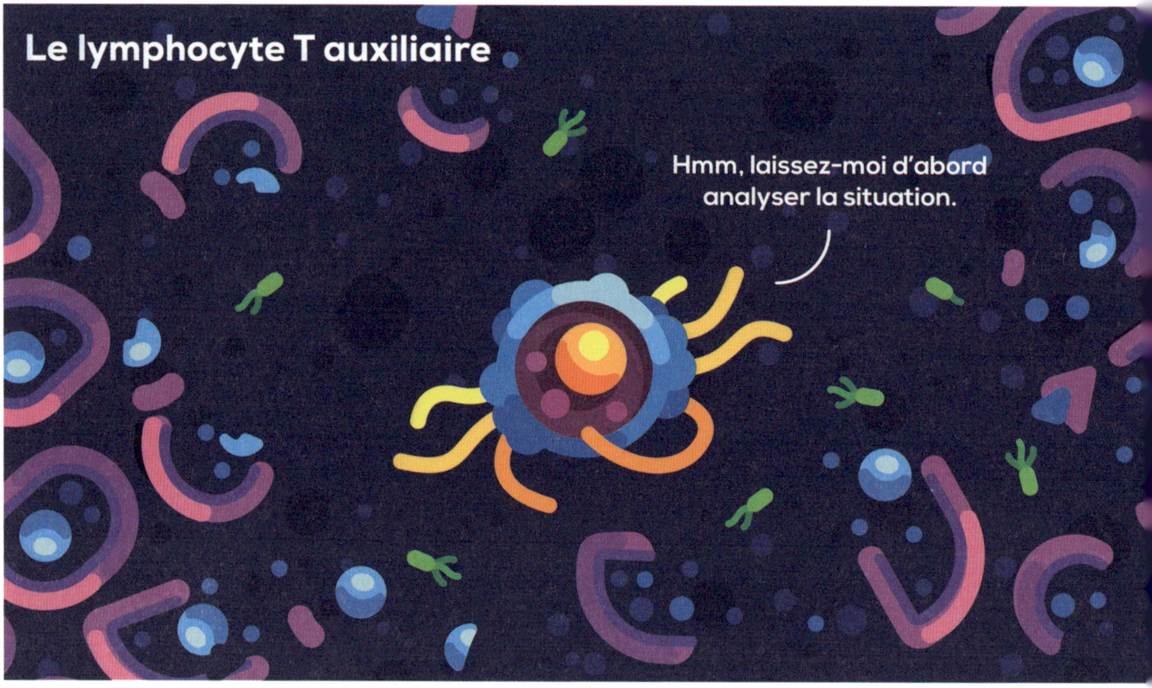

Le lymphocyte T cytotoxique

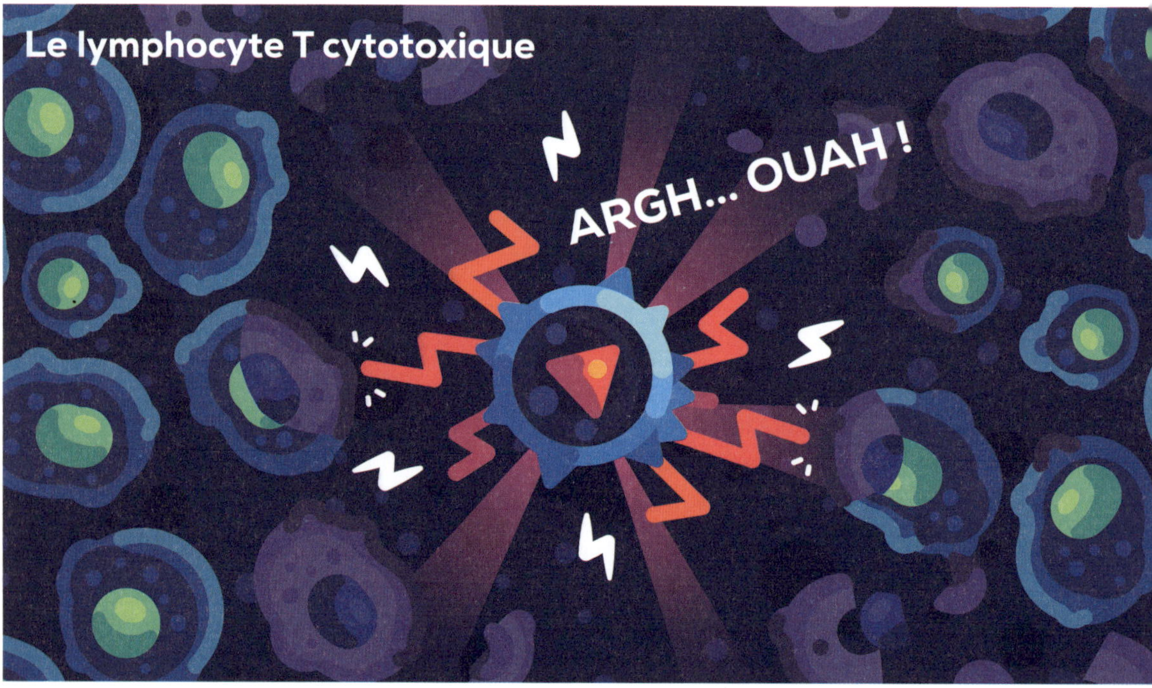

des échantillons de détritus et de virus flottant sur le champ de bataille, puis ils les ont déchiquetés en antigènes et les ont présentés dans les pains à hot dog, leurs molécules CMH de classe II. Cependant, cela n'activerait que les lymphocytes T auxiliaires et ne serait pas utile pour nos cellules tueuses. C'est ici que les choses se compliquent un peu, car il reste encore beaucoup de questions ouvertes sur les mécanismes exacts, mais pour le moment, les détails ne sont pas tellement importants.

Il suffit de savoir que les cellules dendritiques font ce qu'on appelle une présentation croisée qui leur permet d'échantillonner des antigènes de virus et d'en présenter certains dans leurs molécules du CMH de classe I dans leurs fenêtres d'affichage, même si elles n'ont pas été infectées par un virus. Ainsi, les cellules dendritiques sont capables d'activer simultanément les lymphocytes T auxiliaires et les lymphocytes T cytotoxiques en chargeant d'antigènes les pains à hot dog et les fenêtres d'affichage[1].

Vous pouvez maintenant imaginer comment se produit l'activation des lymphocytes T cytotoxiques. Les cellules dendritiques couvertes d'antigènes provenant d'ennemis morts soigneusement présentés dans les petits pains à hot dog et couvertes d'antigènes viraux présentés dans les fenêtres d'affichage arrivent dans le ganglion lymphatique et se déplacent vers la zone de rencontre des lymphocytes T. Là, elles recherchent un lymphocyte T cytotoxique vierge capable de reconnaître l'antigène du virus dans ses fenêtres d'affichage.

1. Une autre manière pour la cellule dendritique d'activer un lymphocyte T cytotoxique est d'être infectée par le virus lui-même. Tout comme une cellule ordinaire, la cellule dendritique présente des échantillons du virus dans ses molécules du CMH de classe I et peut toujours dire au système immunitaire adaptatif: « Regarde, il y a un agent pathogène qui infecte les cellules, moi-même je suis infectée, mobilise des forces spéciales, particulièrement pour ce type d'ennemi. » Pour augmenter les chances que cela se produise, les cellules dendritiques qui détectent la guerre chimique déclenchée par les infections virales produisent massivement plus de fenêtres d'affichage, pour devenir super, extratransparentes.

Les cellules dendritiques qui sont chargées de la photo instantanée du champ de bataille d'une infection virale sont essentiellement capables de faire appel à trois types de renforts différents : elles activent les lymphocytes T cytotoxiques spécifiques qui tuent les cellules infectées, et elles activent les lymphocytes T auxiliaires qui participent au champ de bataille, ainsi que les lymphocytes T auxiliaires qui activent les lymphocytes B pour fournir des anticorps. Et tout cela à partir d'une seule cellule dendritique qui est arrivée avec toutes les informations et les antigènes dont le système immunitaire adaptatif pouvait rêver.

Cela est également important pour une deuxième raison, car pour se réveiller pour de bon, les lymphocytes T cytotoxiques ont besoin d'un deuxième signal. Comme vous pouvez l'imaginer, les lymphocytes T cytotoxiques sont un groupe très dangereux qu'il ne faudrait surtout pas activer par accident. De manière similaire aux lymphocytes B, leur activation complète nécessite une authentification à deux facteurs. Un lymphocyte T cytotoxique qui n'a été activé que par une cellule dendritique fabriquera quelques clones de lui-même et pourra se battre, mais sera est un peu lent et se suicidera assez rapidement.

Le deuxième signal d'activation provient d'un lymphocyte T auxiliaire. C'est encore une fois l'authentification à deux facteurs que nous avons observée avec les lymphocytes B : pour réellement activer les armes les plus puissantes de votre système immunitaire adaptatif, les systèmes immunitaires inné et adaptatif doivent « se mettre d'accord », ils doivent tous deux donner leur autorisation.

Ce n'est que si un lymphocyte T auxiliaire a été activé auparavant par une cellule dendritique et s'il continue ensuite à stimuler le lymphocyte T cytotoxique qu'il peut atteindre son plein potentiel.

Lorsqu'il est vraiment activé, le lymphocyte T cytotoxique prolifère rapidement et fabrique de nombreux clones de lui-même qui finissent par se déplacer jusqu'au champ de bataille pour y répandre la mort.

La présentation croisée

La cellule dendritique est capable de présenter des antigènes dans les deux molécules du CMH. Ainsi, elle peut activer simultanément les lymphocytes T auxiliaires et les lymphocytes T cytotoxiques.

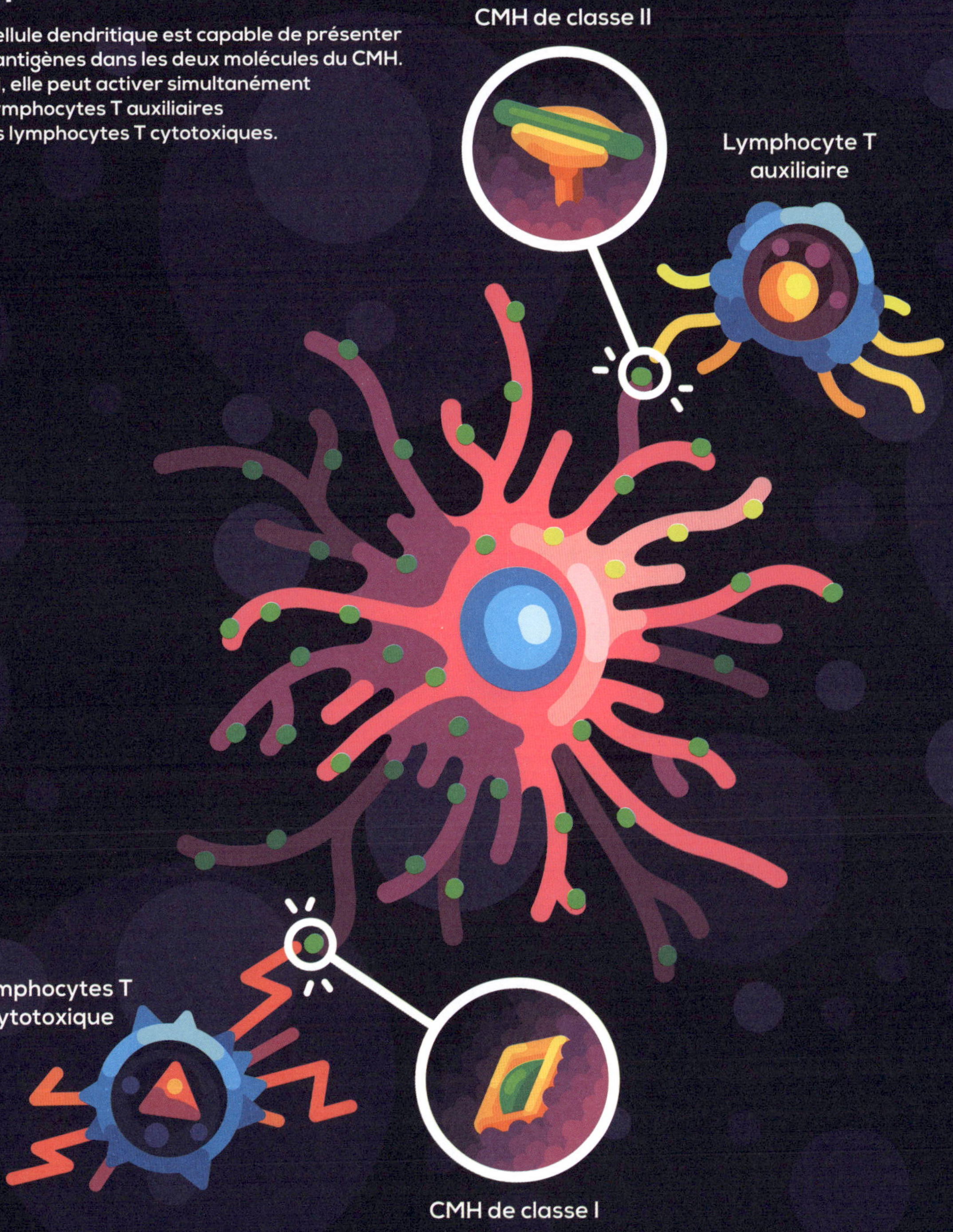

Une dizaine de jours après avoir attrapé l'infection dans la salle de repos, vous êtes encore assez malade. Votre système immunitaire s'est battu, mais il vous a également fait vous sentir mal, et l'infection est toujours aussi forte. C'est à peu près à ce moment-là que les lymphocytes T cytotoxiques arrivent enfin dans votre poumon infecté. Ils se faufilent entre les macrophages et les cellules civiles mortes et se déplacent lentement et prudemment d'une cellule à l'autre pour les scanner à la recherche d'une infection. En gros, ils appuient leur visage contre le visage d'un civil et examinent de près et en profondeur les nombreuses fenêtres d'affichage à sa surface, scrutant soigneusement l'histoire de ses entrailles. S'ils ne trouvent pas d'antigènes auxquels ils peuvent connecter leurs récepteurs de lymphocytes T, rien ne se passe et ils continuent d'avancer.

Mais lorsqu'un lymphocyte T cytotoxique trouve une cellule qui a un antigène viral dans sa fenêtre d'affichage (récepteurs du CMH de classe I), il envoie immédiatement un ordre spécial à la cellule : « Suicide-toi, mais très proprement. » Pas avec agressivité ou colère, mais sans détour et avec dignité, si l'on veut anthropomorphiser ce processus. La mort de la cellule infectée est une nécessité, une réalité de la vie, et il est important qu'elle se produise correctement. C'est l'un des éléments clés de la réponse aux infections virales : Il est très important de savoir comment une cellule infectée s'autodétruit. Par exemple, si les lymphocytes T n'utilisaient que des armes chimiques et les projetaient autour d'eux comme le font les neutrophiles, ils déchireraient leur victime et la feraient éclater. Non seulement cela libérerait les entrailles de la cellule et provoquerait des réactions inflammatoires sévères, mais cela libérerait également tous les virus à l'intérieur de la cellule infectée qui ont été fabriqués jusqu'à ce moment-là.

Au lieu de cela, le lymphocyte T cytotoxique perfore la cellule infectée et insère un signal de mort spécifique qui transmet un ordre très spécifique : l'*apoptose*, la mort cellulaire contrôlée dont nous avons déjà parlé. De cette manière, les particules virales sont soigneusement piégées dans

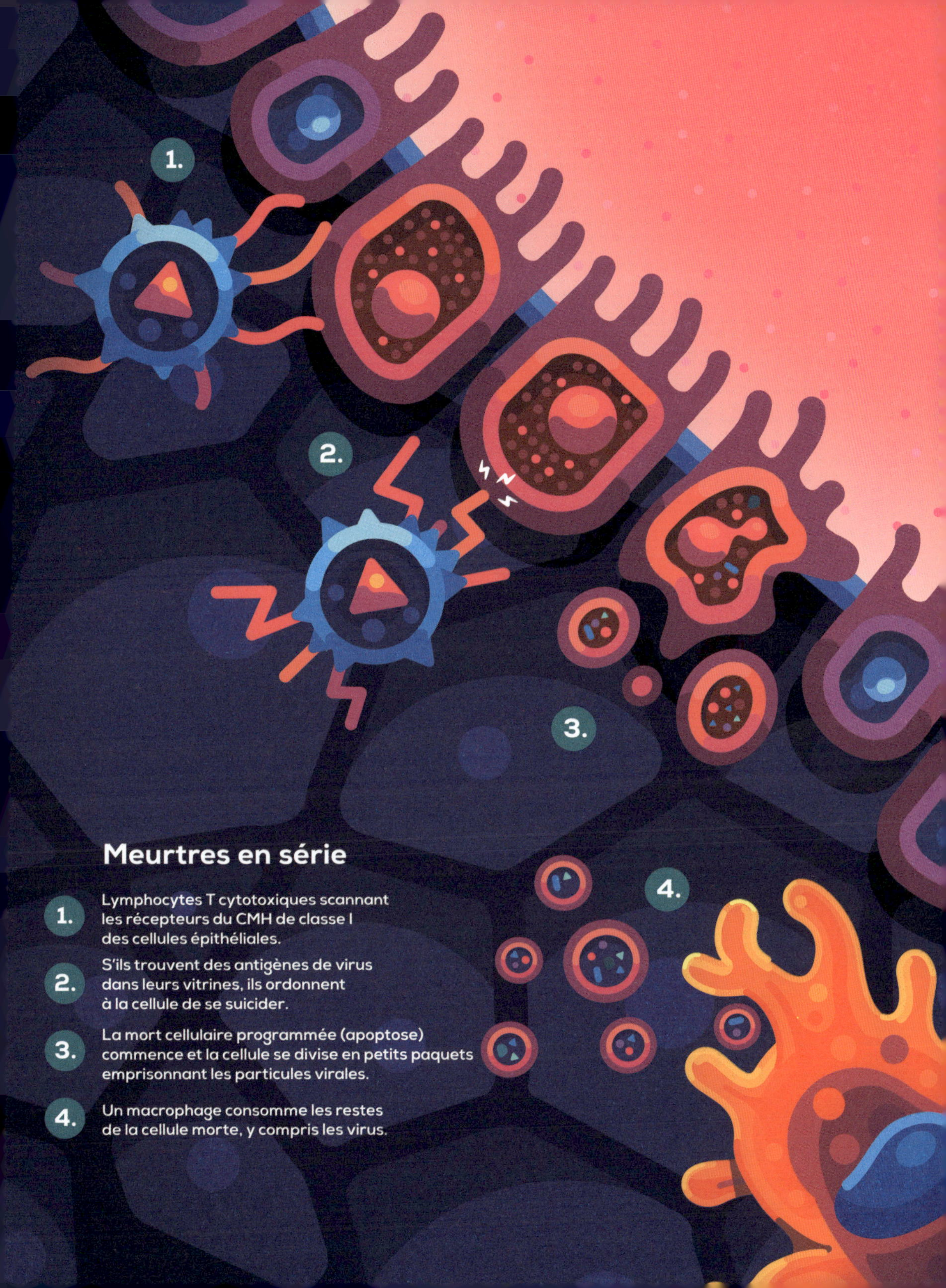

Meurtres en série

1. Lymphocytes T cytotoxiques scannant les récepteurs du CMH de classe I des cellules épithéliales.
2. S'ils trouvent des antigènes de virus dans leurs vitrines, ils ordonnent à la cellule de se suicider.
3. La mort cellulaire programmée (apoptose) commence et la cellule se divise en petits paquets emprisonnant les particules virales.
4. Un macrophage consomme les restes de la cellule morte, y compris les virus.

de minuscules paquets de carcasses cellulaires et incapables de provoquer d'autres dégâts jusqu'à ce qu'un macrophage affamé passe par là et consomme les restes de la cellule morte. Ce processus est extrêmement efficace et le nombre de virus chute drastiquement à mesure que des milliers de lymphocytes T cytotoxiques se déplacent sur le champ de bataille, vérifiant que chaque cellule qu'ils rencontrent n'est pas infectée dans le cadre d'un processus appelé « meurtres en série ». Oui, c'est vraiment ainsi que ça s'appelle : félicitations aux immunologistes qui ont inventé cette expression ! Des millions de virus sont détruits avant d'avoir la possibilité d'infecter plus de victimes. Mais des centaines de milliers de cellules civiles infectées reçoivent elles aussi l'ordre de se suicider de cette manière. Non, le système immunitaire n'a aucun scrupule, il fait ce qu'il doit faire.

Malheureusement, il y a un énorme vice dans ce système : les agents pathogènes ne sont pas stupides et ils ont trouvé des moyens de détruire les fenêtres et donc de se cacher du système immunitaire, des lymphocytes T cytotoxiques. De nombreux virus forcent les cellules infectées à cesser de fabriquer des molécules du CMH de classe I, anéantissant efficacement cette stratégie.

Mais alors, vous seriez condamné ?

Bien sûr que non, parce que votre ingénieux réseau de défense a une réponse, même dans ce cas.

Et cette dernière porte l'un des meilleurs noms de toute l'immunologie : la **cellule tueuse naturelle**.

32 Les cellules tueuses naturelles

Les cellules tueuses naturelles sont des créatures effrayantes.

Elles sont apparentées aux lymphocytes T, mais lorsqu'elles grandissent, elles quittent le giron familial et rejoignent le système immunitaire inné. On pourrait les imaginer comme des enfants issus d'une famille dont tous les membres sont pilotes de chasse depuis des générations, mais qui défieraient la tradition pour devenir des soldats de l'armée de terre. Ils refusent de suivre les traces de leurs ancêtres et de jouer un rôle plus prestigieux dans la défense, cherchant plutôt à s'épanouir dans le combat au sol, plus concret et plus brutal.

Les cellules tueuses naturelles sont des êtres discrets et néanmoins l'une des rares cellules avec une autorisation officielle de tuer les cellules de votre propre corps. D'une certaine manière, on peut les imaginer comme des inquisiteurs du vaste empire de votre système immunitaire. Toujours à l'affût de la corruption et capables d'agir en tant que juges, jurés et bourreaux. En un mot, les cellules tueuses naturelles chassent deux types d'ennemis : les cellules infectées par des virus et les cellules cancéreuses.

La tactique employée par les cellules tueuses naturelles est tout simplement géniale.

Les cellules tueuses naturelles ne regardent pas à l'intérieur des cellules. Même si elles le voulaient, elles ne le pourraient pas, car elles n'ont aucun moyen de voir les molécules du CMH de classe I dans les fenêtres d'affichage ni de lire l'histoire de l'intérieur de la cellule.

Elles font quelque chose de tout à fait différent : *elles vérifient si une cellule contient des molécules du CMH de classe I. Ni plus ni moins.* Le but est uniquement de se protéger contre l'une des meilleures tactiques antisystème immunitaire dont disposent les virus et les cellules cancéreuses. En général, les cellules infectées ou malsaines ne présentent pas de récepteurs du CMH de classe I afin de cacher ce qui se passe à l'intérieur d'elles. De nombreux virus forcent les cellules infectées à cesser de les montrer dans le cadre de leur stratégie d'invasion, et de nombreuses cellules cancéreuses cessent tout simplement d'afficher des fenêtres, ce qui les rend invisibles à la réponse immunitaire antivirale que nous avons exposée jusqu'à présent.

Soudain, le système immunitaire adaptatif devient inoffensif pour ces cellules. De manière très concrète, sans leurs fenêtres d'affichage, les cellules infectées s'assombrissent et deviennent indétectables. C'est une tactique assez efficace si l'on y pense, car il suffit qu'un virus ou une cellule cancéreuse cesse de fabriquer une seule molécule pour que la réponse extrêmement puissante du corps soit réduite à néant.

Ainsi, la cellule tueuse naturelle vérifie une seule chose : une cellule affiche-t-elle une fenêtre ? Le fait-elle ? « Très bien, on continue ! » Elle ne le fait pas ? « Veuillez vous suicider immédiatement ! » C'est parfait. La cellule tueuse naturelle recherche spécifiquement les cellules qui ne partagent pas d'informations sur leur intérieur, qui ne racontent pas leur histoire. La cellule tueuse naturelle élimine le défaut fatal qui sans cela pourrait facilement devenir mortel. C'est un principe extrêmement simple, mais qui a un effet puissant.

Tandis que le reste du système immunitaire recherche la *présence de l'inattendu*, la présence de quelque chose d'*autre*, les cellules tueuses naturelles recherchent l'*absence de l'attendu*, l'absence du *soi*. Ce principe est appelé « l'hypothèse du soi manquant ».

Le mécanisme de son fonctionnement est tout aussi fascinant que la stratégie elle-même : la cellule tueuse naturelle est toujours « active ».

Lorsqu'elle s'approche d'une cellule, elle le fait dans « l'intention » de la tuer. Pour éviter de tuer les cellules saines, elle possède un récepteur spécial qui la calme, un inhibiteur. Un grand récepteur de type « stop ». La fenêtre d'affichage, la molécule du CMH de classe I, est ce panneau « stop », et elle s'intègre parfaitement dans ce récepteur.

Lorsqu'une cellule tueuse naturelle examine une cellule civile à la recherche d'une infection ou d'un cancer, et si cette dernière contient beaucoup de molécules du CMH de classe I, comme c'est le cas de la plupart des cellules saines, le récepteur inhibiteur est stimulé et indique à la cellule tueuse naturelle de se calmer. En revanche, si la cellule ne possède pas suffisamment de molécules du CMH, il n'y a pas de signaux d'apaisement et la cellule tueuse naturelle... eh bien... tuera.

Dans ce cas, tuer signifie qu'elle ordonne à la cellule infectée de se suicider par apoptose, la mort cellulaire régulière et ordonnée qui piège les virus à l'intérieur de la carcasse. Les cellules tueuses naturelles sont donc un peu comme des agents nerveux qui se promènent dans une ville, s'approchant au hasard des civils. Au lieu de vous saluer, ils vous mettent un pistolet sur la tempe et attendent quelques secondes. Si vous ne leur montrez pas votre passeport assez rapidement, ils vous mettent un sac en plastique sur la tête et vous tirent une balle dans la figure.

Les cellules tueuses naturelles sont vraiment des êtres assez effrayants.

Mais cela signifie-t-il que les cellules tueuses naturelles sont inutiles si un ennemi ne tente pas de cacher ses molécules du CMH de classe I ? Pas du tout, car il y a un peu plus dans cette histoire, mais la partie la plus importante était la fenêtre de présentation. Les cellules tueuses naturelles recherchent le stress, les cellules qui ne vont pas bien. D'ailleurs, elles ne le font pas seulement pendant une infection, car en ce moment même, des millions de ces cellules patrouillent dans votre corps et contrôlent vos cellules civiles à la recherche de signes de stress et de corruption, de cellules qui sont sur le point de se transformer en cancer ou qui l'ont déjà fait.

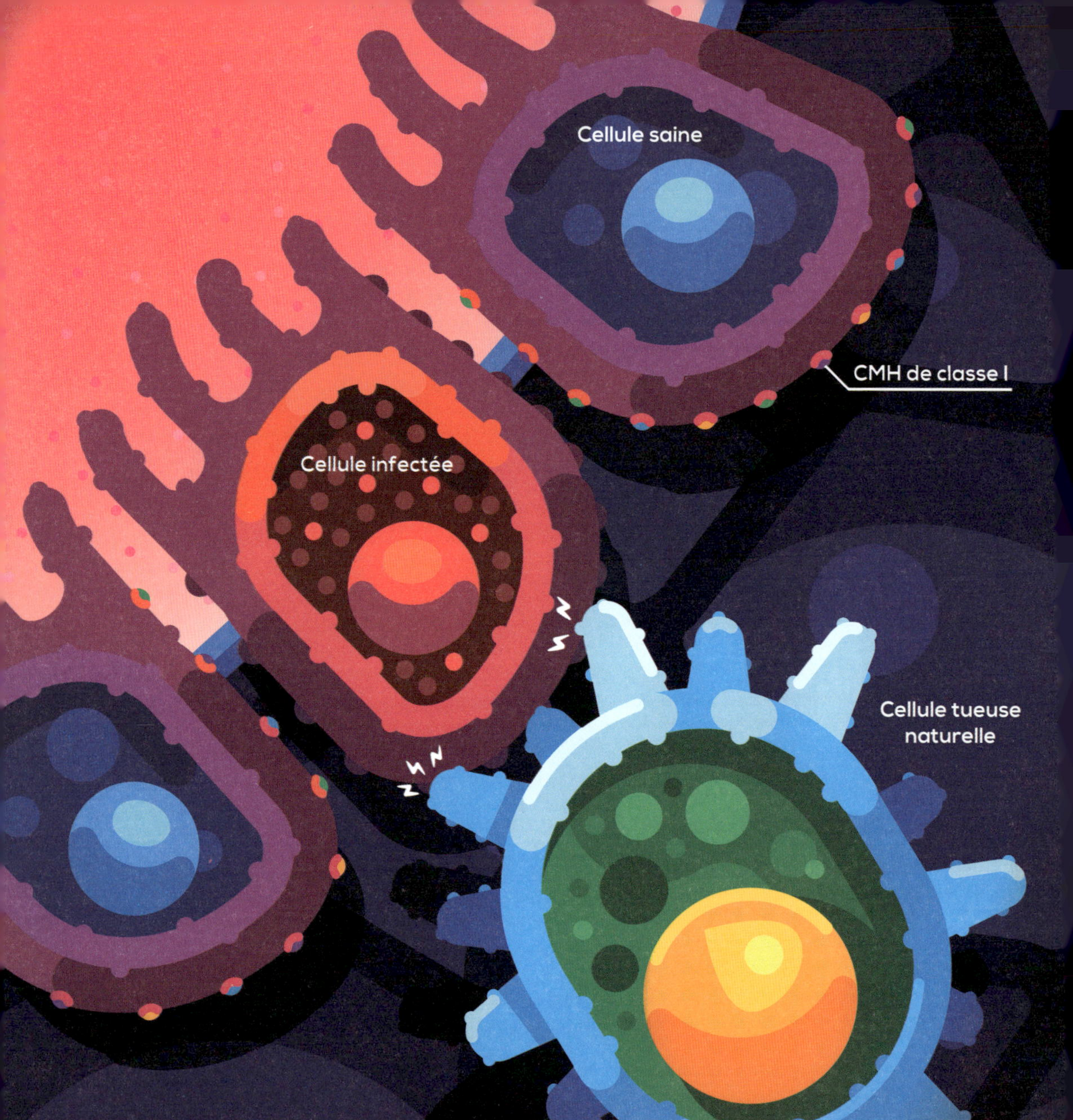

Les cellules tueuses naturelles

Les cellules tueuses naturelles arrivent sur le champ de bataille environ deux à trois jours après l'apparition de l'infection. Elles vérifient si une cellule est stressée ou si elle ne présente aucune molécule du CMH de classe I. Si une cellule ne le fait pas, elles lui ordonnent de se suicider

Les cellules disposent d'un certain nombre de moyens pour communiquer à leur environnement comment elles vont et si tout bien. Et il y a des manières subtiles d'exprimer leur état intérieur qui ne sont pas aussi évidentes que de demander de l'aide. Des moyens qui ne sont pas aussi flagrants que les fenêtres d'affichage.

Imaginez que l'un de vos amis soit en train de traverser une période difficile dans sa vie, mais qu'il ne soit pas disposé à le dire à qui que ce soit. Cependant, vous remarquerez peut-être qu'il sourit moins, qu'il a souvent une expression inquiète ou qu'il ne réagit pas aux bonnes nouvelles avec autant d'enthousiasme que vous l'auriez cru. Comme vous le connaissez bien, vous capteriez ces signaux et vous pourriez lui demander dans un moment calme si tout va bien et s'il a besoin de votre aide.

Dans un sens, c'est quelque chose que les cellules tueuses naturelles peuvent également faire avec vos cellules civiles. Si une cellule subit un stress important, ce qui dans ce contexte signifie que quelque chose affecte négativement la machine cellulaire complexe composée de millions de protéines, par exemple parce qu'un virus interrompt la machinerie ou qu'une cellule devient cancéreuse et ne fonctionne pas comme elle le devrait, cette cellule exprimera certains signaux de stress sur sa membrane.

Les détails de ces signaux de stress ne sont pas importants, imaginons-les comme le visage de votre ami qui prend une expression de plus en plus malheureuse. Il exprime encore plus de stress, plus de rides de tristesse. Les cellules tueuses naturelles peuvent détecter ces signaux de stress et elles aussi peuvent prendre la cellule à part pour avoir une bonne conversation avec elle. La différence entre vous et vos cellules tueuses naturelles est qu'elles ne veulent pas en parler ni demander si elles peuvent faire quelque chose pour vous aider. Si les cellules tueuses naturelles détectent trop de signaux de stress, elles tirent dans la tête de la pauvre cellule stressée. Ainsi, s'il existait des cellules tueuses naturelles de taille humaine, il serait d'importance vitale d'afficher un large sourire en leur présence !

Et ce n'est pas tout ! Vous souvenez-vous des anticorps IgG, ces anticorps polyvalents qui se déclinent sous différentes saveurs ? Les cellules tueuses naturelles peuvent également interagir avec eux !

Tout particulièrement en cas d'infection par la grippe A, leur collaboration fonctionne à merveille ! Vous souvenez-vous que les virus ont bourgeonné à partir de la cellule infectée, emportant avec eux une partie de sa membrane ? Eh bien, ce processus n'est pas instantané, mais il prend un certain temps, suffisamment de temps pour que les anticorps IgG s'accrochent à un virus avant de s'en détacher complètement. Les cellules tueuses naturelles peuvent se connecter à ces anticorps avant que les particules virales ne se détachent et ordonnent à la cellule infectée de s'autodétruire.

Les cellules infectées ne sont vraiment pas à l'abri des cellules tueuses naturelles[1].

Et maintenant que nous avons rencontré tous les acteurs majeurs de vos défenses antivirales, réunissons-les tous !

1. Sauf, bien sûr, s'il s'agit de globules rouges. Comme nous l'avons déjà dit, ce sont les seules cellules de votre corps qui n'ont pas de récepteurs CMH de classe I, pas de fenêtres d'affichage. C'est ce qui se passe dans le cas du paludisme : le parasite *Plasmodium* infecte les globules rouges et les cellules tueuses naturelles, ne pouvant pas contrôler ces cellules par les fenêtres, elles doivent faire autre chose pour lutter contre cette infection.

33 Comment se déroule l'éradication d'une infection virale

La dernière fois que nous avons quitté le champ de bataille, les choses étaient en train de prendre une tournure épouvantable. Des millions de cellules mouraient, et votre système immunitaire inné tentait désespérément et sans succès de freiner l'infection qui se propageait rapidement. De nombreux signaux chimiques inondaient votre corps, exigeant un changement de température et le faisant s'enflammer avec une forte fièvre, faisant ainsi passer votre système immunitaire à la vitesse supérieure et le poussant à se battre plus vigoureusement[1].

Toutes sortes de systèmes ont commencé à se réveiller, produisant plus de mucus et vous faisant tousser violemment, éliminant des millions de particules virales de votre corps, mais vous rendant également hautement infectieux. L'assaut des substances chimiques de combat, des cytokines et des cellules mortes ou mourantes vous épuise et provoque toutes sortes de sensations physiques désagréables.

Mais tout cela était juste destiné à gagner du temps.

Il faut environ deux à trois jours jusqu'à ce que les cellules tueuses naturelles apparaissent et commencent à soulager vos soldats immunitaires

1. Si la fièvre atteint 40 °C, elle devient dangereuse pour l'homme et il faut immédiatement consulter un médecin. Aux alentours de 42 °C, votre cerveau commence à être endommagé, mais c'est très exceptionnel et rarement un effet secondaire de la maladie, car le corps évitera généralement de devenir trop chaud.

qui se battent désespérément. Elles inondent les tissus et se mettent à tuer les cellules épithéliales infectées, en particulier celles qui ont été manipulées par le virus de la grippe A pour cacher leurs fenêtres d'affichage, leurs molécules du CMH de classe I, mais pas seulement elles. Les cellules infectées les plus stressées et les plus désespérées sont heureusement éliminées, pour mettre fin à leurs souffrances, mais aussi pour les empêcher de provoquer davantage de dommages.

L'arrivée des cellules tueuses naturelles est un soulagement notable pour la défense du champ de bataille, car elles provoquent une réelle réduction du nombre de cellules infectées. Mais même ces tueurs impitoyables et efficaces ne suffisent pas à mettre fin à l'infection. Ils ne font que gagner du temps, mais beaucoup plus efficacement que les macrophages, les monocytes et les neutrophiles.

Pendant ce temps, des milliers de cellules dendritiques avaient échantillonné le champ de bataille et ramassé des virus, les déchiquetant en morceaux qui sont placés dans leurs molécules du CMH de classe I (et leurs molécules du CMH de classe II). Elles se sont dirigées vers les ganglions lymphatiques et ont activé les lymphocytes T cytotoxiques et les lymphocytes T auxiliaires qui ont ensuite activé les lymphocytes B et commandé des anticorps.

Et maintenant, environ une semaine après que vous vous êtes effondré dans votre lit, votre artillerie lourde arrive enfin.

Des milliers de lymphocytes T cytotoxiques envahissent vos poumons, armés de récepteurs qui reconnaissent l'antigène du virus de la grippe A. Ils se déplacent d'une cellule à l'autre et les embrassent dans une étreinte chaleureuse, examinent en profondeur les fenêtres du CMH de classe I, écoutant l'histoire des protéines que racontent les cellules. S'ils détectent des antigènes viraux, ils ordonnent aux cellules infectées de se suicider. Les macrophages font des heures supplémentaires pour dévorer tous leurs amis et leurs ennemis morts.

Des millions et des millions d'anticorps entrent en piste pour éliminer les virus à l'extérieur des cellules et les empêcher d'infecter davantage de cellules. Grâce à la magie de la danse des lymphocytes B et T, divers types d'anticorps ont été créés pour attaquer le virus sur différents fronts.

Les anticorps neutralisants neutralisent le virus en se connectant fermement aux structures utilisées par ce dernier pour accéder aux cellules épithéliales. Couvert par des dizaines d'anticorps qui l'empêchent de pénétrer dans les cellules, le virus n'est plus qu'un paquet inutile et inoffensif de code génétique et de protéines qui sera finalement nettoyé par vos macrophages.

D'autres anticorps peuvent être très spécifiques et bloquer le virus de diverses manières fort intéressantes. Par exemple, il existe une protéine virale appelée neuraminidase virale qui permet à de nouveaux virus d'être libérés par une cellule infectée. Comme nous l'avons expliqué précédemment, les virus de la grippe A éclosent à partir de cellules infectées, emportant avec eux une partie de la membrane de leurs victimes. Les anticorps peuvent se connecter à la neuraminidase virale au cours de ce processus de bourgeonnement et la désactiver efficacement. Vous avez alors une cellule infectée avec à sa surface beaucoup de nouveaux virus qui sont incapables de se détacher et d'infecter de nouvelles cellules, et qui sont en fait collés sur place comme des mouches sur l'un de ces pièges sadiques à colle.

Les anticorps et les lymphocytes T cytotoxiques travaillent de concert et le nombre de virus dans vos poumons s'effondre rapidement. Au cours des jours qui suivent, la symphonie combinée de votre système immunitaire éradique la majeure partie de l'infection et commence un grand nettoyage du champ de bataille. On dirait que la guerre est déjà terminée, mais ce n'est pas tout à fait vrai.

Contrairement à notre première histoire dans la partie de ce livre consacrée aux bactéries, nous avons affaire ici à un autre type de réponse

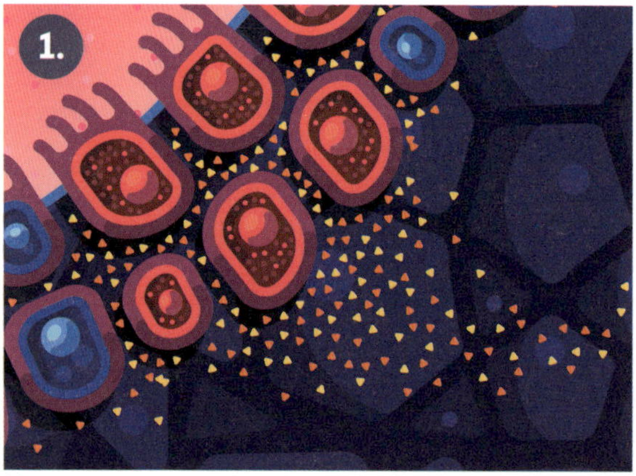

Votre muqueuse respiratoire a été infectée par un virus qui s'est multiplié des millions de fois. Vos cellules épithéliales infectées envoient des interférons pour sonner l'alarme.

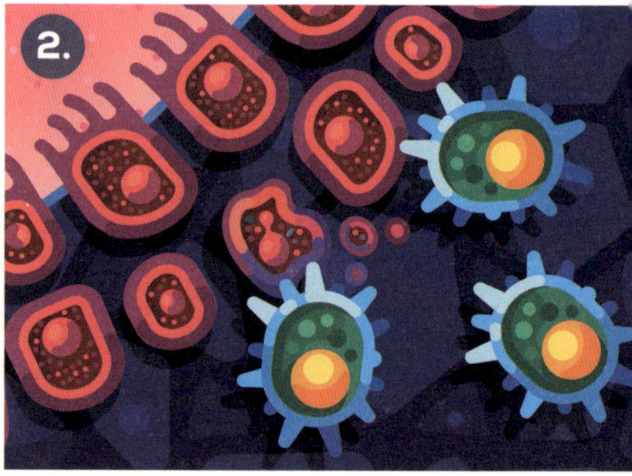

Après deux à trois jours, les cellules tueuses naturelles arrivent et se mettent à tuer les cellules infectées et stressées.

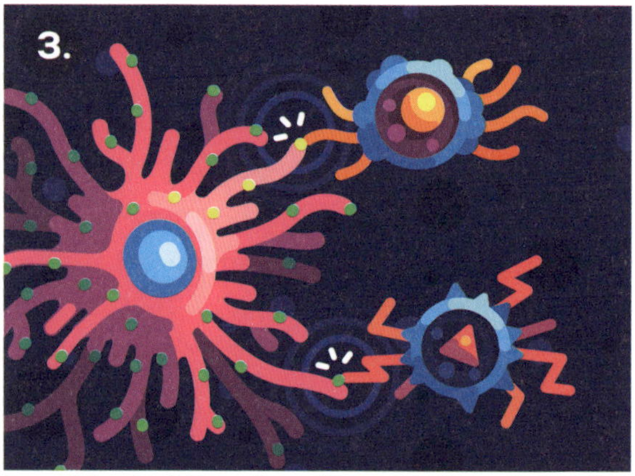

Les cellules dendritiques échantillonnent le champ de bataille et se déplacent vers les ganglions lymphatiques pour activer les lymphocytes T cytotoxiques et auxiliaires.

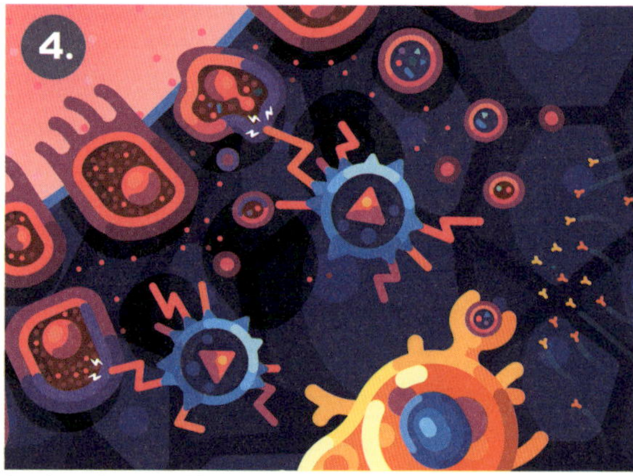

Les lymphocytes T cytotoxiques activés entrent en piste et ordonnent aux cellules infectées de se suicider, les macrophages nettoient les déchets.

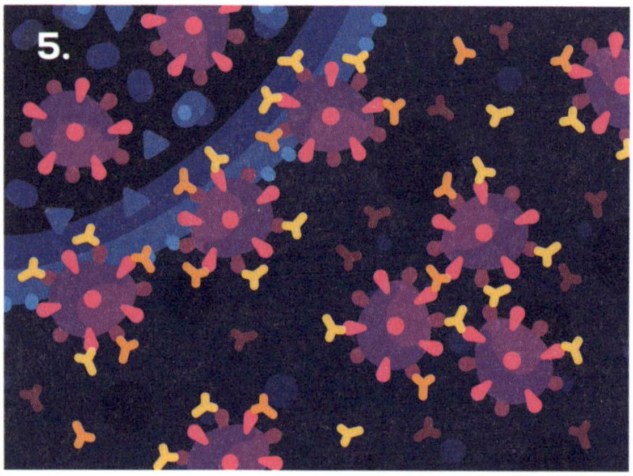

Des millions d'anticorps envoyés par les lymphocytes B activés agglutinent les virus, les empêchant de pénétrer dans d'autres cellules ou les piégeant sur la membrane de la cellule hôte.

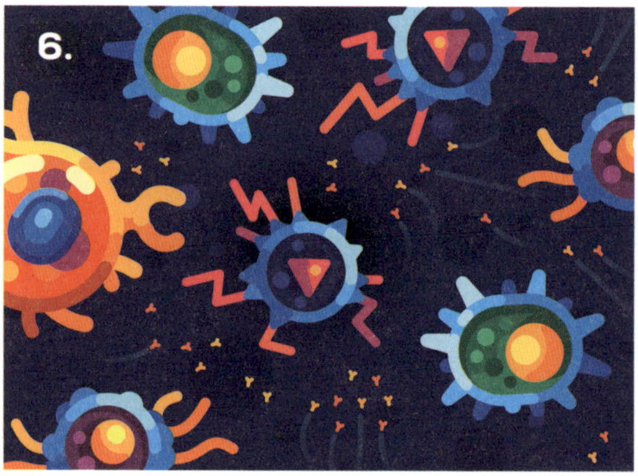

La bataille est gagnée, et la plupart des virus éliminés. Il est temps maintenant d'éteindre à nouveau votre système immunitaire, avant qu'il ne fasse de terribles dégâts.

immunitaire. Elle est plus globale, touchant beaucoup plus de systèmes, d'organes et de tissus, et l'infection est bien plus dangereuse. Et tandis que vous êtes allongé dans votre lit et que vous vous sentez affreusement mal, il est important de vous rappeler que les symptômes que vous ressentez sont principalement créés par votre propre système immunitaire pour vaincre l'infection. Si ces contre-mesures sont utilisées trop librement, votre système immunitaire peut vous causer d'immenses et terribles dommages, bien pires que ceux que le virus de la grippe A pourrait vous infliger.

Il est par conséquent impératif de réguler à nouveau la réponse immunitaire, de la faire frapper avec l'intensité adéquate et de la stopper dès qu'elle n'est plus nécessaire. Pour revenir à l'*homéostasie*.

Petit aparté pourquoi n'avons-nous pas de meilleurs médicaments contre les virus ?

Une question que vous vous êtes peut-être posée, en particulier dans le contexte de la pandémie mondiale de COVID-19 : pourquoi n'avons-nous pas de bons médicaments contre les virus ? Pourquoi avons-nous autant d'antibiotiques différents qui nous protègent de la plupart des types de bactéries, de la peste jusqu'aux infections des voies urinaires en passant par la septicémie, mais rien de vraiment efficace contre la grippe, le rhume ou le coronavirus ? Eh bien, nous sommes ici confrontés à un problème fondamental : *les virus ressemblent trop à nos propres cellules.* Pardon ? Quoi ? En fait, ils ne sont pas semblables dans le sens où un virus ressemblerait à une cellule, mais dans le sens où les virus imitent ou fonctionnent avec vos propres éléments.

À notre époque moderne, nous sommes habitués à l'idée que la médecine va résoudre les problèmes. Dans les pays développés, nous sommes en grande partie épargnés par les maladies infectieuses dangereuses, de sorte que le fait que nous n'ayons pas de médicaments efficaces pour lutter contre les infections virales est frustrant. Pourquoi en est-il ainsi ? Le mieux est de le démontrer avec des bactéries, des êtres vivants dont nous avons divergé il y a très, très longtemps.

Profitons de cette occasion pour expliquer le fonctionnement des antibiotiques. Comme Prométhée qui a dérobé le feu aux dieux pour en faire don à l'humanité et ainsi la rendre plus puissante, les scientifiques ont dérobé les antibiotiques à la nature pour permettre à l'humanité de vivre plus longtemps. Dans la nature, les antibiotiques sont généralement des composés naturels que les microbes utilisent pour tuer d'autres microbes. Ils sont en quelque sorte les épées et les pistolets du micromonde. Le premier antibiotique à succès, la pénicilline, est une arme de la moisissure *Penicillium rubens*, qui agit en bloquant la capacité des bactéries à fabriquer des parois cellulaires. Lorsqu'une bactérie tente de se développer et de se diviser, elle doit produire davantage de parois cellulaires et le *Penicillium* a une forme qui interrompt ce processus de construction et empêche les bactéries de se multiplier. La raison pour laquelle vous pouvez être traité sans risque avec de la pénicilline est que vos cellules n'ont pas de parois cellulaires ! Vos cellules sont tapissées de membranes, ce qui est une structure fondamentalement différente, le médicament n'a donc aucun effet sur vos cellules.

Un autre antibiotique dont vous avez peut-être entendu parler est la tétracycline, qui a été dérobée à une bactérie appelée *Streptomyces aureofaciens* et qui agit en inhibant la synthèse des protéines. Si vous vous souvenez comment sont fabriquées les protéines, vous vous souviendrez aussi de ce qu'on appelle un ribosome. Les ribosomes sont les structures qui transforment l'ARNm en protéines. Ils sont donc essentiels pour la survie des cellules humaines et bactériennes, car sans nouvelles protéines, une cellule doit mourir. Les ribosomes humains et bactériens sont de forme différente et en conséquence de cette différence, bien qu'ils fassent fondamentalement la même chose, la tétracycline est capable d'inhiber les ribosomes bactériens et non les vôtres[2].

En résumé, les cellules bactériennes sont très différentes de vos cellules. Elles utilisent des protéines différentes pour rester en vie, elles construisent des structures différentes, telles que des parois spéciales, et elles se reproduisent différemment de vos cellules. Et certaines de ces différences nous offrent de grandes opportunités pour les attaquer et les tuer. Un bon médicament est essentiellement une molécule qui se connecte à la forme spécifique d'une partie d'un ennemi (finalement assez proche d'un antigène et d'un récepteur !) qui n'est pas présent dans votre corps. C'est le principe de fonctionnement de nombreux médicaments et antibiotiques. Ils s'attaquent à une différence de forme entre les composantes bactériennes et humaines.

Bien, mais alors, quel est le problème, pourquoi n'avons-nous pas de médicaments contre les virus ? En réalité, nous en avons. Nous avons des milliers de médicaments différents qui peuvent traiter les infections virales. Le seul hic, c'est que *la plupart d'entre eux sont assez dangereux et parfois même mortels pour nous.* Beaucoup d'entre eux ne sont vraiment qu'un dernier recours désespéré, le genre de chose qu'on n'utilise que lorsque la vie du patient est déjà menacée.

Songez à la nature d'un virus. Les virus peuvent être attaqués à deux endroits : à l'extérieur de vos cellules et à l'intérieur des cellules. Si vous voulez les attaquer à l'extérieur de vos cellules, vous devez attaquer les protéines qu'ils utilisent pour se connecter aux récepteurs de vos cellules. Mais à cet égard, le problème énorme et monumental est que si vous

2. C'est le moment de mentionner une exception ! Vous avez des ribosomes ressemblant à des bactéries dans presque toutes vos cellules. N'oubliez pas que vos mitochondries, les centrales électriques des cellules, étaient autrefois des bactéries. Comme elles ont conservé leur propre ribosome, la tétracycline peut aussi les perturber, ce qui n'est vraiment pas formidable et entraîne des effets secondaires assez désagréables. Une raison de plus pour laquelle nous avons besoin d'un ensemble diversifié d'antibiotiques.

faites cela, vous venez peut-être de créer un médicament qui se connectera également à de nombreuses parties de votre propre corps. *Car pour se connecter à l'un de vos récepteurs, un virus doit imiter une partie de votre corps.* Une partie qui assume une fonction vitale. Si vous développez un médicament qui attaque un virus qui se connecte à ce récepteur, il est probable qu'il ciblera toutes les parties de votre corps qui sont censées se connecter au récepteur. Il en va de même à l'intérieur de vos cellules : nous ne pouvons pas fabriquer de médicaments antiviraux qui ciblent différents processus métaboliques d'un virus, par exemple le ribosome. Parce que c'est *notre* ribosome que le virus utilise. Un virus est très semblable à nous, mais d'une manière tout à fait perverse, car il utilise nos propres constituants pour se reproduire.

34 L'inhibition du système immunitaire

Environ une semaine après que la grippe vous a frappé sans ménagement, vous vous réveillez un matin et vous vous sentez nettement mieux. Vous n'êtes pas encore complètement remis, mais vous vous sentez mieux. Votre température est plus basse, l'appétit revient progressivement et dans l'ensemble, vous vous sentez plus vous-même. Pour les jours à venir, votre rôle consistera à vous reposer et à laisser votre système immunitaire se nettoyer et se calmer, tandis que vous profiterez des derniers jours de votre maladie qui consisteront principalement à regarder la télévision et à vous laisser dorloter par des proches de plus en plus agacés.

Cette phase de « désactivation » est aussi importante que l'activation de votre système immunitaire. Un système immunitaire actif provoque des dommages collatéraux et consomme une énorme quantité d'énergie, de sorte que votre corps veut que cela se termine le plus tôt possible. Mais encore une fois, ce serait follement dangereux si votre système immunitaire cessait de fonctionner avant qu'une maladie ne soit vaincue et que les agents pathogènes puissent ainsi réapparaître, écrasant les forces en retraite.

Il doit se désactiver au bon moment, ce qui est plus facile à dire qu'à faire lorsque vous avez des millions et des milliards de cellules actives qui se battent, sans aucune forme d'autorité centrale ni de pensée consciente. Ainsi, comme pour son activation, votre système immunitaire s'appuie sur des systèmes d'autorenforcement pour mettre fin à sa défense.

L'activation commence généralement par une exposition initiale des cellules immunitaires à des intrus tels que des bactéries ou à des signaux de danger tels que les entrailles de cellules mortes. Par exemple, les macrophages sont activés lorsqu'ils détectent un ennemi et ils libèrent alors des cytokines qui appellent les neutrophiles et provoquent une inflammation. Puis les neutrophiles libèrent davantage de cytokines, provoquant davantage d'inflammation et réactivant les macrophages qui continuent à se battre. Les protéines du complément affluent sur le site de l'infection à partir du sang, attaquent les agents pathogènes, les opsonisent et aident les cellules soldats à engloutir les ennemis.

Les cellules dendritiques échantillonnent les ennemis et se dirigent vers les ganglions lymphatiques pour activer les lymphocytes T auxiliaires ou les lymphocytes T cytotoxiques, voire les deux. Les lymphocytes T auxiliaires stimulent les soldats de l'immunité innée pour qu'ils continuent à se battre et créent davantage d'inflammation. Les lymphocytes T cytotoxiques commencent à tuer les cellules civiles infectées avec le soutien des cellules tueuses naturelles. Pendant ce temps, les lymphocytes B activés se sont transformés en cellules plasmatiques et libèrent des millions d'anticorps qui se déversent sur le champ de bataille et neutralisent les agents pathogènes, les mutilant et les rendant beaucoup plus faciles à éliminer. Voilà donc un résumé de la réponse immunitaire.

À mesure que les ennemis sont tués et que leur nombre diminue, de moins en moins de cytokines de combat sont libérées, car moins de cellules immunitaires sont stimulées par les combats en cours.

Cela signifie qu'aucun nouveau soldat n'est appelé, tandis que les anciens meurent ou cessent de se battre. Les cytokines qui provoquent l'inflammation s'épuisent relativement vite, donc sans nouveaux soldats engagés qui libèrent constamment de nouvelles cytokines, les réactions inflammatoires commencent à reculer naturellement, ce qui entraîne aussi l'extinction progressive du système du complément.

Moins de signaux provenant du champ de bataille signifient que l'activation de nouveaux lymphocytes T ralentit tout d'abord, puis s'arrête, tandis que les lymphocytes T actifs deviennent plus difficiles à stimuler au fur et à mesure qu'ils restent actifs, jusqu'à ce que la plupart d'entre eux finissent par se suicider.

Aucune partie de votre système immunitaire n'est faite pour fonctionner indéfiniment sans stimulation. Par conséquent, si la chaîne des activations s'arrête, la réponse immunitaire ralentit progressivement.

À la fin, vos macrophages dévorent et nettoient les carcasses des braves cellules immunitaires qui se sont battues si vigoureusement pour éradiquer l'infection et vous protéger. Et donc, au moment où votre système immunitaire est en train de gagner, il se désactive déjà de lui-même, sans aucune sorte de planification centrale.

Bien sûr, il y a des exceptions, car il existe un type de cellule qui désactive activement vos défenses et atténue la réponse immunitaire : les *lymphocytes T régulateurs*. Ils ne représentent qu'environ 5 % des lymphocytes T et, dans un sens, ce sont des « lymphocytes T auxiliaires opposés ».

Par exemple, ils peuvent ordonner aux cellules dendritiques de devenir moins performantes dans l'activation du système immunitaire adaptatif, ou ils peuvent rendre les lymphocytes T auxiliaires lents et fatigués, afin qu'ils ne prolifèrent pas autant. Ils peuvent transformer les lymphocytes T cytotoxiques en combattants bien moins vicieux, stopper l'inflammation et la faire régresser plus vite. En un mot, ils peuvent mettre fin à une réaction immunitaire ou tout simplement l'empêcher de se déclencher.

Les lymphocytes T régulateurs sont particulièrement cruciaux dans votre intestin, ce qui est parfaitement logique quand on y songe : qu'est-ce que l'intestin sinon une zone métropolitaine sans fin et tubulaire pour les bactéries commensales que votre corps souhaite y voir présentes ? Il serait extrêmement préjudiciable pour votre santé que votre système immunitaire soit totalement débridé dans l'intestin. Une inflammation constante et des combats continuels en seraient la conséquence. Les lymphocytes T régulateurs maintiennent donc la paix. Peut-être que leur rôle le plus important est de servir de contre-mesure aux maladies auto-immunes en empêchant vos cellules d'attaquer votre corps.

Les lymphocytes T régulateurs sont l'une des parties du système immunitaire où les choses deviennent très floues. Dans cet ouvrage, nous essayons d'être clairs et de brosser le tableau d'un système structuré et ordonné. Malheureusement, il y a des domaines où cela est plus difficile à faire que dans d'autres, et les lymphocytes T régulateurs en constituent un. Nous n'entrerons donc pas plus dans les détails, car il y a beaucoup de complexité enfouie ici et beaucoup de choses qui n'ont pas encore été complètement comprises.

Nous avons donc appris comment une réponse immunitaire est déclenchée, comment elle élimine une infection et comment elle se désactive par la suite, mais il nous manque encore la dernière pièce réellement importante du puzzle : votre protection à long terme, également connue sous le nom d'immunité. Pourquoi ne contractez-vous de nombreuses maladies qu'une seule fois dans votre vie et qu'est-ce que cela signifie d'être « immunisé » contre quelque chose ?

35 L'immunité – comment votre système immunitaire se souvient d'un ennemi pour toujours

Songez à l'infection par la grippe A qui a tué des millions de cellules dans l'un de vos organes les plus importants et qui vous a contraint à rester au lit durant deux semaines. Combattre une telle invasion représente un coût énorme pour tout votre corps, même dans notre monde moderne, et en effet, jusqu'à un demi-million de personnes sont tuées chaque année par la grippe. On ne peut qu'imaginer à quel point une infection comme celle-ci aurait été dangereuse pour nos ancêtres vivant sans le parapluie protecteur de la civilisation où des éléments tels qu'un abri sûr et de la nourriture ne sont pas un problème. Votre corps n'a absolument aucune envie de recommencer. Être malade vous rend vulnérable, et dans le pire des cas, cela vous tue.

L'une des compétences les plus importantes de votre système immunitaire est celle de se souvenir des ennemis qu'il a combattus dans le passé et de garder cette mémoire vivante. Ce n'est que grâce à la mémoire que vous êtes *immunisé*, ce qui, grossièrement traduit du latin, signifie « exempté » ou « dispensé ». Par conséquent, si vous êtes immunisé, vous êtes exempté d'une maladie. Vous ne pouvez pas être frappé deux fois par la même maladie (bien sûr, il y a des exceptions, car il y en a toujours...).

Cependant, le fait que notre corps soit immunisé contre des maladies après les avoir contractées et y avoir survécu n'est pas une idée nouvelle.

Il y a 2 500 ans, lorsque Thucydide, le premier historien moderne de l'histoire de l'humanité, a écrit son récit de la guerre du Péloponnèse entre Athènes et Sparte, il a observé lors d'une épidémie de peste que les personnes qui ont survécu à cette maladie semblaient être immunisées contre elle par la suite.

Sans mémoire immunologique, vous ne seriez jamais immunisé contre quoi que ce soit, ce qui serait un épouvantable cauchemar. Chaque fois que vous combattez une infection grave, votre corps est affaibli. La fabrication de toutes ces cellules immunitaires et la réparation des dommages qu'elles causent coûtent beaucoup d'énergie, et la dévastation causée par l'agent pathogène lui-même doit également être réparée. Supposons que vous survivez à Ebola, à la variole, à la peste noire ou au COVID-19 ou à une simple grippe pour l'attraper à nouveau quelques semaines plus tard. Combien de fois d'affilée pourriez-vous survivre à cela, même si vous êtes un adulte en bonne santé ? Sans immunité, la civilisation moderne avec ses villes et ses grandes agglomérations d'humains serait impossible. Le danger d'être constamment réinfecté par les pires agents pathogènes existants serait tout simplement trop élevé.

Vous avez donc une mémoire immunitaire, et c'est quelque chose de vivant ! Ou plutôt de nombreuses créatures vivantes, comme nous l'avons brièvement évoqué précédemment : les **cellules à mémoire**. Environ cent milliards d'êtres vivants, cent milliards de parties de VOUS, réparties dans tout votre corps, qui ne font rien d'autre que se souvenir de ce que vous avez traversé. N'est-il pas un tantinet poétique que le fait d'être immunisé signifie qu'il y a une partie de vous qui se souvient de vos combats et qui vous rend plus fort par sa présence ?

Les cellules à mémoire sont l'une des principales raisons pour lesquelles les jeunes enfants meurent souvent de maladies que leurs parents surmontent facilement : il n'y a tout simplement pas assez de mémoires vivantes dans leurs petits corps, de sorte que même les plus petites infections peuvent se propager et représenter un danger mortel.

Leurs parents, dotés d'un système immunitaire adaptatif qui se souvient de milliers d'invasions, peuvent compter sur leur mémoire vivante. Et à l'inverse, à mesure que nous vieillissons, de plus en plus de cellules à mémoire fonctionnent moins bien que lorsqu'elles étaient plus jeunes, ou elles baissent tout simplement les bras, nous laissant exposés dans la dernière phase de notre vie.

Un bref rappel : pour s'activer pour de bon, les lymphocytes B ont besoin de deux signaux d'activation. Le premier est délivré par l'antigène qui flotte dans les ganglions lymphatiques et qui provoque une activation modérée des lymphocytes B. Mais si un lymphocyte T auxiliaire activé rejoint le groupe, il peut délivrer le second signal et confirmer que l'infection est grave, ce qui active le lymphocyte B pour de bon. Le lymphocyte B se transforme alors en une cellule plasmatique qui fabrique rapidement beaucoup plus d'elle-même et se met à produire des anticorps. Jusqu'ici tout va bien, ajoutons une autre couche de détails !

Une fois les lymphocytes B activés par les lymphocytes T, certains d'entre eux se transforment en différents types de cellules à mémoire ! Une mémoire vivante qui vous protégera pendant des mois, des années, peut-être même tout au long de votre vie.

Le premier groupe s'appelle les *cellules plasmatiques à longue durée de vie* ; elles se promènent dans votre moelle osseuse et, comme leur nom particulièrement créatif l'indique, elles vivent assez longtemps. Au lieu de vomir autant d'anticorps qu'elles le peuvent, elles prennent leurs aises et trouvent un foyer où elles resteront pendant des mois et des années. De là, elles produisent constamment une quantité modérée d'anticorps. Leur mission consiste donc à s'assurer que des anticorps spécifiques contre les ennemis que vous avez combattus dans le passé sont toujours présents dans vos fluides corporels.

Si l'ennemi se présente à nouveau, il sera aussitôt attaqué par ces anticorps et n'aura probablement aucune chance de redevenir un réel

1 goutte de sang

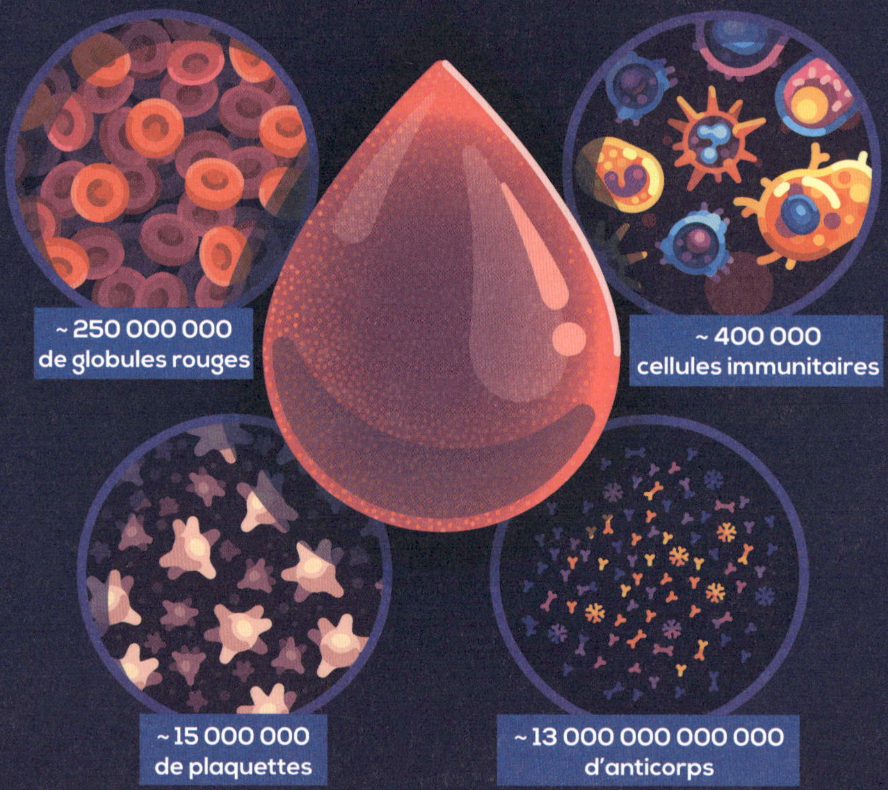

Composition du sang :

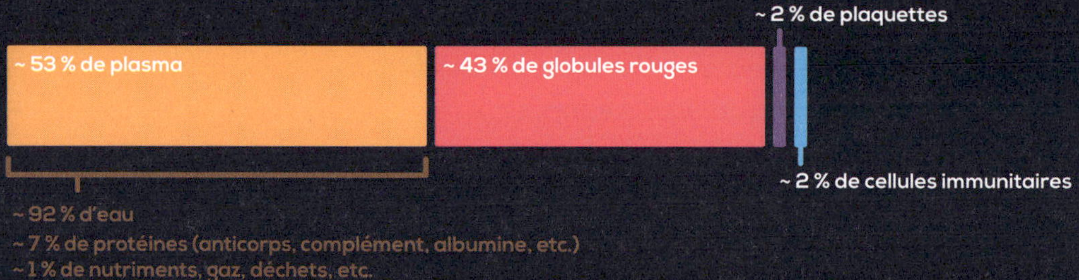

danger. C'est une tactique extrêmement efficace et en fait, une seule goutte de votre sang contient environ 13 000 000 000 000 d'anticorps. Treize billions. Une mémoire protéique de tous les défis que vous avez remportés au cours de votre vie.

Mais ce n'est pas tout, car il y a également les **lymphocytes B à mémoire**. Ils ne font rien. Absolument rien. Les lymphocytes B à mémoire s'installent eux aussi dans vos ganglions lymphatiques après leur activation, puis ils se reposent.

Pendant des années et des années, ils restent inactifs, se contentant de scanner silencieusement la lymphe à la recherche de l'antigène dont ils se souviennent. Mais s'ils trouvent un tel antigène, ils se réveillent d'un coup et réagissent sans le moindre sens de l'humour. Ils prolifèrent alors très rapidement et fabriquent des milliers de clones d'eux-mêmes qui n'ont pas besoin de lymphocytes T auxiliaires pour s'activer correctement, mais qui se mettent au travail en tant que cellules plasmatiques et commencent immédiatement à produire massivement des millions d'anticorps.

C'est la raison pour laquelle vous êtes immunisé pour toujours contre tant de maladies et d'agents pathogènes que vous avez rencontrés au cours de votre vie. Vos lymphocytes B à mémoire peuvent s'activer directement, sans passer par toutes les danses et confirmations compliquées que nous avons exposées jusqu'à présent dans cet ouvrage. Ce sont des raccourcis qui peuvent activer votre système immunitaire adaptatif en un clin d'œil.

Ce qui rend les lymphocytes B à mémoire tellement performants dès le départ est le fait que le réglage fin de leurs récepteurs, comme nous l'avons décrit dans le chapitre « La danse des T et des B », a déjà eu lieu. Ils sont déjà passés par ce processus et sont devenus extrêmement doués pour fabriquer les anticorps parfaits contre l'agent pathogène. Ainsi, si l'intrus attaque à nouveau, il sera confronté aux anticorps les plus mortels pour lui.

Parallèlement, les lymphocytes T activés produisent également des cellules à mémoire, bien qu'avec quelques différences essentielles. D'une part, une fois l'infection terminée, environ 90 % de tous les lymphocytes T qui se sont battus sur le site de l'infection se suicident. Les 10 % restants se transforment en lymphocytes T à mémoire résidant dans les tissus et deviennent des gardiens silencieux. Ces lymphocytes T à mémoire sont des agents dormants et attendent sans rien faire. S'ils repèrent à nouveau l'intrus, ils se réveillent, attaquent et activent immédiatement les cellules immunitaires environnantes.

Mais cela ne suffit pas, car cela ne protégerait que la zone infectée et non pas le reste du corps ; c'est pourquoi il y a les *lymphocytes T effecteurs à mémoire*. Pendant des années, ils patrouillent dans le système lymphatique et dans votre sang, sans causer de problèmes, à la recherche de l'antigène qui a autrefois activé la cellule qui était leur ancêtre. Et enfin, il y a les *lymphocytes T à mémoire centrale* qui restent stationnaires dans vos ganglions lymphatiques, ne faisant rien d'autre que de conserver la mémoire de l'attaque. Lorsqu'ils sont activés, ils produisent rapidement des quantités massives de nouveaux lymphocytes T effecteurs qui attaquent aussitôt.

Tout cela est assez simple (enfin… disons relativement simple). Mais on ne saurait trop insister sur l'incroyable efficacité des lymphocytes à mémoire. Ils sont si puissants et mortels que vous ne remarquerez généralement même pas si vous avez été réinfecté par le même agent pathogène, même s'il s'agit d'un agent préoccupant et dangereux. Une fois que votre corps a des cellules à mémoire contre un envahisseur, vous êtes fondamentalement immunisé pendant des décennies, voire pendant toute votre vie.

Qu'est-ce qui rend votre mémoire vive immunitaire tellement meurtrière ? Eh bien tout d'abord, c'est une question de supériorité en nombre. Comme nous l'avons vu plus haut, votre corps ne fabrique que quelques lymphocytes B et T pour chaque envahisseur possible. Repensez à notre exemple de dîner avec des millions d'invités possibles. Les cuisiniers de notre système immunitaire ont essayé d'être prêts et ont préparé d'innombrables plats, avec toutes les combinaisons d'ingrédients. Chaque boîte représente un lymphocyte B et T unique avec un récepteur unique pour un antigène spécifique. Ainsi, lorsqu'une infection survient pour la première fois, il se peut que vous n'ayez qu'une douzaine de cellules capables de reconnaître les antigènes de l'ennemi qui envahit votre corps.

Et c'est logique, car la plupart des milliards de lymphocytes B et T que votre corps fabrique au cours de votre vie n'entreront jamais en action. Votre système immunitaire tente simplement de se préparer à toute éventualité, peu importe son degré de probabilité. Mais une fois qu'un agent pathogène avec un antigène spécifique apparaît, votre système immunitaire sait que l'antigène existe. Ainsi, à ce stade, il est justifié d'investir dans la préparation d'un plus grand nombre de cellules spécifiques capables de combattre l'agent pathogène.

Dans notre exemple du dîner, cela revient à obtenir la confirmation des ingrédients et des plats que vos invités ont vraiment aimés ! Ainsi, le cuisinier du système immunitaire pourra conserver certains plats au congélateur en prévision de l'avenir, afin de pouvoir servir rapidement les invités s'ils se présentent à nouveau.

Si l'on s'en tient aux chiffres, la probabilité que si le même agent pathogène vous envahit à nouveau, l'une de vos cellules à mémoire soit activée très tôt et attrape rapidement l'ennemi est très élevée. Toutes ces propriétés réunies vous immunisent contre la grande majorité des dangers auxquels vous avez dû faire face dans votre passé et augmentent considérablement vos chances de survie. Il existe cependant des maladies capables de détruire votre mémoire immunologique. De tuer les cellules à mémoire qui vous défendent. Et il est tragique qu'une de ces maladies fasse actuellement un retour en force : la rougeole.

Petit aparté ce qui ne vous tue pas ne vous rend pas plus fort : la rougeole et les cellules à mémoire

La rougeole est l'une de ces maladies controversées dont la trajectoire est étroitement liée au mouvement d'opposition aux vaccinations. Alors que la rougeole était en passe de devenir le deuxième agent pathogène humain à être totalement éradiqué depuis la variole, elle a fait un retour en force ces dernières années, parce que de plus en plus de personnes ont décidé de ne pas vacciner leurs enfants contre ce virus.

Curieusement, ces mouvements sont principalement établis dans le monde développé, où les gens ont oublié à quel point la rougeole est encore une maladie grave. Dans le monde, la rougeole a tué plus de 200 000 personnes en 2019, pour la plupart des enfants, ce qui représente une hausse de 50 % depuis 2016. Malgré cette triste et inutile augmentation des décès, si vous contractez la rougeole dans un pays développé ayant accès à de bons soins de santé, les chances que vous vous rétablissiez sont encore très bonnes.

Mais la rougeole comporte un aspect vicieux dont on ne parle pas autant que de la maladie elle-même : les enfants qui surmontent une infection par la rougeole ont plus de chances de contracter d'autres maladies par la suite, parce que le virus de la rougeole tue les cellules à mémoire. Si cela vous semble effrayant, vous avez raison, car en fait, ce virus inhibe votre immunité acquise. Voyons comment cela fonctionne, maintenant que nous connaissons tous les différents éléments de votre système immunitaire.

Le virus de la rougeole est extraordinairement contagieux, bien plus que le nouveau coronavirus, par exemple. Comme de nombreux autres virus, la rougeole se propage par la toux et les éternuements et flotte dans l'air sous forme de minuscules gouttelettes qui peuvent rester en suspension pendant deux heures. Si vous avez la rougeole, vous êtes tellement contagieux que 90 % des personnes sensibles qui s'approcheront de vous seront infectées, simplement en étant à proximité. Donc, si vous avez la maladie et que d'autres personnes non vaccinées vous côtoient dans une rame de métro ou une salle de classe, il est fort probable que vous en infectiez un certain nombre.

Les victimes préférées de la rougeole sont vos lymphocytes T et B, mais surtout vos cellules plasmatiques à longue durée de vie et vos lymphocytes B et T à mémoire qui sont vulnérables au virus. La rougeole cible la partie mémoire, vivante et respirante de votre système immunitaire et au plus fort de la maladie, des millions voire des milliards de vos cellules immunitaires peuvent être infectées.

Heureusement, votre système immunitaire reprend généralement le contrôle de la situation et éradique le virus de la rougeole. Mais les cellules à mémoire qui ont été infectées par le virus sont mortes et ne peuvent pas être ramenées à la vie. Avant l'infection, votre corps regorgeait d'anticorps spécifiques, et beaucoup d'entre eux ne sont plus produits. De plus, de nombreux lymphocytes effecteurs à mémoire errants sont morts. C'est comme si votre système immunitaire souffrait d'une amnésie soudaine et sévère.

En fin de compte, être infecté par la rougeole efface la capacité du système immunitaire à vous protéger des maladies que vous avez vaincues dans le passé. Pire encore, une infection par la rougeole peut effacer la protection que vous aviez peut-être obtenue grâce à d'autres vaccins, car la plupart des vaccins créent des cellules à mémoire. Par conséquent, dans le cas de la rougeole, ce qui ne vous tue pas vous rend plus faible, et non pas plus fort. La rougeole cause des dommages irréversibles et à long terme, et elle mutile et tue des enfants.

Si nous perdons la bataille dans la guerre contre la rougeole, nous verrons augmenter chaque année le nombre de personnes, et en particulier d'enfants, qui mourront de maladies évitables. En tout cas, c'est peut-être le bon moment pour parler un peu d'une grande idée de notre histoire. Celle de produire une immunité sans souffrir d'une maladie.

36 Vaccins et immunisation artificielle

Comme nous l'avons déjà mentionné, des humains ont remarqué, il y a déjà des milliers d'années, que le fait de contracter certaines maladies immunisait les patients concernés contre elles. Mais il a fallu un certain temps pour que ces observations se transforment en quelque chose de concret, car les gens ont commencé à se demander s'il serait possible d'administrer une forme bénigne d'une maladie à une personne en bonne santé dans le but de la protéger d'une infection plus dangereuse.

Des centaines d'années avant que l'humanité ne connaisse le micromonde, avant que quiconque ne connaisse les bactéries ou les virus, quelqu'un a mis au point la méthode de la *variolisation* : la tentative d'induire artificiellement l'immunité contre l'une des maladies les plus épouvantables qui aient affligé notre espèce durant des milliers d'années : la variole.

Dans le monde moderne d'aujourd'hui, où nous sommes pour la plupart épargnés par les épidémies de maladies horribles et mortelles, il est difficile d'imaginer à quel point la variole était un fléau jusqu'à il y a encore environ une minute, à l'échelle de l'histoire de l'humanité. Jusqu'à 30 % des personnes qui ont contracté la variole sont décédées, et de nombreux survivants en ont gardé des cicatrices étendues sur la peau qui les ont défigurés, tandis qu'en épouvantable bonus, d'autres ont définitivement perdu la vue. Ce fléau décimait des familles et détruisait des vies, et nos ancêtres n'avaient que peu de moyens pour s'en protéger. Au cours du seul XXe siècle, la variole a tué plus de trois cents millions de personnes, de sorte que la motivation pour combattre ce fléau était élevée.

On ne sait pas exactement quand les premières expériences de variolisation ont commencé, mais c'était il y a au moins plusieurs siècles, dans la Chine médiévale. L'idée de base était assez simple : prélever quelques croûtes sur une personne infectée qui ne souffrait que d'un cas bénin de variole, les laisser sécher et les réduire en poudre fine. Puis on soufflait cette poudre dans les narines d'une personne que l'on voulait immuniser. Si les choses se passaient bien, une légère poussée de variole était la conséquence chez ce patient qui avait ensuite acquis grâce à cela une immunité contre les formes sévères de la maladie pour l'avenir.

Bien qu'un peu dégoûtante, cette méthode était la meilleure protection contre la variole disponible à une époque où les gens n'avaient aucun recours réel contre les maladies, de sorte qu'elle s'est répandue dans le monde entier. Diverses régions du monde pratiquaient la variolisation de différentes manières, en utilisant des aiguilles ou de petites coupures pour permettre la mise en contact de croûtes ou de pus de personnes infectées.

Néanmoins, la variolisation n'était pas sans risque, car 1 à 2 % des patients ayant subi la procédure contractaient une version plus grave de la variole, avec toutes ses conséquences potentiellement négatives. Mais cette maladie avait si longtemps été tellement épouvantable et répandue que beaucoup prirent le risque pour eux-mêmes et pour leurs proches. Ainsi, l'idée générale de l'immunisation était déjà connue depuis un certain temps lorsque le premier véritable vaccin a été mis au point.

Le véritable commencement de l'histoire de la vaccination a été la prise de conscience du fait qu'il n'était pas nécessaire d'employer la véritable variole, mais qu'il était nettement plus sûr d'utiliser du matériel provenant de la variole bovine, une variante de la variole qui affectait – surprise – les vaches ! Ce fut une étape réellement révolutionnaire et quelques années plus tard a été développé le premier vaccin, ce qui a finalement permis l'éradication totale de la variole[1].

En raison du succès de ce premier vaccin, de plus en plus de vaccins ont été développés contre différentes maladies épouvantables, telles que le tétanos, la rougeole, la polio et bien d'autres encore.

Aujourd'hui, les vaccins offrent une immunité contre toute une pléthore d'infections dangereuses en créant des cellules à mémoire prêtes à affronter un agent pathogène spécifique au cas où il se manifesterait un jour. Malheureusement, créer des cellules à mémoire est loin d'être une affaire anodine. Comme nous l'avons vu précédemment, votre système immunitaire est très prudent et a besoin de signaux très spécifiques pour se mettre en route et s'activer correctement. Pour provoquer la création de cellules à mémoire qui perdurent pendant des années, votre système immunitaire doit passer par plusieurs étapes d'escalade, avec l'authentification à deux facteurs et tout le reste !

Pour fabriquer un bon vaccin, il faut donc provoquer en toute sécurité une réponse immunitaire pour faire croire au système immunitaire qu'une véritable invasion est en train de se produire et pour qu'il fabrique des cellules à mémoire, mais sans provoquer accidentellement la maladie contre laquelle nous voulons nous protéger. C'est beaucoup plus difficile qu'il n'y paraît et il existe un certain nombre de manières d'induire l'immunité chez un patient, certaines plus permanentes que d'autres. Voyons brièvement quelques méthodes.

1. Cela peut sembler facile et direct, mais ce ne fut pas le cas. Il a encore fallu un programme de vaccination mondial et plus de deux cents ans pour enfin vaincre la variole. À ce jour, elle reste le premier et malheureusement l'unique agent pathogène humain que l'humanité a totalement éradiqué. La variole n'existe plus à l'état sauvage et reste (espérons-le) en sécurité uniquement dans deux laboratoires, l'un aux États-Unis et l'autre en Russie.

L'immunisation passive – le poisson offert

Imaginez que vous vous trouvez en Australie, un pays où les gens sont charmants et parlent avec un drôle d'accent, mais où tout est truffé d'animaux venimeux mortels qui tenteront de vous tuer[2].

Maintenant, imaginez que vous faites preuve d'un manque de discernement et que vous décidez de participer à une visite guidée de la brousse pour découvrir la nature et ses charmes. Vous admirez le magnifique paysage et votre esprit vagabonde, prêtant de moins en moins attention à votre environnement, quand soudain, cela se produit : effrayé par les membres du groupe qui vous précèdent, tout aussi distraits que vous, un serpent très contrarié et stressé décide de se défendre avant que l'un de ces grands singes ne lui marche dessus. À la vitesse de l'éclair, il vous mord à la cheville.

La douleur est vive et, immédiatement, votre cheville enfle et vous fait terriblement souffrir, ce que vous communiquez au reste du monde par une avalanche de cris et de jurons. Fort heureusement, l'hôpital le plus proche n'est pas trop éloigné, vous dit-on, tandis que vous êtes allongé, tordu de douleur sur la banquette arrière d'une Jeep, et bien que vous ne vous sentiez probablement pas très chanceux dans une telle situation, vous l'êtes en réalité, parce que vous êtes sur le point de profiter des merveilles de l'*immunisation passive*.

L'immunité passive consiste essentiellement à emprunter à quelqu'un qui a survécu à quelque chose l'immunité contre une maladie ou un agent pathogène. Comme il n'est pas facile d'emprunter des cellules immunitaires, car votre système immunitaire les reconnaîtrait immédiatement

2. La probabilité de mourir d'une morsure de serpent en Australie est en réalité assez faible. Quelque trois mille personnes seulement y sont mordues par des serpents chaque année, et en moyenne, deux d'entre elles en meurent. Pourtant, le nombre de créatures venimeuses sur ce continent est beaucoup trop élevé et aucune statistique sérieuse ne pourra me convaincre du contraire.

comme *autres* et les attaquerait et les tuerait, nous parlons ici d'anticorps. Comment cela fonctionne-t-il dans le cas d'une morsure de serpent accompagnée d'un terrible venin ?

Tout d'abord, un aspect des anticorps que nous n'avons pas encore présenté est qu'ils n'agissent pas seulement contre les agents pathogènes, mais aussi contre leurs toxines. Dans le petit monde, une substance toxique n'est rien d'autre qu'une molécule qui perturbe les processus naturels ou qui cause des dommages en détruisant ou en dissolvant des structures. Les anticorps peuvent neutraliser ces molécules en se fixant sur elles avec leurs pinces et en les rendant inoffensives.

Ainsi, lorsqu'un serpent venimeux vous mord, il vous injecte directement une énorme quantité de molécules nocives. Si nous supposons qu'il ne s'agit pas d'un serpent mortel qui vous tuerait rapidement, cela déclencherait les processus immunitaires que nous avons appris à connaître. Les dommages et la mort parmi les cellules civiles causés par le venin provoqueraient une inflammation et activeraient les cellules dendritiques, ce qui conduirait finalement les lymphocytes B à produire des anticorps protecteurs contre ce venin spécifique.

Voyez à quel point c'est formidable : le système immunitaire est tellement puissant qu'il peut produire des réponses aux venins les plus dangereux de la nature. Mais en réalité, les morsures d'animaux venimeux sont très dangereuses, parce que les dommages causés par leurs toxines sont quasiment instantanés et ne cessent d'empirer. Dans de nombreux cas, attendre une semaine jusqu'à ce que le système immunitaire adaptatif ait fait son travail n'est pas une option, car la mort stoppera ce processus bien avant qu'il ne soit terminé.

Ainsi, pour tromper le système, les humains se sont mis à produire des *antivenins*, qui ne sont rien de plus que des anticorps purifiés dirigés contre les molécules de venin et qui peuvent être injectés dans l'organisme d'une personne qui a été mordue !

La manière dont ces anticorps sont fabriqués est assez curieuse : le venin est d'abord prélevé sur un serpent, puis injecté à des mammifères, par exemple à des chevaux ou à des lapins, à une dose qu'ils peuvent supporter sans en mourir. La dose est lentement et progressivement augmentée, afin qu'ils aient la possibilité de développer une immunité contre le venin. Ainsi, ils vont produire un grand nombre d'anticorps spécifiques contre ce venin, des anticorps qui satureront leur sang et les immuniseront. Ce sang est ensuite prélevé et les anticorps en sont filtrés pour éliminer tous les autres composants du sang animal. Voilà, vous avez un antivenin prêt à être injecté à un humain qui s'est fait mordre. Comme vous pouvez l'imaginer, ce processus n'est pas totalement sans risque : le système immunitaire humain peut encore réagir s'il reste trop de protéines animales. Mais le risque d'une réaction indésirable à l'antivenin est éclipsé par le risque et les dommages causés par le venin lui-même, de sorte qu'il est généralement administré lorsque c'est possible[3].

L'immunisation passive se produit aussi naturellement pendant la grossesse, lorsque certains anticorps peuvent traverser le placenta et pénétrer dans le fœtus pour lui transmettre la protection de sa mère.

Ce qui est encore plus intéressant, c'est qu'une fois qu'un bébé est né, de grandes quantités d'anticorps lui sont transmises par le lait maternel.

Le processus de collecte d'anticorps peut également être effectué artificiellement d'humain à humain. Par exemple, dans le cadre d'une

3. Êtes-vous prêt à découvrir quelque chose de vraiment formidable, mais aussi de vraiment mauvais ? Avec tout ce que nous avons appris sur les protéines, les antigènes et autres, comment est-il possible que votre système immunitaire accepte de recevoir des anticorps d'une espèce totalement différente ? En réalité, il n'est pas d'accord, mais plutôt indigné par l'afflux soudain de protéines de cheval ou de lapin. Ainsi, tandis que l'antivenin fonctionnera bien la première fois, vous risquez d'être immunisé contre lui dès la deuxième fois, parce que votre organisme pourrait fabriquer des anticorps contre les anticorps d'un cheval ou d'un lapin. C'est l'un des cas où le système immunitaire ne pouvait pas s'attendre à ce que la médecine moderne propose des solutions créatives consistant à injecter du venin à un cheval et ensuite à utiliser son sang pour nous. Et cela est tout à fait légitime, de sorte que nous ne pouvons pas trop en vouloir à notre système immunitaire dans ce cas.

thérapie appelée IgIV (administration « intraveineuse d'immunoglobulines »), les anticorps sont collectés à partir de dons de sang dans des banques de sang, regroupés et soigneusement perfusés à des patients qui souffrent de troubles immunitaires et qui sont incapables de produire eux-mêmes des anticorps.

L'inconvénient de la vaccination passive est qu'elle est temporaire. Si vous administrez des anticorps à quelqu'un, cette personne restera protégée tant que les anticorps seront présents. Mais cet effet protecteur disparaît au fur et à mesure que les anticorps sont utilisés ou se dégradent par des processus naturels. Aussi formidable que soit la vaccination passive, elle n'est pas le meilleur moyen de créer une immunité pour la plupart des gens.

C'est l'équivalent de donner un poisson à un homme affamé au lieu de lui apprendre à pêcher. Pour vraiment créer activement une immunité chez les gens, il faut stimuler leur système immunitaire pour qu'il crée l'immunité lui-même !

L'immunisation active – apprendre à pêcher

Si vous êtes arrivé jusqu'ici dans ce livre, vous savez déjà ce que l'immunisation active fait dans votre corps : elle crée des cellules à mémoire qui préparent des armes contre un agent pathogène spécifique.

L'immunisation active naturelle est ce que nous avons expliqué jusqu'à présent dans cet ouvrage. Par exemple, vous contractez la grippe A et vous êtes immunisé contre cette souche spécifique pour toujours. Mais cette méthode naturelle présente de nombreux inconvénients, notamment le fait de devoir endurer la maladie pour être immunisé. La solution semble donc simple, il suffit de tromper le corps en lui faisant croire qu'il est malade pour l'immuniser contre toutes sortes de maladies !

Évidemment, c'est plus facile à dire qu'à faire. Parce que votre système immunitaire est très prudent et a besoin de signaux très spécifiques pour se mettre en route et s'activer correctement. Pour induire artificiellement la création de cellules à mémoire qui persistent pendant des années, il nous faut activer votre système immunitaire pour de vrai. Et cela signifie qu'il doit passer par les étapes appropriées de l'escalade, l'authentification à deux facteurs et tout le bazar.

Il nous faut donc trouver le moyen de provoquer *en toute sécurité* une réponse immunitaire appropriée tout en évitant de provoquer la maladie contre laquelle nous voulons nous protéger. Il y a différentes manières d'y parvenir.

La première méthode revient essentiellement au principe originel de la variolisation. Et si nous pouvions *en quelque sorte* provoquer la maladie contre laquelle nous voulons nous immuniser, mais juste une version vraiment très faible de celle-ci ? C'est le principe des *vaccins vivants atténués*, où nous introduisons la véritable maladie dans notre corps, mais sous une forme affaiblie.

L'agent pathogène originel, par exemple le virus de la varicelle, de la rougeole ou des oreillons, est artificiellement transformé dans un laboratoire en une ombre pathétique de lui-même. Cela fonctionne particulièrement bien avec les virus car, contrairement aux agents pathogènes tels que les bactéries, il s'agit de créatures très simples qui n'ont qu'une poignée de gènes, ce qui facilite le contrôle de leur fonctionnement. Le mécanisme par lequel on affaiblit des virus vivants est assez intéressant, car il fait littéralement appel à l'évolution. C'est un peu comme les ancêtres des chiens qui étaient autrefois des loups majestueux et puissants, mais que nous avons transformés en carlins et en lévriers italiens.

Dans le cas du virus de la rougeole, par exemple, le virus utilisé aujourd'hui pour les vaccins a été isolé à partir d'un enfant dans les années 1950. Il a été cultivé maintes et maintes fois dans des échantillons de tissus dans un laboratoire jusqu'à ce qu'il soit maîtrisé. Le virus de la rougeole qui a été « domestiqué » de cette manière n'est que l'ombre de lui-même : faible et inoffensif, une version pitoyable de son lointain cousin sauvage. Il peut encore croître et se multiplier, mais il est incapable de provoquer une véritable épidémie de rougeole, tandis qu'il provoque toujours la même réponse immunitaire forte qu'une infection réelle et dangereuse de rougeole.

Il peut provoquer des symptômes très légers, par exemple un peu de fièvre, ou dans de rares cas, une sorte de version très légère d'une éruption cutanée, là encore de manière similaire aux expériences de variolisation d'il y a des siècles. Une à deux doses de ce vaccin suffisent à créer suffisamment de cellules à mémoire chez les enfants pour les protéger pour le reste de leur vie !

Bien sûr, les vaccins vivants présentent des inconvénients. Par exemple, ils doivent être conservés à une température adéquate, afin que les agents pathogènes faibles ne meurent pas avant de pouvoir être administrés. Et ils ne peuvent pas être utilisés sur des personnes gravement immunodéprimées, car ces dernières n'ont pas les outils pour combattre même les infections faibles. Pour la grande majorité des gens, ce type de vaccination est un moyen sûr et efficace d'améliorer artificiellement leur système immunitaire et de les protéger contre la cible du vaccin pour le reste de leur vie.

Cependant, l'utilisation d'agents pathogènes vivants n'est pas toujours possible. Tout comme on ne peut pas domestiquer les grands requins blancs, certains agents pathogènes refusent d'être apprivoisés et de s'affaiblir. Dans certains cas, le risque qu'ils provoquent la maladie contre laquelle nous voulons nous protéger est tout simplement trop élevé. Une autre méthode consiste donc à tuer purement et simplement l'agent pathogène avant de l'injecter : c'est ce qu'on appelle un *vaccin inactivé*.

On rassemble un grand nombre de bactéries ou de virus pathogènes, puis on les détruit avec des substances chimiques, de la chaleur ou même des radiations. L'objectif est de détruire leur code génétique, afin qu'ils deviennent des enveloppes vides et mortes, incapables de se reproduire et de poursuivre leur cycle de vie. Mais cela engendre aussi un problème. Pouvez-vous imaginer lequel ?

Ils sont devenus *trop* inoffensifs ! Votre système immunitaire ne sera pas stimulé de manière adéquate par un tas de carcasses d'agents pathogènes flottants, bel et bien morts. C'est pourquoi les restes de ces agents pathogènes doivent être mélangés avec des substances chimiques qui activent fortement le système immunitaire. On peut imaginer ces substances chimiques comme des insultes qui provoquent une réaction disproportionnée, un peu comme si quelqu'un se mettait à courir partout en portant le maillot de l'équipe adverse et en insultant l'équipe locale dans une ville qui vient de perdre un événement sportif majeur. Il y a de fortes chances qu'à un moment donné, cette personne devienne victime d'une agression.

Si des bactéries mortes sont mélangées à des substances qui mettent le système immunitaire à rude épreuve, vos cellules immunitaires ne seront pas capables de faire la distinction, mais déclencheront la création de cellules à mémoire. Malheureusement, un certain nombre de personnes qui ne comprennent pas la chimie en ont déduit que les vaccins sont remplis de poison, ce qui ne pourrait pas être plus éloigné de la vérité. D'une part, les doses de ces substances chimiques sont ridiculement faibles et ne peuvent généralement créer qu'une réaction locale. Et d'autre part, sans elles, le vaccin ne fonctionnerait pas. Un autre avantage de ce type de vaccin est qu'il est beaucoup plus stable et facile à stocker et à transporter que les vaccins vivants !

Les vaccins *sous-unitaires* vont encore plus loin que la simple élimination d'un agent pathogène. Au lieu d'injecter un agent pathogène entier, seules des sous-unités, ou en d'autres termes certaines parties (antigènes) de l'agent pathogène, sont utilisées, afin qu'elles puissent être plus facilement identifiées par les lymphocytes T et B. C'est une méthode de vaccination très sûre, car elle diminue considérablement la probabilité d'une réaction indésirable à l'agent pathogène. (Car parfois, ce n'est pas directement l'agent pathogène qui cause des dommages, mais ses produits métaboliques, ce qui est une manière élégante de dire « le caca des bactéries ».)

Le processus de fabrication de ces sous-unités est très intéressant, car il comprend un tout petit peu de génie génétique simple. Dans le cas du vaccin contre l'hépatite B, des parties de l'ADN du virus sont implantées dans une cellule de levure. La cellule de levure produit alors des quantités massives d'antigène viral qu'elle affiche à l'extérieur où il peut être récolté. De cette manière, nous pouvons créer des parties très spécifiques d'un agent pathogène et diriger le système immunitaire vers lui avec une grande précision ! Tout comme les autres vaccins inactivés, les antigènes doivent être mélangés à des substances chimiques agressives qui font croire à votre système immunitaire qu'elles sont dangereuses.

Enfin, mentionnons le nouveau type de vaccin, les *vaccins à ARNm*. Le principe de base est assez génial, il consiste essentiellement à faire produire par nos propres cellules des antigènes que le système immunitaire peut ensuite détecter. Vous vous souvenez de l'ARNm, la molécule qui indique aux installations de production de protéines dans vos cellules quelles protéines fabriquer ? En résumé, vous injectez à quelqu'un de l'ARNm qui fera que quelques-unes de ses cellules fabriqueront des antigènes viraux que la cellule présentera ensuite au système immunitaire. Le système immunitaire sera alarmé par cela et créera des défenses contre cet antigène.

Il existe encore d'autres sous-types de vaccins, mais ces détails sont suffisants pour cet ouvrage. Malgré le fait que les vaccins nous protègent de certaines des pires maladies dont l'humanité a souffert, de plus en plus de personnes ont cessé de vacciner leurs enfants.

Les raisons pour lesquelles les mouvements antivaccins se méfient des vaccins sont diverses, mais aux États-Unis et en Europe, la croyance que les risques des vaccins l'emportent sur leurs avantages est particulièrement répandue. Selon ce point de vue, les vaccins sont une intervention artificielle dans les processus naturels et il est moins dangereux de laisser la nature suivre son cours.

Si vous comprenez les mécanismes du système immunitaire et la manière dont l'immunité est créée, cette idée perd rapidement tout pouvoir, car les vaccins et les maladies font tous les deux la même chose : ils créent des cellules à mémoire en déclenchant une réaction immunitaire. Mais tandis que les agents pathogènes le font en attaquant le corps et en provoquant une énorme quantité de stress, qui comporte des risques très réels de diverses conséquences à long terme, y compris la mort, les vaccins atteignent le même objectif, sans tous les risques des maladies.

Songeons à cela d'une autre manière. Imaginez que vous vouliez envoyer vos enfants dans un dojo où ils pourront apprendre l'autodéfense, afin qu'ils soient préparés pour le cas où quelqu'un tenterait de les kidnapper. Dans votre ville, il y a deux dojos, de sorte que vous vous arrangez pour visiter les deux et évaluer leurs méthodes d'entraînement. Le premier est appelé « Dojo naturel ». La philosophie de l'entraîneur principal est que les enfants doivent s'entraîner avec de véritables armes, de véritables couteaux et épées, afin qu'ils soient mieux préparés aux véritables dangers du monde. Après tout, c'est plus naturel, et la vraie vie est réellement dangereuse. De temps en temps, un élève aura une coupure profonde pour laquelle des points de suture seront nécessaires. Et puis, il pourra aussi se produire qu'un enfant perde un œil ou parfois même qu'un enfant meure. Mais c'est la voie naturelle !

Le second dojo est appelé « Dojo vaccin ». Le programme et les exercices y sont fondamentalement les mêmes que dans le « Dojo naturel », avec une différence majeure. Les enfants utilisent des armes en mousse et en papier. Il n'y a que très rarement des blessés et généralement, ce sont de petits bleus qui ne valent pas même une larme. Quel dojo choisiriez-vous pour vos enfants si vous deviez en retenir un ?

Soyons réalistes, rien dans la vie n'est totalement sans risque, mais nous pouvons prendre des décisions éclairées qui soient moins risquées et plus à même d'éviter des dommages. Et dans le cas des vaccins, si vous ne prenez pas de décision, vos enfants seront automatiquement inscrits au « Dojo naturel ».

En outre, la vaccination est une sorte de contrat social qui profite à tous. Si tous ceux qui sont en assez bonne santé reçoivent un vaccin contre une maladie, nous créons une *immunité collective* et protégeons tous ceux qui ne peuvent pas se faire vacciner. Il existe un certain nombre de raisons pour lesquelles certaines personnes ne peuvent pas se faire vacciner. Peut-être sont-elles trop jeunes, peut-être souffrent-elles d'une immunodéficience qui empêche la création de cellules à mémoire, peut-être sont-elles actuellement traitées pour un cancer et la chimiothérapie a-t-elle détruit leur système immunitaire.

Seul le collectif peut protéger ces personnes des maladies contre lesquelles nous vaccinons. L'immunité collective signifie principalement que nous vaccinons suffisamment de personnes contre une maladie pour que cette dernière ne puisse pas se propager et disparaisse avant d'atteindre ses victimes. Le problème est que pour que cela fonctionne, nous devons réellement vacciner suffisamment de personnes. Pour la rougeole, par exemple, 95 % des personnes doivent être vaccinées pour créer une immunité collective efficace.

À ce stade du livre, nous avons découvert les parties les plus importantes de votre système immunitaire ! Vous avez appris à connaître vos cellules soldats, vos réseaux d'intelligence, vos organes spéciaux, vos armées de protéines, vos superarmes spécialisées et les mécanismes de leur fonctionnement conjoint ! Maintenant que tout cela a été vu, nous allons découvrir ce qui se produit lorsque tous ces grands systèmes s'effondrent. Que se passe-t-il lorsqu'un agent pathogène interfère avec vos lymphocytes T, que se passe-t-il lorsque vos cellules immunitaires se battent beaucoup trop fort et commencent à vous blesser de l'intérieur, que pouvez-vous faire pour renforcer votre système immunitaire et comment vous protège-t-il contre le cancer ?

Quatrième partie

Rébellion et guerre civile

37 Lorsque votre système immunitaire est trop faible : VIH et SIDA

Le virus de l'immunodéficience humaine, ou VIH, est un exemple absolument terrifiant, mais également fascinant de ce qui se passe lorsque votre système immunitaire s'effondre. En fait, il ne s'agit pas de la totalité de votre système immunitaire, mais juste d'une cellule très particulière. Les principales victimes du virus sont vos lymphocytes T auxiliaires. En effet, toute l'horreur du VIH et du SIDA est due au fait qu'il détruit vos lymphocytes T auxiliaires. Si vous avez lu cet ouvrage jusqu'ici, vous avez probablement compris l'importance de cette cellule et à quel point vos défenses reposent sur elle.

En tant qu'espèce, nous avons la chance incroyable que le VIH ne se contracte pas très facilement. Il ne flotte pas dans l'air et ne vit pas sur les surfaces, mais il a besoin des fluides corporels tels que le sang ou d'un contact intime comme les rapports sexuels. La plupart des infections par le VIH se produisent par contact sexuel, par de petites blessures imperceptibles où le virus traverse les couches défensives des cellules épithéliales.

Le VIH pénètre dans vos cellules *via* des récepteurs spécifiques appelés « CD4 » qui sont situés à la surface des lymphocytes T auxiliaires et, dans une moindre mesure, des macrophages et des cellules dendritiques. Le VIH est un **rétrovirus**, ce qui signifie qu'il pénètre et se fond avec votre code génétique, l'expression la plus intime de votre individualité. En un sens, le VIH devient une partie de vous pour toujours. Mais une version corrompue de vous.

Le projet génome humain a trouvé les restes génétiques, des fossiles vivants, de milliers de virus dans notre ADN, représentant jusqu'à 8 % de notre code génétique. De sorte que, dans un sens, vous êtes un virus à 8 %. La majeure partie de ce code génétique est inutile et ne nous nuit probablement pas. Mais cela montre que lorsqu'un rétrovirus vous infecte, il est arrivé pour rester.

Vous souvenez-vous de notre métaphore du virus avec les soldats silencieux qui tuent les citoyens pendant leur sommeil ? Le VIH est comme un soldat qui tuerait sa victime, mais écorcherait ensuite son cadavre pour porter sa peau comme un costume et se promener dans la ville pendant la journée.

Les infections à VIH évoluent en trois étapes. La première étape est la *phase aiguë*. On estime que les cellules dendritiques sont parmi les premières cellules que le VIH infecte et dont il prend le contrôle. Ce qui est excellent pour le virus, car la cellule dendritique fera son travail, c'est-à-dire transporter le VIH à l'endroit de votre corps où se trouvent les cellules qu'il recherche : les zones de rencontre des lymphocytes T dans les mégapoles de vos ganglions lymphatiques.

Une fois que la cellule dendritique infectée y arrive, le VIH bénéficie d'un accès facile à d'innombrables lymphocytes T auxiliaires. Le VIH agit donc vraiment comme un agent dormant, vêtu de la peau de ses victimes pour envahir le quartier général d'un pays ennemi. Puis, lorsque le virus a accès à ses victimes préférées, le nombre de virus explose. Au début de l'infection par le VIH, le virus se multiplie quasiment sans contrôle, tandis que le système immunitaire inné tente en vain de ralentir ce processus. Au cours de cette phase, votre corps réagit au VIH comme à tous les virus, en utilisant les mécanismes et les armes habituels, en activant le système adaptatif, et c'est à ce moment-là que la personne s'apercevra peut-être de l'infection pour la première fois.

Les premiers symptômes du VIH ne sont pas très bien décrits, car le diagnostic n'est généralement posé que des semaines, des mois, voire des années après l'infection. Ce que nous savons, c'est que les infections au VIH commencent très discrètement par les symptômes d'un rhume inoffensif. Une sensation générale de fatigue, peut-être un mal de gorge et un peu de fièvre. Des symptômes comme tout le monde en éprouve plusieurs fois par an et auxquels on ne réagit pas vraiment. Ce n'est tout simplement pas grave.

À un certain moment, suffisamment de lymphocytes T cytotoxiques et de plasmocytes seront activés et anéantiront le virus, tuant les cellules infectées à droite et à gauche et éradiquant des milliards de virus. Vos symptômes disparaissent et vous pourriez penser que ce léger rhume que vous aviez est terminé. Pour la plupart des infections virales courantes, c'est fini. La stérilisation se produit lorsque tous les virus sont éliminés et que les lymphocytes T et B à mémoire sont désormais en place pour vous protéger de ce virus pendant des années, voire pour toujours. Et si vous êtes vraiment chanceux, cela peut également se produire dans des cas extrêmement rares d'infection par le VIH. Mais généralement, avec le VIH, ce n'est que le début.

C'est alors que commence la *phase chronique* de l'infection. La plupart des types de virus ne survivraient pas à l'assaut du système immunitaire, mais le VIH dispose de diverses méthodes extraordinaires pour survivre : tout d'abord, ce virus ne se propage pas simplement en faisant de nombreuses copies de lui-même jusqu'à ce que la cellule éclate ; il est bien plus prudent que cela et s'efforce de maintenir ses victimes en vie le plus longtemps possible.

Deuxièmement, il dispose de quelques moyens particulièrement sournois pour trouver de nouvelles victimes. Dans la propagation de cellule à cellule, le virus peut être transmis directement d'une cellule à une autre. Ici, le VIH utilise un mécanisme important de vos cellules immunitaires : les *synapses immunologiques*. Lorsque les cellules immunitaires interagissent directement pour s'activer les unes les autres, elles se frappent pour ainsi dire le visage et se lèchent les joues. Cela signifie qu'elles se rapprochent et se touchent avec de nombreuses extensions courtes qu'on appelle des pseudopodes. Leur apparence est un peu étrange, on dirait de nombreux doigts courts qui sortent des cellules: c'est ainsi que de nombreuses cellules immunitaires vérifient les récepteurs des autres. Et ces interactions peuvent être détournées par le VIH qui utilise cette connexion étroite pour passer d'une cellule à l'autre.

Cette manière de procéder présente de nombreux avantages. Le virus n'a pas besoin de tuer une cellule, ce qui la ferait éclater et déclencherait des signaux d'alarme urgents qui mettraient le système immunitaire en colère et en alerte. Il n'est pas nécessaire qu'un grand nombre de virus flottent à l'extérieur des cellules, ce qui pourrait être détecté et déclencher une alarme. Et le taux de réussite pour infecter une autre victime est très élevé par rapport à la stratégie de flottement aléatoire utilisée par la plupart des virus. Ainsi, le VIH utilise les interactions entre les cellules et passe des lymphocytes T auxiliaires infectés aux lymphocytes T cytotoxiques, des cellules dendritiques aux lymphocytes T, des lymphocytes T aux macrophages.

Et enfin, le VIH peut se cacher très efficacement de cette manière. Même si le système immunitaire se déchaîne et tue la plupart des cellules infectées de temps à autre, le virus n'a qu'à rester inactif dans quelques cellules à l'intérieur d'un ganglion lymphatique pour être à nouveau transporté dans tout votre corps, toujours à proximité immédiate de toutes les cellules dont il veut se rapprocher! Cela rend également beaucoup plus difficile pour les médicaments et les thérapies de se débarrasser du VIH, car il dispose de nombreuses voies différentes pour se propager entre ses cellules cibles.

Le VIH peut également rester en sommeil et ne rien faire dans les cellules pendant de longues périodes en attendant le moment propice pour devenir actif. Lorsqu'une cellule ne se multiplie pas, sa production de protéines est en quelque sorte en mode ralenti, visant uniquement à maintenir la cellule en vie, mais lorsqu'une cellule prolifère, ces mécanismes de production sont multipliés par mille. Ainsi, lorsqu'un lymphocyte T auxiliaire infecté commence à se multiplier, le VIH se réveille et produit des milliers de nouveaux virus en quelques heures. C'est tellement efficace que, même si les lymphocytes T cytotoxiques sont à sa recherche, le virus est capable de produire un grand nombre de nouveaux virus sans être attrapé et d'infecter beaucoup de nouvelles cellules.

Nous avons déjà parlé de l'énorme défi que représentent les microorganismes pour le système immunitaire en raison d'une compétence essentielle : ils peuvent changer et s'adapter beaucoup plus rapidement que les êtres multicellulaires, de sorte que nous avons besoin de notre système immunitaire adaptatif pour avoir une chance. Ce qui rend le VIH si incroyablement dangereux est qu'il opère à un tout autre niveau en termes de variabilité génétique. Le code génétique du VIH est extrêmement sujet à des erreurs de copie : en moyenne, chaque fois que le virus fait une copie de lui-même, il commet une erreur. Ce qui signifie que même dans une seule cellule, il existe de nombreuses variantes différentes du VIH.

Trois résultats sont possibles : 1. Le VIH s'autodétruit parce qu'il mute d'une manière qui le désactive ou qui le rend moins efficace. 2. La mutation n'est ni utile ni nuisible et rien ne change. 3. Le virus parvient mieux à éviter les défenses du système immunitaire.

Lorsque vous êtes infecté, le VIH peut produire quelque *dix milliards* de nouveaux virus VIH en une seule journée. Ainsi, par pur hasard, seront produits de nombreux virus qui seront encore plus efficaces pour maintenir l'infection. Pire encore, les cellules peuvent être infectées simultanément par plusieurs souches différentes de VIH, et ces souches peuvent être recombinées en de nouveaux hybrides. Si vous pouvez expérimenter des milliards de nouvelles versions chaque jour, il y a de fortes chances que quelques-uns des nouveaux virus soient très performants dans l'évitement de la réponse immunitaire.

Concrètement, voici ce que cela signifie : il a fallu environ une semaine au système immunitaire adaptatif pour fabriquer des milliers de lymphocytes T cytotoxiques et des millions d'anticorps extrêmement efficaces pour traquer le VIH, mais il existe déjà de nombreux nouveaux virus qui ont des antigènes nouveaux et différents ! Suffisamment différents pour que les lymphocytes tueurs et les anticorps que vous venez de fabriquer soient inutiles contre eux.

Et maintenant, ces virus nouveaux et différents infectent de nouvelles cellules et font à nouveau des millions de copies d'eux-mêmes. Pour eux, le virus auquel votre système immunitaire adaptatif s'est adapté est déjà dépassé et sans intérêt. Le VIH a toujours une longueur d'avance sur le système immunitaire. Ainsi, au cours de la phase chronique d'une infection par le VIH, votre corps regorge encore de virus. En moyenne, dans cette phase, un seul millilitre de sang contient entre 1 000 et 100 000 particules virales.

Résumons rapidement la tactique du VIH avant de passer à un autre sujet : en infectant les cellules dendritiques, le virus prend un taxi pour le paradis du VIH : les ganglions lymphatiques qui sont remplis de haut en bas de lymphocytes T auxiliaires. Le VIH peut constituer des réservoirs dans ces cellules et rester indéfiniment caché. Lorsque les lymphocytes T auxiliaires commencent à proliférer massivement, ils le font au niveau des ganglions lymphatiques, car ces derniers sont l'endroit idéal pour que le VIH produise également des millions de nouveaux virus. Ainsi, le site le plus fondamental pour la construction d'une protection contre les virus est totalement pris d'assaut et devient en réalité un point faible. Et ce n'est pas encore le pire. Songez à ce que fait réellement le VIH en attaquant spécifiquement les lymphocytes T : il détruit et tue les cellules dont le système immunitaire adaptatif a besoin pour activer correctement les lymphocytes B et les lymphocytes T cytotoxiques.

Pourtant, votre système immunitaire n'abandonne pas, car c'est alors que commence une lutte épique qui va durer des années. Chaque jour, le VIH produit des milliards de nouveaux virus et votre système immunitaire réagit de la même manière avec de nouveaux anticorps et de nouveaux lymphocytes T cytotoxiques. Une alternance de mort et de renaissance, une lutte pour la survie des deux côtés. Cette lutte peut durer jusqu'à dix ans ou plus, et s'accompagne généralement de très peu d'effets secondaires perceptibles, ce qui, de manière perverse, permet à une personne infectée de servir de réservoir et d'infecter d'autres personnes. Et bien que votre système immunitaire fasse tout son possible, les dés sont pipés. Non seulement vos lymphocytes T auxiliaires sont constamment infectés par le VIH, mais les lymphocytes T cytotoxiques les traquent aussi vicieusement. (C'est parce que, si vos lymphocytes T auxiliaires présentent des antigènes du VIH dans leurs fenêtres d'affichage, les lymphocytes T cytotoxiques leur ordonnent de se suicider !) En principe, ce serait une bonne chose, mais cela signifie également que les armes dont vous avez besoin pour lutter contre le VIH s'épuisent.

D'ailleurs il n'y a pas que les lymphocytes T auxiliaires, car les cellules dendritiques souffrent elles aussi, et elles sont tout aussi importantes pour activer le système immunitaire. Sans ces deux cellules, la capacité du système immunitaire adaptatif à se mobiliser commence à se dégrader. Cette mort se poursuit durant des années, tandis que le corps produit désespérément des lymphocytes T auxiliaires, mais sur le long terme, il ne peut pas suivre. Au fil des années, la quantité totale de lymphocytes T auxiliaires diminue lentement, de plus en plus. Jusqu'au jour où un seuil critique est atteint et où le système immunitaire adaptatif s'effondre. La quantité de particules virales dans le sang explose et sature l'organisme, car il ne reste que très peu de résistance.

La dernière étape commence : une *immunosuppression profonde.* Le SIDA, le *syndrome d'immunodéficience acquise,* commence. Cela signifie que votre système immunitaire adaptatif est en panne, ce qui démontre son extrême importance. Des centaines d'agents pathogènes, de microorganismes et de cancers qui ne posent généralement pas le moindre problème à votre corps deviennent rapidement dangereux et mortels. Vous êtes maintenant extrêmement sensible à d'innombrables maladies, et pas seulement à celles qui viennent de l'extérieur. Car comme vous avez besoin de votre système immunitaire adaptatif pour lutter contre le cancer, en particulier des lymphocytes T auxiliaires et cytotoxiques, ce dernier peut désormais prospérer avec très peu d'opposition. Si le SIDA se déclare, la situation devient rapidement désastreuse et dangereuse. Les principales causes de décès sont diverses formes de cancer et des infections bactériennes ou virales, souvent une combinaison des trois. Fondamentalement, tout ce contre quoi votre système immunitaire vous protège habituellement.

Autrefois, les infections au VIH signifiaient une condamnation à mort, la maladie évoluant vers une flambée de SIDA, bientôt suivie de la mort. Mais grâce à un effort immense et sans précédent de la communauté scientifique et médicale afin que les personnes puissent recevoir un traitement approprié, le VIH est devenu une maladie chronique gérable. Presque toutes les thérapies contre le VIH visent à prévenir la dernière étape, à savoir empêcher le SIDA de se déclarer, car c'est là que les gens meurent[1].

1. Une question qu'il est normal de se poser à ce stade est de savoir comment fonctionnent les traitements contre le VIH. Eh bien, sans trop entrer dans les détails, les mécanismes sont plus ou moins les suivants : les différentes étapes du développement du virus sont ciblées et bloquées ou ralenties, de sorte que l'infection par le VIH ne peut jamais se transformer en SIDA. Cependant, la question la plus intéressante est de savoir pourquoi nous n'avons pas de médicaments efficaces contre la grippe tandis que nous disposons de plusieurs médicaments différents contre le VIH. (Certes, nous disposons d'un vaccin très sûr et efficace contre la grippe, qui est redéveloppé chaque année pour tenir compte de la mutation rapide de ce virus. C'est juste que, pour une raison ou une autre, peu de gens se font vacciner contre la grippe.) La réponse est un peu déprimante : l'attention et l'argent. Il est facile d'oublier que le VIH était autrefois une nouvelle pandémie, une pandémie particulièrement choquante et effrayante. En 2019, il y avait encore environ 38 millions de personnes infectées dans le monde. Lorsque le VIH et le SIDA sont apparus, cela a semé la panique dans la société, entraînant un afflux de ressources et d'attention sans précédent. L'humanité voulait vraiment obtenir des résultats rapidement (un point positif est que les immunologistes ont appris beaucoup de nouvelles choses sur le système immunitaire). Et nous avons obtenu ces résultats, et transformé le VIH de maladie mortelle en maladie chronique, et nous pourrions même le vaincre pour de bon un jour. Des choses similaires ont pu être observées avec les vaccins contre le COVID-19, qui ont même battu le record de vitesse. En fin de compte, la question est vraiment de savoir quelle est la valeur d'un remède pour nous et dans quelle mesure nous le voulons désespérément. Un autre témoignage du fait que les humains pourraient vraiment résoudre tous leurs problèmes majeurs s'ils étaient plus habiles à déterminer des priorités.

38 Quand le système immunitaire est trop agressif : les allergies

Depuis toujours, l'un de vos aliments préférés est le crabe, cette drôle d'araignée géante qui rampe au fond de l'océan, avec sa texture particulière et son goût délicieux. Après avoir été sage et avoir suivi un régime durant quelques mois, vous étiez censé profiter aujourd'hui d'une soirée d'indulgence, à déguster avec vos amis une profusion de vin et de crabe. Mais peu après votre première bouchée, quelque chose de bizarre se produit. Votre corps vous transmet une sensation bizarre, comme s'il était un peu à cran.

Vous avez chaud et vous commencez à transpirer tout en percevant une sensation étrange au niveau de vos oreilles, de votre visage et de vos mains, et tout à coup, vous vous apercevez qu'il vous est de plus en plus difficile de respirer et vous commencez à paniquer. Vos amis vous demandent si vous allez bien, tandis que vous vous levez, mais il vous faut vous rasseoir immédiatement, parce que vous vous sentez pris de vertige. Puis vous vous réveillez dans une ambulance qui fonce vers l'hôpital, une aiguille dans le bras qui injecte des substances chimiques dans votre organisme, ce qui a apaisé la réaction allergique qui a failli vous tuer. Vous êtes confus, mais également soulagé d'avoir été pris en charge par des professionnels, lorsqu'une prise de conscience vous interpelle soudain : vous ne pourrez plus jamais manger de crabe[1].

1. Il est très probable que certaines des personnes qui sont en train de lire ces pages aient vécu une expérience assez similaire. Un bon nombre d'autres auront vécu des expériences

Comme nous l'avons vu à plusieurs reprises dans cet ouvrage, le système immunitaire est sur la corde raide. S'il ne réagit pas assez fort, même de petites infections peuvent rapidement se transformer en maladies mortelles et vous tuer. Mais s'il réagit trop fort, il peut faire plus de dégâts que n'importe quelle infection. Votre système immunitaire est beaucoup plus dangereux pour votre survie que n'importe quel agent pathogène. Pensez à l'Ebola : même cette maladie répugnante et horrible a besoin d'environ six jours pour vous tuer. Votre système immunitaire a le pouvoir de vous tuer en quinze minutes.

Les personnes qui souffrent d'*allergies* ont de l'expérience avec ce côté obscur de leur réseau de défense. Lorsque votre système immunitaire perd son sang-froid, il devient létal, tuant chaque jour quelques milliers de personnes par choc anaphylactique. Pourquoi votre système immunitaire ferait-il une chose pareille ?

Être allergique signifie que le système immunitaire réagit massivement à quelque chose qui pourrait ne pas être si dangereux que ça. Cela signifie qu'il mobilise des forces et se prépare à combattre, bien qu'il n'y ait pas de menace réelle. En Occident, environ une personne sur cinq souffre d'une forme d'allergie, le plus souvent d'*hypersensibilité immédiate*, ce qui signifie que les symptômes se déclenchent très rapidement, dans les minutes qui suivent l'exposition. C'est un peu comme trouver un insecte dans votre salon et appeler l'armée pour anéantir toute la ville avec des armes nucléaires tactiques. Bien sûr, cela permet d'éliminer l'insecte, mais il n'est peut-être pas nécessaire de transformer votre maison en un tas de décombres incandescents pour y parvenir. Les réactions d'hypersensibilité immédiate les plus courantes dans le monde développé sont le rhume des foins, l'asthme

désagréables, mais qui n'ont pas directement mis leur vie en danger. Les fruits de mer sont l'allergie alimentaire la plus courante que les adultes peuvent développer soudainement, mais il existe de nombreuses choses auxquelles vous pouvez soudain devenir allergique, du lait aux noix, en passant par le soja, le sésame, les œufs ou le blé. Les allergies, ça craint.

et les allergies alimentaires, avec divers degrés de gravité. On peut être allergique à pratiquement tout.

Certaines personnes sont allergiques au latex et ne peuvent porter ni gants en latex ni combinaison intégrale en latex (ce qui est une véritable tragédie si elles aiment cela). D'autres sont allergiques aux piqûres de certains insectes, des abeilles jusqu'aux tiques. Il existe tout un éventail d'allergies alimentaires et bien sûr, on peut être allergique à tout type de médicament.

Ce à quoi votre système immunitaire réagit, ce sont les antigènes, les molécules de substances inoffensives. Dans le contexte des allergies, les antigènes sont appelés *allergènes*, bien qu'ils soient fonctionnellement identiques : un petit morceau de protéine, par exemple de la chair de crabe, qui peut être reconnu par vos cellules immunitaires adaptatives et vos anticorps et qui provoque une allergie est un allergène.

Pourquoi votre système immunitaire pense-t-il que tout cela est une bonne idée ? Eh bien, il ne le pense pas. Car il ne pense ni ne fait rien dans un but précis, il y a tout simplement des mécanismes qui se trompent affreusement. Dans le cas présent, la source de votre réaction hypersensible immédiate se trouve dans votre sang. C'est là que la partie la plus irritante de tout votre système immunitaire fait son travail : les *anticorps IgE*. Vous pouvez remercier les anticorps IgE pour une grande partie de vos souffrances liées aux allergies. (En réalité, ils sont chargés d'un travail important qu'ils ne font plus autant de nos jours, mais nous y reviendrons dans le prochain chapitre.)

Les IgE sont produits par des lymphocytes B spécialisés qui ne sont généralement pas stationnés dans vos ganglions lymphatiques, mais dans votre peau, vos poumons et vos intestins : là où ils peuvent faire le plus de dégâts, en principe aux ennemis qui pourraient franchir les murs de vos défenses, mais en réalité surtout à vous. Que font réellement les anticorps IgE lorsque vous souffrez d'une réaction allergique ?

L'hypersensibilité se déroule toujours en deux étapes : il vous faut tout d'abord rencontrer votre nouvel ennemi mortel. Puis il vous faut le rencontrer à nouveau.

Disons par exemple que vous mangez un aliment comme des crabes ou des cacahuètes ou que vous vous faites piquer par une abeille. La première fois, tout va bien. L'allergène se répand dans votre système et pour une raison indéterminée, les lymphocytes B capables de se connecter à lui avec leurs récepteurs sont activés. Ils commencent à fabriquer des anticorps IgE contre l'allergène, par exemple des protéines de chair de crabe, mais pour l'instant, tout est calme, il ne se passe rien. On peut imaginer cette étape comme l'armement de la bombe. (Dans des cas comme celui de notre pauvre protagoniste au début de ce chapitre, on ne sait pas exactement quand et pourquoi cet armement s'est produit, mais il doit avoir eu lieu à un moment donné[2].)

Après l'exposition à la chair de crabe, de nombreux anticorps IgE capables de se fixer à l'allergène de chair de crabe se trouvent dans votre organisme. Mais les anticorps IgE en eux-mêmes ne sont pas problématiques, car ils n'ont pas une durée de vie particulièrement longue et se dissolvent après quelques jours. Pour devenir un problème, ils ont besoin de l'aide d'une cellule spéciale de votre peau, de vos poumons et de vos intestins, qui est particulièrement réceptive aux anticorps IgE : le *mastocyte*.

2. Bien. Il est temps de mettre un BÉMOL à cela. Ce que nous décrivons ici est le schéma « standard » du fonctionnement des allergies. Vous rencontrez un allergène pour la première fois, votre système immunitaire « se charge », vous le croisez une deuxième fois, et boum, réaction allergique ! Mais qu'en est-il des histoires comme celle de notre pauvre personnage qui ne peut plus profiter de son plat préféré de crabe ? Eh bien, voici un fait amusant : nous ne comprenons pas encore exactement ce phénomène. Les allergies à l'âge adulte sont assez mystérieuses, ce qui est plutôt effrayant compte tenu du nombre de personnes qui y sont confrontées au cours de leur vie. J'ai moi-même eu la grande joie d'être transporté d'urgence à l'hôpital en raison d'une nouvelle allergie surprise à quelque chose que je mangeais pourtant depuis des années, alors j'aimerais beaucoup savoir comment cela fonctionne. Mais oui, vous allez désormais devoir vivre en sachant que les gens peuvent soudain devenir allergiques à des choses qu'ils ont mangées toute leur vie, sans aucun avertissement.

Nous l'avons déjà rencontré brièvement lorsque nous avons parlé de l'inflammation. Pour vous rafraîchir la mémoire, les mastocytes sont de gros monstres gonflés, remplis de minuscules bombes, qui transportent des substances chimiques extrêmement puissantes telles que l'*histamine* qui provoquent une inflammation rapide et massive. Le rôle des mastocytes fait encore l'objet de débats entre les scientifiques : certains pensent qu'il est crucial pour les défenses immunitaires précoces, tandis que d'autres lui accordent plutôt un rôle secondaire. Ce que nous savons avec certitude, c'est que les mastocytes servent d'amplificateurs de l'inflammation. Et malheureusement, ils font leur travail avec un peu trop d'enthousiasme en cas de réaction allergique.

Les mastocytes ont des récepteurs qui se connectent et se fixent aux zones postérieures des anticorps IgE. Ainsi, si des IgE sont produits après votre première exposition à un allergène, les mastocytes les happent comme un gros aimant happerait un tas de clous. Vous pouvez donc imaginer un mastocyte « chargé et armé » sous la forme d'un gros aimant, recouvert de milliers de minuscules pointes. Lorsque des allergènes passent à proximité, les anticorps IgE du mastocyte peuvent s'y connecter extrêmement facilement. Pour ne rien arranger, les IgE présents sur les mastocytes restent stables pendant des semaines, voire des mois, car la connexion les protège de la décomposition. Ainsi, après votre exposition initiale à un allergène, vous avez ces bombes dans votre peau, vos poumons ou votre intestin, prêtes à s'activer très rapidement. Le temps passe et rien ne se produit, jusqu'à ce que vous fassiez à nouveau un festin de chair de crabe et que vous inondiez votre organisme d'allergènes qui permettront aux mastocytes couverts d'IgE de s'y connecter. C'est alors que la bombe armée de l'allergie explosera dans votre corps.

Vos mastocytes armés subiront une dégranulation, ce qui est une belle manière de dire qu'ils vomiront toutes leurs substances chimiques qui sont des amplificateurs d'inflammation, en particulier l'histamine. Cette dernière provoque quasiment la totalité des choses extrêmement désagréables que vous ressentez lors d'une réaction allergique : elle ordonne aux vaisseaux sanguins de se contracter et de laisser les fluides s'écouler dans les tissus, provoquant des rougeurs, de la chaleur, des gonflements, des démangeaisons et une sensation générale de mal-être.

Si cela se produit dans trop de zones du corps en même temps, cela peut entraîner une chute dangereuse de la pression artérielle qui peut s'avérer mortelle. L'histamine stimule également les cellules qui produisent et sécrètent du mucus afin d'intensifier leur action, envoyant un flux supplémentaire et inutile de mucus et de glaires dans votre appareil respiratoire.

Mais le plus dangereux est que l'histamine peut provoquer la contraction des muscles lisses de vos poumons et rendre la respiration difficile, voire impossible. Ce n'est pas tant que l'air ne peut pas entrer, c'est plutôt que l'air à l'intérieur de vos poumons est piégé et qu'il devient vraiment difficile de l'évacuer. Tout le mucus supplémentaire produit par vos muqueuses n'aide certainement pas cette situation. Comme il y a beaucoup de mastocytes dans les poumons, les réactions allergiques qui se produisent dans cet organe peuvent devenir très rapidement dangereuses, car un excès de liquide et de mucus remplit les poumons, tandis qu'il devient de plus en plus difficile de respirer. Le pire des cas qui peut se produire est un choc anaphylactique qui peut tuer une personne en quelques minutes. Les réactions allergiques n'ont absolument rien d'une plaisanterie.

Dans les derniers paragraphes, nous avons largement entaché la réputation des mastocytes, mais c'est un peu injuste. Parce qu'ils ne provoquent pas tout ce gâchis tout seuls, ils ont un compagnon tout aussi nuisible. Une fois que les mastocytes s'activent et dégranulent, ils libèrent également des cytokines, qui appellent une autre cellule spéciale à renforcer l'allergie : le **basophile**.

Les basophiles patrouillent dans le sang jusqu'à ce qu'ils soient « appelés ». Ils possèdent également des récepteurs d'IgE qu'ils chargent

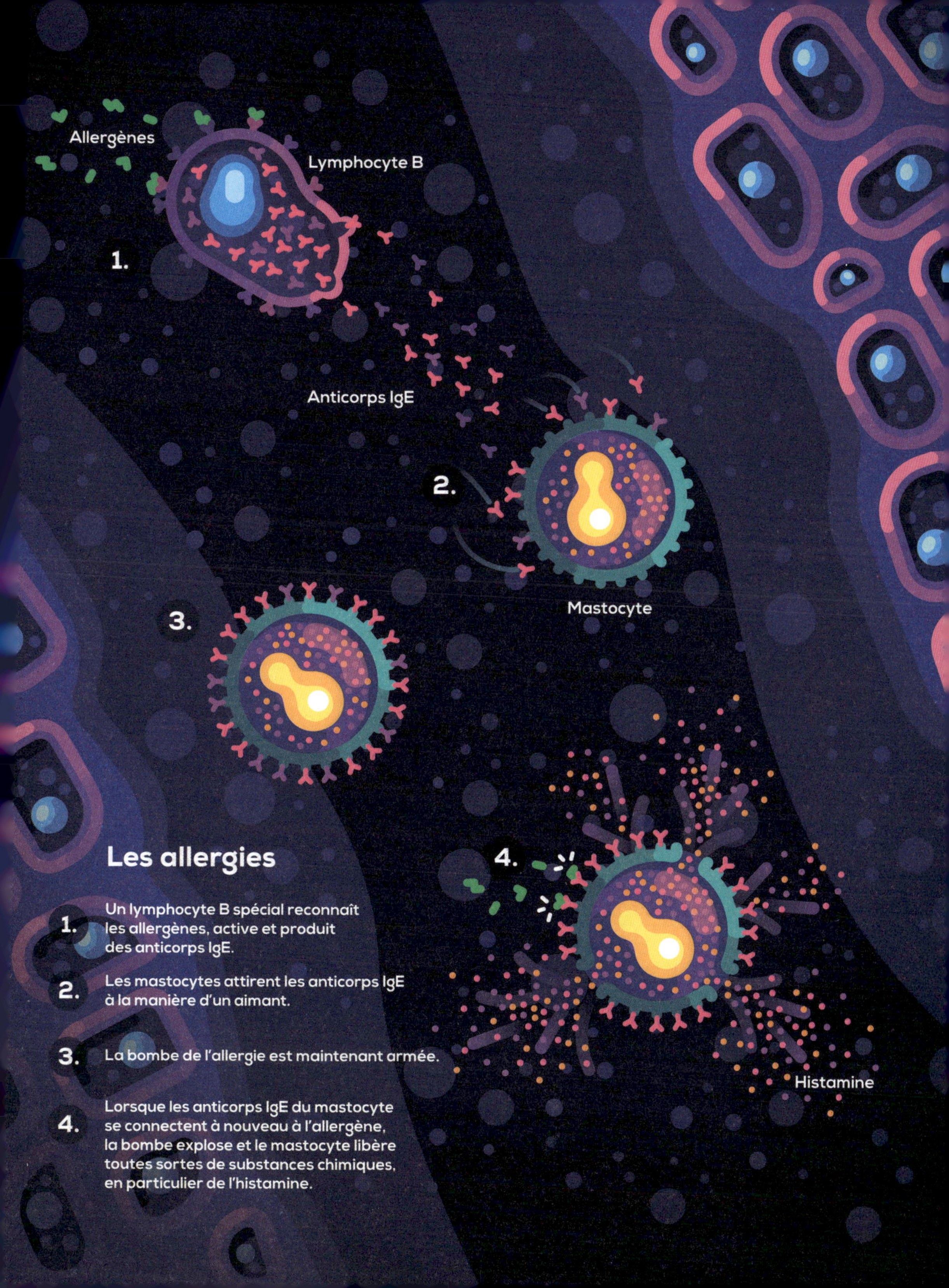

Les allergies

1. Un lymphocyte B spécial reconnaît les allergènes, active et produit des anticorps IgE.
2. Les mastocytes attirent les anticorps IgE à la manière d'un aimant.
3. La bombe de l'allergie est maintenant armée.
4. Lorsque les anticorps IgE du mastocyte se connectent à nouveau à l'allergène, la bombe explose et le mastocyte libère toutes sortes de substances chimiques, en particulier de l'histamine.

après l'exposition initiale à l'antigène. Les basophiles servent en quelque sorte de deuxième vague de l'horreur. Une fois que les mastocytes ont provoqué la première vague de réactions allergiques, ils doivent reconstituer leurs bombes destructrices d'histamine et sont temporairement hors d'état de nuire. Les basophiles comblent cette lacune et s'assurent que la réaction allergique ne s'arrête pas trop vite. Ils sont probablement aussi très fiers d'eux-mêmes, croyant qu'ils font un travail important, mettant innocemment le feu au corps, tandis que vous vous grattez la peau ou que vos intestins enflammés se vident. Ces deux cellules sont responsables de l'hypersensibilité immédiate.

Malheureusement, ce n'est pas encore fini. Comme de nombreux asthmatiques le savent tristement, certaines réactions allergiques sont davantage des événements chroniques que des événements ponctuels qui se terminent. Faisons connaissance avec la troisième (et fort heureusement la dernière) cellule qui croit que les réactions allergiques sont une bonne idée !

L'**éosinophile** s'assure que les symptômes d'une réaction allergique persistent pendant un certain temps – seuls quelques-uns d'entre eux existent à l'intérieur de votre corps et ils ont tendance à séjourner dans la moelle osseuse, loin de tout théâtre des opérations. Les cytokines libérées par les mastocytes et les basophiles les activent, mais ils prennent leur temps, prolifèrent et se clonent durant un certain temps avant d'arriver en retard à la fête, où ils répètent malheureusement les erreurs commises auparavant et provoquent inflammation et misère. Vous pouvez à juste titre demander maintenant : pourquoi vos propres cellules immunitaires font-elles cela ?

La vérité est que nous ne savons pas encore pourquoi certaines personnes produisent beaucoup d'anticorps IgE lorsqu'elles entrent en contact avec certains allergènes, tandis que d'autres non. Mais bien que nous ne sachions pas avec certitude pourquoi certaines personnes sont plus touchées que d'autres, nous pensons savoir ce que les anticorps IgE étaient censés faire à l'origine.

Ils sont les superarmes du système immunitaire contre les gros parasites qui sont trop grands pour être avalés par vos phagocytes, vos macrophages et vos neutrophiles. Surtout l'un des parasites les plus horribles : le *ver parasite*. Une menace à laquelle l'humanité doit faire face depuis des millions d'années. Apprenons-en davantage sur le véritable objectif des anticorps IgE et atténuons quelque peu leur mauvaise réputation.

39 Les parasites et comment votre système immunitaire peut rater leur détection

Les parasites pourraient apporter quelques réponses à la nature agaçante des allergies. L'une des pires choses à faire tard le soir est de chercher sur Google les infections par des vers parasites. Vous pouvez encore plus vous gâcher la vie en cliquant sur la recherche d'images. De tous les agents pathogènes et parasites possibles qui peuvent s'attaquer à l'homme, les vers sont de loin les plus choquants. Rien n'est comparable à une chose sans visage, visqueuse et filandreuse qui s'infiltre dans vos entrailles, y fait ses besoins, y pond des œufs, passant toute sa vie à l'intérieur de votre corps. C'est tout droit sorti d'un film d'horreur.

Il existe près de trois cents espèces de vers parasites capables d'infester les humains. Et bien que seulement une douzaine de ces espèces soient répandues, elles infectent encore jusqu'à deux milliards de personnes, soit près d'un tiers de l'humanité. La plupart des espèces de ces vers parasites ont tendance à établir des infections chroniques stables qui peuvent persister jusqu'à vingt ans, tandis que leurs œufs ou leurs larves quittent le corps avec les selles. Les vers parasites prospèrent dans des régions rurales sous-développées ou dans des bidonvilles, où les conditions insalubres et l'eau souillée se combinent en un environnement parfait pour les parasites, qui quittent le corps par un côté et y entrent par l'autre[1].

1. Malheureusement, comme les infestations de vers parasites sont en corrélation avec la pauvreté et un faible développement des infrastructures, un autre problème vient s'y ajouter.

Être infesté par des vers parasites n'est vraiment pas une expérience formidable. Prenons par exemple les ankylostomes, des parasites qui mesurent environ un centimètre de long et qui vivent dans les intestins. Leur nom signifie « qui a des crochets dans la bouche », car ils s'accrochent aux parois des intestins et peuvent y provoquer d'importantes hémorragies. Cela peut à son tour entraîner une anémie, un manque de globules rouges sains pour transporter suffisamment d'oxygène vers les organes et les tissus, affaiblissant la totalité du corps. Les personnes infestées ont une pâleur jaune verdâtre et sont fatiguées, faibles et généralement sans énergie. Les ankylostomes produisent des œufs qui sont évacués par les selles et lorsque ces œufs se transforment en larves, ces dernières percent la peau d'un nouvel hôte et migrent vers les poumons d'où elles se retrouvent finalement dans l'intestin grêle, répétant le cycle.

Sérieusement, merci, mais non merci.

Les vers parasites n'ont vraiment rien de sympathique. Jusqu'à tout récemment dans l'histoire de l'humanité, les infections par les vers étaient très répandues et quasiment inévitables[2].

Pour lutter contre les vers parasites, le mécanisme étrange de l'anticorps IgE prend soudain tout son sens. À l'échelle d'une cellule immunitaire, les vers sont des monstres géants, s'étendant loin dans le ciel au-delà de l'horizon.

Pour avoir ne serait-ce qu'un espoir de faire des dégâts, il est nécessaire de les attaquer avec du mordant. Il faut beaucoup d'efforts combinés de la part du système immunitaire pour tuer un ver et débarrasser le

---

Si vous souffrez de malnutrition, un ver parasite est un problème beaucoup plus important que si vous êtes bien nourri. Ce qui est logique, car le ver est à l'intérieur de vous parce qu'il veut voler vos nutriments. Si vous avez du mal à obtenir suffisamment de calories pour vous-même, la présence dans votre corps de sous-locataires qui ne paient pas de loyer peut sérieusement affaiblir votre organisme tout entier. Ainsi, les personnes les moins favorisées sont celles qui souffrent le plus de ces parasites.

2. En réalité, ils sont encore très répandus, mais non pas dans les pays développés.

corps de sa présence. Il y a des millions d'années, le système immunitaire de nos ancêtres a mis au point une stratégie : la première étape consiste à identifier le ver et à préparer une attaque brutale.

Ainsi, lorsque le ver est identifié pour la première fois, vraisemblablement près des régions frontalières du corps, les lymphocytes B spéciaux situés près de la peau ou dans les voies respiratoires ou intestinales commencent à se préparer en produisant de grandes quantités d'anticorps IgE. Ces anticorps IgE « amorcent » vos mastocytes – si on considère les mastocytes comme des armes, les anticorps IgE les activent et en retirent les goupilles de sécurité. Si le système immunitaire identifie à nouveau le ver, les mastocytes peuvent se connecter à lui grâce aux anticorps IgE présents sur leurs surfaces et vomir leurs armes redoutables à brûle-pourpoint. Non seulement le mélange de substances chimiques endommage et blesse le ver, mais l'inflammation violente et immédiate que le mastocyte déclenche alerte le reste du système immunitaire. Les macrophages et les neutrophiles affluent et continuent d'attaquer le ver. Les basophiles sont alertés par cette agitation et s'assurent que l'attaque ne cessera pas avant que le ver n'ait été réellement tué. Les éosinophiles de la moelle osseuse interviennent plus tard et continuent d'attaquer le ver et ses éventuels compagnons dans les heures et les jours suivants.

Grâce à l'effort conjugué de ces différentes cellules, votre système immunitaire peut tuer les parasites tout comme les vers. C'est un bon moment pour s'émerveiller à nouveau de l'énorme variété de dangers auxquels nos ancêtres ont dû faire face et de la manière dont leur système immunitaire a trouvé des moyens pour les affronter tous. Mais au départ, nous parlions d'allergies, alors faisons le lien avec nos épouvantables ennemis véreux.

Comme vous pouvez l'imaginer, les vers parasites ne sont pas contents de voir arriver des IgE et des mastocytes et d'être attaqués. Étant des êtres vivants spécialisés dans… eh bien… le parasitisme, ils ont évolué pour lutter contre nos défenses autant que possible. Dans ce cas, cela signifie neutraliser vos défenses. Les vers parasites qui se sont adaptés aux humains sont capables de modifier et de recalibrer quasiment toutes les facettes du système immunitaire de leur hôte. Ils utilisent un large éventail de mécanismes immunosuppresseurs. Ou en termes simples : les vers libèrent une pléthore de substances chimiques pour réguler à la baisse et moduler votre système immunitaire dans le but de l'affaiblir.

Cela entraîne de nombreuses conséquences, certaines intentionnelles et d'autres non. D'une part, un système immunitaire plus faible est moins capable de prévenir les infections par des virus et des bactéries, et il pourrait avoir plus de difficultés à détecter les cellules cancéreuses avant qu'elles ne constituent une menace mortelle. Mais tous les effets ne sont pas négatifs, car les vers inhibent les mécanismes qui provoquent des réactions inflammatoires, des allergies et des maladies auto-immunes.

Nous en apprendrons un peu plus sur les maladies auto-immunes dans le prochain chapitre, mais en résumé, si le système immunitaire est régulé à la baisse pour être moins agressif, il ne peut pas non plus causer autant de dommages au corps. C'est la raison pour laquelle certains scientifiques soutiennent que l'absence de vers chez les humains dans le monde développé est un phénomène étrange pour leur système immunitaire, car ce dernier a évolué en supposant qu'il souffrirait régulièrement de vers parasites.

Nos ancêtres étaient quasiment impuissants face aux vers parasites. Ils ne disposaient d'aucun médicament pour les combattre, ils ne connaissaient pas la notion d'hygiène et souvent, ils n'avaient pas accès à de l'eau potable dans l'environnement dans lequel ils vivaient. Leurs corps ont donc dû s'adapter, à contrecœur, à des infestations fréquentes, voire permanentes, de vers parasites. L'une de ces adaptations a pu être de réguler à la hausse l'agressivité du système immunitaire, c'est-à-dire de le rendre un peu trop agressif, de sorte que malgré les effets suppressifs des vers, il était assez fort pour faire face aux infections et aux infestations par des agents pathogènes. Une sorte de pacte avec le diable que notre système immunitaire a dû conclure il y a des millions d'années.

En termes d'évolution, les humains des pays développés ont perdu leurs hôtes parasitaires véreux au cours des derniers siècles. L'avènement du savon et de l'hygiène ainsi que la nette séparation des excréments et de l'eau potable ont détruit les cycles de vie de la plupart des vers qui vivaient en nous. Les vers restants ont été chassés par les médicaments et la médecine moderne.

Notre système immunitaire s'est soudain retrouvé sans l'ennemi qui l'avait maintenu à un cran inférieur pendant des millions d'années. Et il se pourrait donc que notre système immunitaire fonctionne toujours en supposant que des vers l'affaiblissent et qu'il doit être plus agressif pour faire contrepoids.

Si cette idée générale est vraie, elle pourrait expliquer de nombreuses maladies provoquées par un système immunitaire trop agressif chez les personnes non infestées de vers, principalement les allergies et les maladies inflammatoires. Et ce n'est pas tout : l'absence de vers prive tout un tas de nos cellules de l'ennemi qu'elles étaient censées combattre régulièrement. L'idée est donc logique : sans stimulation par les vers, ces armes ont trouvé de nouvelles cibles.

Mais tandis que les vers parasites peuvent représenter une pièce du puzzle, ils sont loin de suffire à expliquer l'augmentation de la prévalence des allergies et la multiplication d'un ensemble de troubles bien plus graves qui affectent des millions de personnes : les *maladies auto-immunes*. Elles se produisent lorsque le système immunitaire croit que votre corps est *autre* et qu'il doit être détruit.

40 Les maladies auto-immunes

Votre corps prend l'auto-immunité très au sérieux, comme nous l'avons vu en examinant l'université du meurtre du thymus, où seules les cellules qui pouvaient distinguer le *soi* des *autres* étaient autorisées à vivre. Et cela est devenu évident avec les nombreux obstacles que vos lymphocytes T et B doivent franchir avant de pouvoir être activés et commencer réellement à faire leur travail. Pourtant, malgré tous les systèmes de sécurité et les différentes couches censées empêcher votre système immunitaire d'attaquer votre propre corps, les choses peuvent très mal tourner. Les mécanismes de sécurité peuvent échouer dans une séquence d'événements tellement malencontreuse que votre système immunitaire croit que le corps qu'il est censé protéger est l'ennemi qu'il doit tuer.

C'est comme si l'armée d'une nation pointait soudain ses armes sur ses propres villes et infrastructures sans défense, détruisant les routes, bombardant des centres civils, tirant sur des ouvriers du bâtiment, des garçons de café et des médecins qui essaient simplement de faire fonctionner la société. Ce serait d'autant plus grave que si l'armée attaquait son propre pays et s'engageait vraiment, qui pourrait encore l'arrêter ? C'est en quelque sorte ce que sont les maladies auto-immunes. Alors que les cellules civiles tentent de tout maintenir ensemble, d'obtenir des ressources pour tout le monde et de garder l'infrastructure corporelle et les organes intacts, des parties de l'armée démolissent tout cela et tirent dans la tête des civils.

Les maladies auto-immunes ne se produisent pas par hasard. Pour la plupart des gens, elles sont le fruit d'une malchance monumentale. Bien que les choses soient évidemment un peu plus complexes dans la réalité, nous pouvons en examiner les principes de base. En résumé, dans l'auto-immunité, vos lymphocytes T et B sont capables de reconnaître les protéines utilisées par vos propres cellules. Les *autoantigènes*. Les antigènes du *soi. Vous.*

Il peut s'agir d'une protéine à la surface d'une cellule hépatique, d'une molécule importante qui vous maintient en vie, telle que l'insuline, ou d'une structure faisant partie d'une cellule nerveuse. Si des lymphocytes T et B malavisés se connectent à ces autoantigènes, votre système immunitaire adaptatif déclenche une réponse immunitaire contre votre propre corps. Ainsi, certaines parties de votre système immunitaire ne sont plus capables de distinguer correctement entre ce qui est *soi* et ce qui est *autre – elles pensent que le soi EST l'autre*. Cette situation est plus ou moins grave, et elle va d'un degré gênant à un degré mortel, en passant par la dégradation de la qualité de vie.

Que doit-il se passer pour que votre système immunitaire soit confus à ce point ? Eh bien, il y a quelques étapes, quelques conditions qui doivent être remplies.

Tout d'abord, vos molécules du CMH doivent être physiquement capables de se lier efficacement à vos propres autoantigènes. Cela est principalement génétique, et comme tout ce qui est gravé dans notre code génétique, c'est de la malchance. On ne peut pas choisir ses parents ni son patrimoine génétique (du moins pas encore). Dans un chapitre précédent, nous avons évoqué le fait que les molécules du CMH varient beaucoup d'un individu à l'autre et qu'elles se présentent sous quelques centaines de formes légèrement différentes. Toutes ces formes ne sont pas formidables, mais par un caprice de la nature, certains types sont assez performants pour présenter des autoantigènes. Il y a un risque héréditaire d'auto-immunité qui varie d'un individu à l'autre. Ainsi, bien que *tout le monde* puisse contracter des maladies auto-immunes, les risques sont plus élevés pour certains, ceux dont les gènes fabriquent des types spécifiques de molécules du CMH. Mais une simple prédisposition génétique ne suffit pas.

La deuxième chose qui doit se produire pour qu'une maladie auto-immune se développe est que vous devez produire soit un lymphocyte T soit un lymphocyte B qui soit réellement capable de reconnaître l'autoantigène et qui ne soit pas éliminé par votre propre corps. Chaque jour, vous fabriquez par exemple des milliards de lymphocytes T, et par pur hasard, des millions d'entre eux seront dotés de récepteurs capables de reconnaître efficacement les autoantigènes. La plupart de ces cellules ne survivent pas à leur formation dans le thymus ou la moelle osseuse, mais parfois, ces mécanismes échouent, et elles sont relâchées dans la circulation. Il y a de fortes chances qu'en cet instant même, vous ayez en vous des lymphocytes T ou B susceptibles de provoquer une maladie auto-immune. Mais leur seule présence ne suffit toujours pas, il faut qu'elles soient activées.

Et c'est là que cela devient très délicat. Nous avons passé une bonne partie de cet ouvrage à parler du fait que votre système immunitaire adaptatif ne s'active pas tout seul. Il a besoin que le système immunitaire inné prenne la décision de l'activer, et pour cela, il faut d'abord un champ de bataille, un environnement qui peut pousser vos cellules immunitaires innées à intensifier une réaction immunitaire. Il est difficile de dire comment ces choses se produisent exactement et encore plus difficile de les observer chez les êtres humains. Les gens tombent malades tout le temps, mais cela ne débouche que très rarement sur autre chose qu'une infection qui finit par être éliminée. Mais pour la plupart des maladies auto-immunes, voici les étapes qui semblent les provoquer.

Première étape : certains individus ont une prédisposition génétique. (Ce n'est pas une étape obligatoire, mais cela augmente considérablement la probabilité.)

Deuxième étape : ils fabriquent des lymphocytes B ou T capables de reconnaître un autoantigène.

Troisième étape : une infection provoque l'activation par le système immunitaire inné de ces lymphocytes B ou T défaillants.

Mais comment des infections peuvent-elles provoquer une maladie auto-immune ? Bien qu'il n'y ait toujours pas de réponse complète, une idée répandue parmi les immunologistes est appelée le *mimétisme moléculaire*. Cela signifie essentiellement que les antigènes des micro-organismes peuvent avoir une forme similaire aux protéines de vos cellules, vos autoantigènes. D'une part, cela peut arriver par accident. Certaines formes sont tout simplement utiles dans le micromonde, et bien qu'il existe une grande variété et de nombreuses options de formes, certaines d'entre elles peuvent être similaires.

Mais certains agents pathogènes tentent également d'imiter les formes de leur hôte, ce qui est tout à fait logique, car c'est un mécanisme que l'on peut couramment observer dans le règne animal : le camouflage est extrêmement utile pour survivre dans un monde de chasseurs itinérants. Et ainsi, depuis les papillons qui tentent de ressembler à des feuilles jusqu'aux perdrix blanches qui se fondent dans la neige et aux crocodiles qui disparaissent dans les eaux boueuses, un large éventail d'animaux tente d'être aussi difficile à repérer que possible. Pour un virus pathogène ou une bactérie, vos tissus sont une jungle truffée de prédateurs enragés qui les recherchent, de sorte qu'imiter l'environnement pour devenir plus difficile à repérer s'avère être une stratégie efficace.

Pour bien expliquer cela, ajoutons un peu plus de détails à une simplification que nous avons faite jusqu'ici. Lorsque nous avons parlé de la plus grande bibliothèque de l'univers, nous avons dit que chaque lymphocyte T et B comporte un récepteur spécial pour reconnaître *précisément un antigène spécifique.*

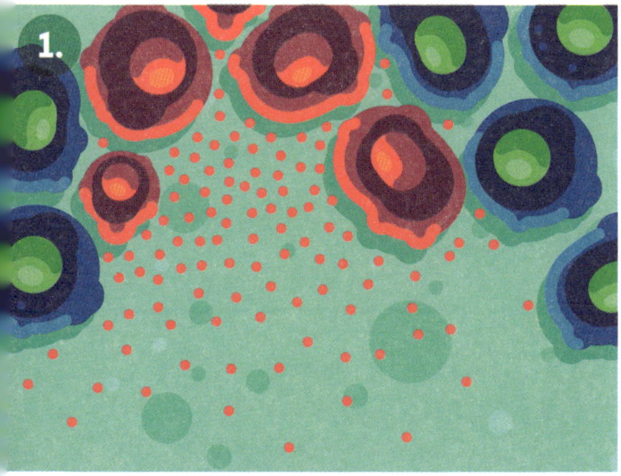

Tout commence par un agent pathogène qui infecte le corps.

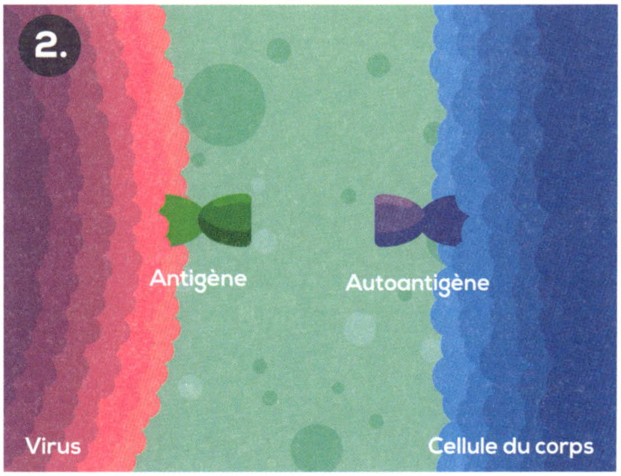

Le virus possède un antigène qui est similaire à un autoantigène.

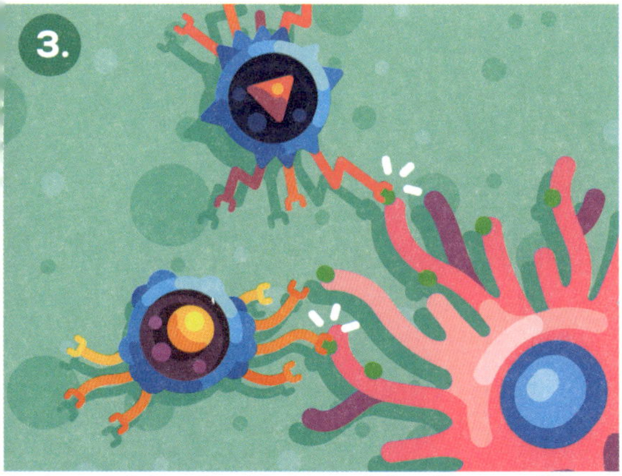

Après avoir échantillonné le champ de bataille, une cellule dendritique active les lymphocytes T qui peuvent se connecter à la fois à l'antigène ET à l'autoantigène.

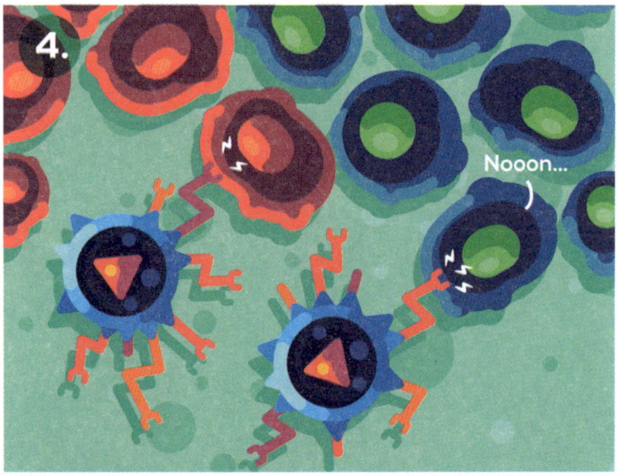

Les lymphocytes T cytotoxiques se mettent à tuer à la fois les cellules infectées et les cellules saines si ces dernières présentent un autoantigène.

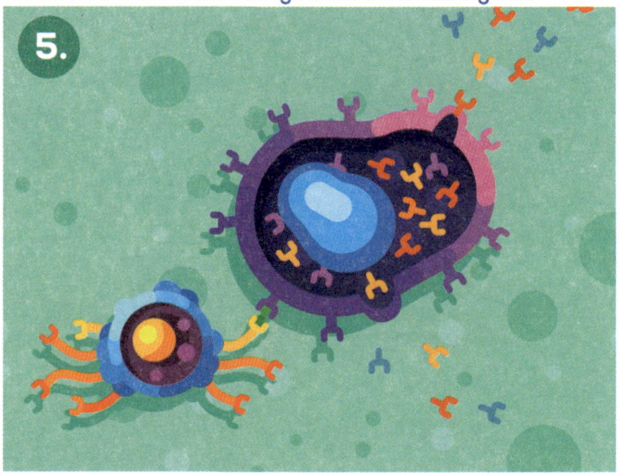

Pendant ce temps, le lymphocyte T auxiliaire active les lymphocytes B. Après s'être optimisés, ils libèrent des autoanticorps qui se connectent à vos propres cellules et les marquent pour qu'elles meurent.

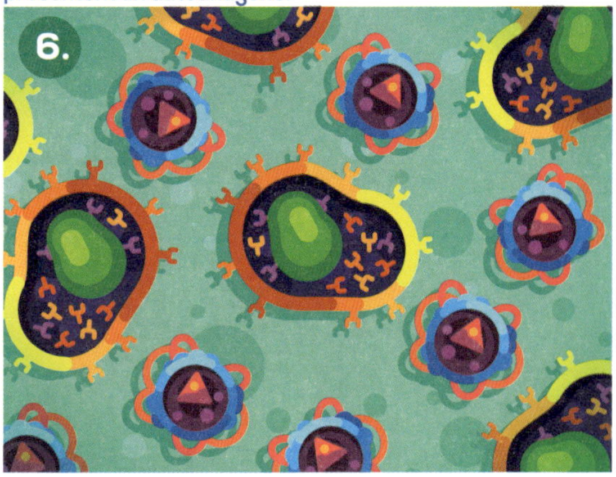

Lorsque les lymphocytes B et les lymphocytes T cytotoxiques se transforment en cellules à mémoire, la réponse auto-immune se transforme en une maladie auto-immune chronique.

En réalité, c'est un peu plus complexe que cela. L'éventail des récepteurs individuels T et B est un peu plus large. Chaque récepteur est *extrêmement efficace* pour reconnaître un antigène spécifique. Mais il peut également se connecter à certains autres.

Ainsi, un récepteur de lymphocytes B pourrait par exemple être extrêmement efficace pour reconnaître un antigène spécifique et plus ou moins efficace pour reconnaître huit autres antigènes différents qui sont similaires, mais pas exactement identiques.

C'est un peu comme lorsque vous assemblez un puzzle et que vous trouvez deux pièces qui s'emboîtent *presque* parfaitement. Il reste encore un peu d'espace et elles ne se connectent pas à la perfection, mais cela tient si on ne tire pas trop fort.

Imaginons maintenant comment vous contractiez une maladie auto-immune dans la réalité. Dans notre exemple, tout commence par un agent pathogène, par exemple un virus qui possède un antigène similaire à un autoantigène. Il pourrait être similaire à une protéine commune qui se trouve à l'intérieur de vos cellules. Lorsque le virus pénètre dans votre corps et qu'il commence à faire ce que font les agents pathogènes, les cellules civiles, les macrophages et les cellules dendritiques libèrent des quantités massives de cytokines et provoquent une inflammation. Cela incite les cellules dendritiques à collecter des échantillons de l'antigène du virus qui est très similaire à notre autoantigène. Et cela incite toutes les cellules proches du champ de bataille à fabriquer plus de molécules du CMH de classe I et à présenter un plus grand nombre de leurs protéines internes.

Dans le ganglion lymphatique le plus proche, votre cellule dendritique peut alors trouver un lymphocyte T auxiliaire ou un lymphocyte T cytotoxique qui peut parfaitement se connecter à l'antigène de l'ennemi. *Et comme il ressemble à un autoantigène, le récepteur du lymphocyte T peut également se connecter assez facilement à l'autoantigène auquel l'antigène ressemble*. Les lymphocytes T cytotoxiques arrivent sur le champ de bataille et se mettent à tuer les cellules infectées. Mais pas seulement des cellules infectées, car ils trouvent également des cellules saines qui présentent dans leurs fenêtres d'affichage l'autoantigène, celui qui ressemble à l'antigène du virus. Et c'est ainsi que les lymphocytes T cytotoxiques se mettent à tuer des cellules civiles parfaitement innocentes et saines. C'est alors que le contexte d'une véritable infection en cours devient crucial. Comme les lymphocytes T cytotoxiques sont stimulés et activés par la véritable infection en cours, par toutes les bonnes cytokines et les signaux de combat appropriés, certains d'entre eux se transformeront en lymphocytes T cytotoxiques à mémoire. Même après que la véritable infection a été éliminée, ces cellules trouveront l'autoantigène présenté par les cellules civiles et supposeront alors qu'il y a encore beaucoup d'ennemis dans les environs.

Et dès que cela se produit, la réaction auto-immune accidentelle se transforme en une maladie auto-immune. Le système immunitaire adaptatif croit alors qu'il a été activé pour combattre l'autoantigène et les cellules du corps qui l'expriment. D'ailleurs, pourquoi ne le ferait-il pas ? À l'instar de la loi de Murphy, tout ce qui pouvait mal tourner a mal tourné, et toutes les conditions pour une activation correcte ont été remplies. Mais la situation peut encore empirer ! Pendant ce temps, le lymphocyte T auxiliaire activé commence à activer des lymphocytes B qui peuvent accidentellement se focaliser sur l'autoantigène !

N'oublions pas que lorsqu'ils sont activés, les lymphocytes B entament un processus d'optimisation pour affiner leurs anticorps, ils mutent et produisent un tas de variantes différentes afin de devenir plus performants pour combattre un ennemi. Mais dans ce cas, ils peuvent réellement s'optimiser en fonction de l'autoantigène. Dans le pire des cas, si un tel lymphocyte B reçoit un signal de confirmation d'un lymphocyte T auxiliaire, le système immunitaire produit des cellules plasmatiques qui libèrent des *autoanticorps* qui se connectent à vos propres cellules et les marquent pour les condamner à mort.

Et lorsque les lymphocytes B se transforment en cellules plasmatiques, des cellules à mémoire sont créées en tant que sous-produits. Et tout à coup, dans votre moelle osseuse, des cellules plasmatiques à longue durée de vie commencent à fabriquer régulièrement des autoanticorps contre votre propre corps. Elles vivront des années et même des décennies. Une fois que votre système immunitaire adaptatif a fabriqué des cellules à mémoire contre vos propres cellules, il est certain qu'il sera restimulé encore et encore, car vos autoantigènes sont partout dans votre corps. Ces cellules se retrouvent alors dans un environnement géant où tout le monde est un ennemi ; c'est comme la blague du gars qui conduit sur l'autoroute quand sa femme l'appelle pour l'avertir qu'elle a entendu à la radio qu'un conducteur est en train d'y rouler en sens inverse. Et il répond d'une voix très affligée : « Chérie, il n'y en a pas un, mais des centaines ! »

Peu importe le nombre de cellules civiles que votre système immunitaire tue, votre corps en fabriquera plus, et une inflammation chronique, une activation chronique du système immunitaire en est le résultat. Vos cellules immunitaires malavisées croient qu'elles sont perpétuellement entourées d'ennemis et agissent en conséquence.

Bien que nous parlions d'un ensemble diversifié de maladies différentes, de nombreux symptômes leur sont communs à toutes : fatigue, éruptions cutanées, démangeaisons et autres problèmes de peau, fièvre, douleurs abdominales et divers problèmes digestifs, douleurs et gonflement des articulations. L'auto-immunité est rarement mortelle, ce n'est pas vraiment un groupe de maladies qui tue. C'est plutôt qu'elle rend la vie misérable et épuisante. Les options de traitement sont assez limitées. Après tout, pour éliminer la racine des maladies auto-immunes, il faudrait trouver parmi des milliards de lymphocytes B et T les cellules à mémoire individuelles qui ciblent vos autoantigènes et les tuent. C'est pourquoi, du moins pour l'instant, il n'y a aucun remède contre l'auto-immunité, et une fois que vous en êtes atteint, il ne vous reste plus qu'à y faire face. Pour soulager la douleur et l'inflammation, les maladies auto-immunes sont généralement traitées avec divers médicaments qui inhibent le système immunitaire, en particulier l'inflammation, ce qui, comme vous pouvez l'imaginer, n'est pas terrible non plus. Cela peut atténuer les symptômes de l'auto-immunité en affaiblissant le système immunitaire et en le rendant moins susceptible d'attaquer l'organisme, mais cela rend également le patient plus vulnérable aux infections.

Petit aparté l'anergie

Un petit aparté qui est bien trop intéressant pour ne pas être mentionné au sujet de l'anergie, une tactique passive et assez ingénieuse que votre système immunitaire déploie pour désactiver les lymphocytes T autoréactifs, c'est-à-dire capables de reconnaître vos propres cellules.

Tout d'abord, permettez-moi d'expliquer une autre simplification (qui sonne bien mieux qu'un mensonge commode qui a permis d'arriver plus facilement au point où nous en sommes maintenant). J'ai beaucoup parlé des cellules dendritiques et du fait qu'elles se mettent à échantillonner un champ de bataille lorsqu'elles sont activées. Eh bien, ce n'est pas tout à fait exact, car en réalité, elles sont constamment en mode échantillonnage. Même s'il n'y a aucun danger, quelques-unes de vos cellules dendritiques, par exemple dans votre peau, prélèveront des échantillons de ce qui flotte dans le milieu naturel et sain entre vos cellules – il s'agit probablement en grande partie d'autoantigènes – puis se déplaceront vers vos ganglions lymphatiques pour montrer au système immunitaire adaptatif ce qu'elles ont trouvé.

Vous vous demandez peut-être : pourquoi diable est-ce une bonne idée ? Une cellule dendritique qui collecte des autoantigènes ne provoquerait-elle pas des maladies auto-immunes ? Eh bien, détrompez-vous : quelle est l'une des tâches principales du système immunitaire inné ? Fournir un contexte au système immunitaire adaptatif. Ainsi, une cellule dendritique qui se déplace dans un ganglion lymphatique avec le contexte « tout va bien, voici ce que j'ai à vous montrer » peut en fait prévenir les maladies auto-immunes. Parce que ce qu'elle fait en réalité est « chasser » les lymphocytes T qui sont *autoréactifs*, c'est-à-dire capables de lier leurs molécules du CMH à votre autoantigène. Si par pur hasard, la cellule dendritique trouve l'un de ces lymphocytes T autoréactifs, elle s'y connecte pour l'empêcher de commettre d'autres actes répréhensibles.

Vous souvenez-vous du signal du « baiser » que la cellule dendritique envoie aux lymphocytes T pour les activer ? Le signal de confirmation qui indique aux lymphocytes T que le danger est réel ?

Eh bien, s'il n'y a pas de danger, la cellule dendritique retient ce signal du baiser. Et un lymphocyte T qui reçoit un signal d'activation sur ses molécules du CMH mais aucun baiser affectueux sur la joue se désactive. Il ne meurt pas immédiatement, mais il ne peut pas être réactivé. C'est désormais un canard boiteux et il ne fait que flotter pour le reste de sa vie avant de s'autodétruire sans faire de vagues. Ainsi, en tant que bruit de fond constant lorsque vous n'êtes pas malade ou blessé, votre système immunitaire inné utilise son temps libre pour lutter discrètement contre les maladies auto-immunes. Le niveau de chevauchement des systèmes et la manière dont les différents principes d'activation et de régulation fonctionnent conjointement pour vous protéger de toutes les manières possibles sont absolument fascinants. Le concert de votre système immunitaire utilise tous les instruments disponibles pour vous protéger.

Maintenant que nous avons parlé des allergies et de l'auto-immunité, venons-en au fait et voyons pourquoi tant de personnes semblent en être affectées.

41 L'hypothèse de l'hygiène et des vieux amis

La seconde moitié du xxe siècle a été marquée par deux courbes de tendance vraiment étranges et paradoxales dans les pays développés. Tandis que des maladies infectieuses dangereuses telles que la variole, les oreillons, la rougeole et la tuberculose ont été repoussées avec succès et qu'elles sont dans certains cas arrivées au bord de l'élimination, d'autres maladies et troubles ont commencé à se développer ou même à monter en flèche. Les taux des maladies telles que la sclérose en plaques, le rhume des foins, la maladie de Crohn, le diabète de type 1 et l'asthme ont augmenté de 300 % au cours du siècle dernier. Mais ce n'est pas tout : il semble qu'on puisse établir un lien direct entre le degré de développement et de richesse d'une société et la proportion de sa population qui souffre d'une allergie ou d'un trouble auto-immun.

Le nombre de nouveaux cas de diabète de type 1 est dix fois plus élevé en Finlande qu'au Mexique, et 124 fois plus qu'au Pakistan. Dans les pays occidentaux, jusqu'à un enfant d'âge préscolaire sur dix souffre d'une forme d'allergie alimentaire, contre seulement quelque deux sur cent en Chine continentale. La rectocolite hémorragique, une vilaine maladie inflammatoire de l'intestin, est deux fois plus répandue en Europe occidentale qu'en Europe orientale. Environ 20 % des États-Uniens souffrent d'allergies. Tous ces troubles ont deux dénominateurs communs : soit le système immunitaire réagit de manière excessive à un déclencheur apparemment inoffensif, tel que le pollen des plantes en fleurs, les arachides, les excréments d'acariens ou la pollution atmosphérique (en un mot :

les allergies), soit il va plus loin et attaque et tue directement les cellules civiles de l'organisme, ce qui se traduit par des troubles auto-immuns tels que le diabète de type 1. Tout cela alors que les humains meurent moins d'infections.

À la fin des années 1980, un scientifique a découvert que le taux de certaines allergies était lié au nombre de frères et sœurs d'un enfant. Il a donc posé la question de savoir si les « contacts non hygiéniques » entre frères et sœurs entraîneraient des taux plus élevés d'infections pendant l'enfance et si cela pouvait avoir un effet protecteur contre les allergies. Et c'est ainsi qu'est née *l'hypothèse de l'hygiène* qui a presque aussitôt été victime de son propre attrait. Le message était trop direct, trop parfait, il s'inscrivait trop bien dans l'air du temps.

Le message perçu était clair : dans leur ferveur pour se débarrasser des causes des maladies, les humains étaient devenus trop propres et stériles et avaient péché contre la nature, et maintenant, ils souffraient de troubles immunitaires à cause de cela ! Il semblait logique que le système immunitaire humain ait réellement besoin d'infections nocives pour fonctionner correctement. La solution semblait tout aussi simple et directe ! Il suffit d'être moins propre, d'arrêter de se laver les mains, peut-être de manger un peu de nourriture avariée, de se curer le nez. Bref : exposez-vous, vous et vos enfants, à des micro-organismes et contractez peut-être même plus de maladies infectieuses pour entraîner votre système immunitaire !

Mais comme souvent avec le système immunitaire, la réalité semble être bien plus complexe et nuancée. Aujourd'hui, de nombreux scientifiques sont assez mécontents de la manière dont l'hypothèse de l'hygiène a imprégné la culture et la pensée populaires. Parce qu'elle conduit de la part de profanes à des conclusions « instinctives » qui sont, à tout le moins, extrêmement discutables, voire carrément erronées. Par exemple, une opinion largement répandue est qu'il est bon pour nous de contracter des maladies, parce que le fait d'y survivre nous rend plus forts, puisque c'est ainsi que les humains fonctionnaient dans le passé[1].

Peut-être avons-nous besoin de bactéries hostiles comme partenaires d'entraînement pour devenir forts, et peut-être ce mécanisme d'entraînement immunitaire a-t-il été détruit par le monde moderne, avec tous ses médicaments et ses technologies sophistiquées.

Discuter de ce sujet est un peu délicat, parce que la communauté scientifique n'est pas encore parvenue à un consensus et parce qu'il y a encore beaucoup de choses que nous ne savons pas ou que nous ne comprenons pas sur le microbiote qui nous entoure, sur notre microbiome personnel et l'interaction avec notre système immunitaire. L'une des choses que les conclusions « instinctives » sur l'hygiène et ses dangers supposés ne prennent pas en compte est la coévolution de notre système immunitaire et de tous les microbes qui nous entourent. Il y a des centaines de milliers d'années, lorsque les systèmes immunitaires de nos ancêtres se sont adaptés à leur environnement, les choses étaient très différentes d'aujourd'hui.

1. Ce qui est généralement troublant dans ces appels au naturalisme, c'est l'idée même que quelque chose de naturel serait en quelque sorte meilleur. La nature ne se soucie absolument pas de vous ni de tout autre individu. Votre cerveau, votre corps et votre système immunitaire sont construits sur les os de milliards de vos ancêtres potentiels qui n'ont pas été assez rapides pour échapper à un lion, qui ont été tués par une infection bénigne ou qui étaient juste un peu moins capables d'extraire les nutriments de leur nourriture. La nature nous a donné des maladies charmantes, telles que la variole, le cancer, la rage et les vers parasites, qui se régalent des yeux de vos enfants. La nature est cruelle et sans aucune forme de compassion pour vous. Nos ancêtres se sont battus bec et ongles pour construire un monde différent, un monde sans toute cette souffrance, cette douleur et cette horreur. C'est pourquoi nous devrions célébrer les énormes progrès que nous avons réalisés en tant qu'espèce et nous en émerveiller. Même s'il est évident qu'il nous reste un long chemin à parcourir et que le monde moderne présente beaucoup d'inconvénients, l'idée selon laquelle « le naturel est meilleur » est quelque chose que seules peuvent affirmer des personnes qui ne vivent pas réellement dans la nature et qui ont oublié pourquoi nos ancêtres ont travaillé si dur pour y échapper.

Bien sûr, nos ancêtres chasseurs et cueilleurs tombaient malades. Il est impossible d'obtenir des chiffres exacts, mais certains scientifiques estiment que jusqu'à une personne sur cinq mourait d'infections provoquées par des agents pathogènes.

Cependant, les maladies n'étaient pas les mêmes qu'aujourd'hui. Tout d'abord, les parasites animaux étaient beaucoup plus fréquents. Les poux de tête et de corps, les tiques et surtout les vers étaient très répandus. Les infestations par les vers ne sont pas une chose dont la plupart des habitants des pays développés ont la décence de s'inquiéter aujourd'hui, alors que par le passé, elles ont probablement été si courantes et inévitables que notre système immunitaire a dû à contrecœur trouver un mode de coexistence. Mais nous en avons déjà parlé dans le chapitre précédent, alors soyez rassuré, nous en avons fini avec les parasites ! Notre système immunitaire n'a pas seulement dû faire face aux vers, il a également dû composer avec certaines espèces de virus tels que l'hépatite A ou des bactéries telles que l'*Helicobacter pylori*, qu'il n'a tout simplement pas réussi à éradiquer et avec lequel il a dû cohabiter.

De plus, la plupart des types de pathologies que nous associons aujourd'hui à la maladie étaient presque totalement absents des communautés de chasseurs-cueilleurs : les maladies infectieuses telles que la rougeole, la grippe et même le rhume. Parce que la plupart des pires agents pathogènes bactériens et viraux qui provoquent des maladies infectieuses et qui nous gâchent la vie à l'époque moderne sont nouveaux pour notre espèce, en termes d'évolution.

Dans le monde dans lequel notre système immunitaire humain a évolué, il y a des centaines de milliers d'années, les maladies infectieuses n'ont pas pu devenir un problème majeur car, à quelques exceptions près, lorsqu'on survit à une maladie infectieuse, on ne l'attrape généralement plus. Soit elle tue la personne, soit elle la laisse totalement immunisée pour le reste de sa vie. Pendant la plus grande partie de l'histoire de l'humanité, notre espèce a vécu en petites tribus dispersées et assez isolées les unes des autres. Une maladie infectieuse ne pouvait donc pas devenir une menace dangereuse ni s'établir efficacement chez nos ancêtres. Parce que si elle infectait une tribu, elle infectait toutes les personnes du groupe en un rien de temps, puis elle mourait, parce qu'il n'y avait plus personne à contaminer. Notre évolution n'a donc pas vraiment eu à prendre en compte ce genre d'agents pathogènes.

Au fur et à mesure que nous sommes devenus agriculteurs et citadins, notre mode de vie a définitivement changé, tout comme les maladies qui nous menaçaient. Vivre proches les uns des autres a généré un terreau idéal pour les maladies infectieuses. Soudain, en termes d'évolution, il y avait des centaines voire des milliers de victimes à infecter. Comme nos ancêtres n'étaient pas conscients de la nature des micro-organismes ni même de l'hygiène de base, et qu'ils ne possédaient pas encore d'outils tels que le savon et la plomberie domestique, ils ne pouvaient pas faire grand-chose. Au contraire, leur manque de connaissances n'a fait qu'empirer les choses.

Et lorsqu'ils ont commencé à domestiquer des animaux et à vivre avec eux dans des espaces restreints, dormant souvent même dans les mêmes pièces, certains agents pathogènes ont sauté le pas. Notre nouveau mode de vie s'est avéré offrir un environnement parfait pour que les agents pathogènes de nos nouveaux amis animaux s'adaptent à l'homme et *vice versa*. En conséquence, quasiment toutes les maladies infectieuses que nous connaissons aujourd'hui sont apparues au cours des dix mille dernières années. Du choléra à la variole, en passant par la rougeole, la grippe, le rhume et la varicelle.

Et là encore, nous retrouvons le sujet de l'hygiène. L'hygiène est extrêmement importante pour nous protéger de toutes ces maladies. Au cours des deux derniers siècles, tandis que nous découvrions le petit monde avec ses milliers de milliards d'habitants, nous avons commencé à nous laver les mains, à nettoyer et à séparer notre approvisionnement en eau des endroits où nous faisions nos besoins. Nous avons emballé nos aliments dans des matériaux stériles et nous les conservons dans des endroits réfrigérés pour que les agents pathogènes ne puissent pas les utiliser comme raccourci vers nos intestins. Nous nous sommes mis à désinfecter les objets que nous utilisons pour préparer notre nourriture. L'hygiène est souvent confondue avec la propreté, mais il faut vraiment la considérer comme une approche ciblée pour éliminer les micro-organismes potentiellement dangereux des endroits et des situations où ils peuvent nous rendre malades.

L'hygiène est une idée formidable et vraiment bénéfique pour la santé de notre espèce. Ce point est tellement important qu'il mérite d'être répété : *les micro-organismes qui provoquent les maladies infectieuses sont relativement nouveaux dans notre biologie.* Notre corps et notre système immunitaire n'ont pas disposé de centaines de milliers d'années pour évoluer avec eux. Survivre à la rougeole ne vous rend pas plus fort, cela ne fait que vous gâcher la vie pendant deux semaines. Et si votre système immunitaire n'est pas en bonne forme, cela peut même vous tuer. *Les agents pathogènes dangereux sont vraiment dangereux.*

L'eau potable a littéralement sauvé des centaines de millions de vies. Qu'il s'agisse de se laver les mains régulièrement ou de s'assurer que les aliments sont conservés correctement, l'hygiène est extrêmement importante, aussi importante que les vaccins, sinon plus. L'hygiène est également une ligne de défense essentielle qui nous protège des infections dangereuses, par exemple en cas de pandémie mondiale. Tousser dans le coude, se laver les mains régulièrement et correctement et porter des masques nous fait gagner du temps pour des interventions à plus grande échelle, comme les vaccins ou les médicaments. L'hygiène réduit notre besoin de prescrire des antibiotiques, ce qui combat automatiquement la résistance aux antibiotiques. Elle protège les membres les plus faibles de la société tels que les enfants en bas âge et les personnes âgées, les personnes immunodéprimées, celles qui suivent une chimiothérapie ou qui souffrent de déficiences génétiques.

Toutefois, ne négligeons pas l'importance des mots : hygiène et propreté n'ont pas la même signification. Par exemple, l'idée que nous avons éliminé tous les micro-organismes de nos maisons et que nous vivons dans un monde stérile : rien ne pourrait être plus éloigné de la vérité. Lorsque vous avez fini de récurer votre sol et d'essuyer soigneusement votre cuisine et votre salle de bains, votre maison regorge à nouveau de microbes en un rien de temps, même si vous avez utilisé des produits de nettoyage antimicrobiens. Les microbes sont les maîtres de cette planète et ils le sont aussi à votre domicile.

Bien. Donc l'hygiène est une bonne chose. Mais si ce n'est pas l'hygiène qu'il faut blâmer, quelle est la cause de la forte augmentation des déficiences immunitaires au cours des cinquante dernières années ? Eh bien, ici, cela peut devenir déroutant, car tout est lié aux microbes, mais d'une manière différente. Il semble que pour entraîner votre système immunitaire, il vous faille fréquenter des *amis inoffensifs*. Votre système immunitaire a besoin d'un bon compagnon de jeu pour apprendre à être doux et indulgent. Cette version plus nuancée de l'étude des interactions avec les microbes qui nous entourent a été dénommée de diverses manières, mais la plus sympathique est peut-être l'hypothèse des « vieux amis », qui se concentre beaucoup plus sur notre évolution.

Pendant des millions d'années, notre corps et notre système immunitaire ont évolué aux côtés et de concert avec les organismes qui vivent dans la boue, la saleté et les plantes qui nous entourent. Très tôt dans cet ouvrage, nous avons mentionné que vous êtes une biosphère, entourée d'envahisseurs désireux d'y pénétrer. Mais vous êtes tellement plus que cela. Vous êtes également un écosystème où vivent avec vous des micro-organismes de toutes sortes. Votre corps aimerait se débarrasser de certains d'entre eux, mais il ne le peut pas et doit apprendre à cohabiter avec eux ; d'autres sont neutres, tandis qu'un grand groupe est directement bénéfique pour votre santé. Ces communautés de *micro-organismes commensaux* sont aussi essentielles à votre survie et à votre santé que n'importe lequel de vos organes. Et l'une de leurs tâches les plus importantes est d'entraîner votre immunité.

À votre naissance, votre système immunitaire est comme un ordinateur. Il a du matériel et des logiciels, et en théorie, il est capable de faire beaucoup de choses. Mais il ne dispose pas de beaucoup de *données.* Il doit apprendre quels programmes il doit exécuter et quand. Qui est un ennemi et qui peut être toléré. Ainsi, pendant les premières années de votre vie, il collecte des informations sur son environnement et des données sur les micro-organismes qu'il rencontre.

Pour ce faire, il traite les « données » qu'il collecte à partir des interactions avec des microbes. S'il n'obtient pas suffisamment de données microbiennes et s'il ne parvient pas à en apprendre suffisamment, le risque qu'il devienne trop agressif et qu'il s'attaque plus tard à des substances inoffensives telles que des cacahuètes ou du pollen augmente.

Une étude très célèbre a mis en lumière la manière dont l'environnement d'une personne durant sa petite enfance forme son système immunitaire. Cette étude a porté sur deux groupes distincts d'agriculteurs aux États-Unis, les Amish dans l'Indiana et les Huttérites dans le Dakota du Sud. Ces deux populations sont issues de minorités religieuses qui ont émigré d'Europe centrale vers les États-Unis aux XVIIIe et XIXe siècles. Depuis lors, ces deux groupes ne se sont pas mélangés avec d'autres populations ; ils sont restés génétiquement isolés, vivant des vies façonnées par des convictions religieuses similaires et fortes. Ce qui a rendu ces deux groupes tellement intéressants à étudier et à comparer est le fait qu'ils sont génétiquement proches, ce qui permet d'ignorer la génétique et de se concentrer sur leurs différences de mode de vie.

Et il y a une énorme différence entre les Amish et les Huttérites : tandis que les Amish pratiquent un style d'agriculture traditionnel, où des familles individuelles ont leurs propres fermes avec des vaches laitières et des chevaux qui sont utilisés pour les travaux des champs et pour le transport, et qui évitent en général la technologie moderne, les Huttérites vivent dans de grandes fermes collectives industrialisées, avec des machines industrielles, des aspirateurs et de nombreux équipements du monde moderne. Par conséquent, les chercheurs ont trouvé un taux nettement plus élevé de microbes et d'excréments de microbes dans les maisons des Amish que dans celles des Huttérites. Or les taux d'asthme et d'autres troubles allergiques sont quatre fois plus élevés chez les Huttérites que chez les Amish. Il semble donc que le fait de grandir dans un environnement moins urbain offre une certaine protection contre les troubles allergiques.

De plus, il est juste de conclure qu'un peu de saleté ne vous fait pas de mal, et qu'en fait, cela pourrait même vous être bénéfique.

Malheureusement (ou heureusement, à vous d'en décider), la plupart des gens ne vivent plus dans des fermes. Aujourd'hui, nous ne nous entourons pas du genre d'écosystème microbien diversifié dans lequel nous avons évolué en parallèle. Nous nous isolons de toutes sortes de milieux naturels. Il n'y a pas un seul facteur, mais un ensemble de facteurs différents qui se combinent.

L'urbanisation du monde s'est considérablement accélérée au cours du siècle dernier et dans de nombreux pays développés, la majorité de la population vit dans des villes. Et bien que toutes les villes ne soient pas des jungles uniquement faites de béton, l'éloignement de quelque chose qui ressemble à la nature, avec toutes ses créatures, fait une grande différence sur le plan microbien. Ces changements sont assez nouveaux en termes d'évolution, car jusqu'au début du XIXe siècle, la grande majorité de la population humaine vivait dans des zones rurales. Ce développement a également coïncidé avec le fait qu'au cours des dernières décennies, grâce à l'avènement des technologies de divertissement et de l'information, de la télévision jusqu'à Internet, nous nous sommes habitués à passer la plus grande partie de notre temps à l'intérieur.

Dans les pays développés, « à l'intérieur » désigne un environnement artificiel fabriqué à partir de matériaux transformés qui, sans être réellement stériles, abritent un écosystème totalement différent pour un ensemble de micro-organismes différent de celui auquel nos ancêtres se sont adaptés.

Comme nous l'avons dit, jusqu'à tout récemment dans l'histoire de l'humanité, les gens vivaient dans des maisons faites de matériaux naturels tels que le bois, la boue et le chaume, toutes truffées de microbes qui n'étaient que trop familiers à notre système immunitaire.

D'autres facteurs importants sont ce que nous introduisons dans notre corps. L'utilisation et l'abus d'antibiotiques n'étaient pas un problème pour nos ancêtres, car il n'y avait pas encore d'antibiotiques. Cela ne veut pas dire que les antibiotiques sont mauvais : ils ont inauguré un monde dans lequel nous avons oublié la menace mortelle de nombreuses blessures et infections, car il nous suffit de prendre quelques pilules pour ne pas mourir. Mais les antibiotiques ne sont pas très doués pour faire la distinction entre les bactéries nuisibles et celles qui sont utiles, de sorte qu'ils tuent aussi vos bactéries commensales, vos vieux amis. Outre la résistance aux antibiotiques des agents pathogènes que nous voulons tuer, la prescription excessive d'antibiotiques est un énorme problème pour le microbiome sain.

Le problème peut même commencer encore plus tôt, littéralement au début de la vie elle-même : aujourd'hui, un pourcentage considérable de bébés naît par césarienne. Ce n'est pas l'idéal, car lors d'une naissance normale, le petit être humain entre en contact étroit et intense avec le microbiome vaginal et souvent fécal de sa mère. La naissance est donc une étape importante dans l'amorçage microbien de l'organisme et du système immunitaire. Le microbiome des enfants en bas âge varie considérablement selon la manière dont ils sont nés.

Le fait que les mères soient moins nombreuses à allaiter que par le passé ajoute une autre pièce au puzzle du début de la vie. La peau et le lait maternels contiennent une gamme vaste et diversifiée de substances qui nourrissent le très jeune microbiome et un certain nombre de bactéries diverses. L'évolution a fait en sorte que les nouveau-nés aient un contact direct avec le microbiome ancien et éprouvé. Les césariennes et l'absence d'allaitement sont corrélées à un taux plus élevé de troubles immunitaires tels que les allergies.

L'une des différences les plus importantes par rapport à notre passé évolutif est peut-être que les régimes alimentaires modernes contiennent beaucoup moins de fibres qu'auparavant. Les fibres sont un aliment énergétique important pour de nombreuses bactéries commensales utiles et amicales, et le fait que nous en mangeons de moins en moins signifie que nous ne pouvons pas entretenir ces petites bactéries amies en quantité suffisante.

Certes, cela fait beaucoup de choses. Malheureusement, il n'y a pas de réponse unique, claire et satisfaisante. Le système immunitaire est tellement complexe.

Tous ces changements intervenus dans le mode de vie humain n'ont pas exprimé leurs effets du jour au lendemain. La transition de notre microenvironnement microbien et de nos microbiomes atrophiés a probablement été progressive et ne s'est faite approximativement qu'au cours du siècle dernier. À mesure que chaque génération s'est éloignée un peu plus de l'environnement naturel, ses microbiomes sont devenus moins diversifiés et ses enfants ont hérité de son microbiome. Au fil du temps, la diversité moyenne du microbiome dans les pays développés semble avoir considérablement diminué, surtout par rapport aux humains dont le mode de vie est encore plus traditionnel et rural.

Tous ces facteurs réunis ont probablement engendré la situation défavorable que nous connaissons aujourd'hui. Mais partout où les humains grandissent avec plus d'accès aux micro-organismes qui sont de vieux amis, notre système immunitaire devrait s'en sortir beaucoup mieux, et en effet, de nombreuses observations soutiennent cette théorie.

Même dans les pays développés, un certain nombre d'études ont montré que les enfants qui grandissent à la campagne et surtout dans les fermes, entourés d'animaux et beaucoup plus exposés à l'extérieur, souffrent beaucoup moins de troubles immunitaires. Ainsi, même si le fait qu'une maison soit propre ou non ne semble pas faire de différence, cela fait une différence si elle est entourée de vaches, d'arbres et de buissons et si les chiens s'y promènent librement.

Alors, que pouvez-vous retenir de ce chapitre ? Lavez-vous les mains au moins chaque fois que vous allez aux toilettes, nettoyez votre appartement mais ne tentez pas de le stériliser, et nettoyez bien les outils que vous utilisez pour préparer la nourriture.

Mais laissez vos enfants jouer dans la forêt.

42 Comment renforcer votre système immunitaire

Maintenant, le système immunitaire a perdu pour vous certains de ses aspects obscurs et mystiques, du moins je l'espère. Ce n'est pas une force magique que l'on peut recharger comme un bouclier énergétique ou une arme laser, mais une danse complexe de milliards d'éléments. Une belle symphonie qui doit suivre une chorégraphie stricte pour fonctionner harmonieusement. Toute déviation affaiblit ou renforce trop votre réponse immunitaire, et ni l'un ni l'autre n'est bon pour votre bien-être ni pour votre survie. Si vous avez lu jusqu'ici, vous avez déjà plus de connaissances sur l'immunologie que 99 % de la population générale. Alors réfléchissez-y : si vous le pouviez, quelles parties de votre système immunitaire voudriez-vous renforcer ?

Aimeriez-vous avoir des macrophages ou des neutrophiles plus agressifs et plus forts ? Eh bien, cela signifierait une inflammation plus forte, plus de fièvre, une sensation de maladie et de fatigue plus intense, même si vous n'êtes confronté qu'à des infections mineures. Que diriez-vous de cellules tueuses naturelles superpuissantes pour tuer plus de cellules infectées ou cancéreuses ? D'accord, mais elles pourraient être tellement motivées qu'elles rongeraient les cellules saines qui se trouveraient à proximité !

Vous voulez booster vos cellules dendritiques afin qu'elles activent davantage le système immunitaire adaptatif ? Cela viderait et épuiserait les ressources de votre système immunitaire, même pour affronter de petits dangers, vous laissant exposé et vulnérable en cas de survenance d'une infection réellement dangereuse.

Ou peut-être pourriez-vous stimuler vos lymphocytes T et B, les rendant beaucoup plus faciles à activer, mais cela provoquerait des maladies auto-immunes, car certaines de ces cellules commenceraient certainement à attaquer vos propres tissus. Une fois que vos anticorps et vos lymphocytes T boostés auront commencé à tuer vos cellules cardiaques ou hépatiques, ils ne s'arrêteront pas tant qu'ils n'auront pas terminé leur besogne.

Peut-être que tout cela n'est pas assez dangereux pour vous et que vous préférez booster vos mastocytes et les lymphocytes B qui produisent des anticorps IgE, la combinaison de cellules qui est responsable des allergies. Les aliments qui n'irritaient que légèrement vos intestins provoqueront désormais de violentes diarrhées ou des réactions allergiques qui pourraient vous tuer en quelques minutes.

Tout cela vous paraît trop ennuyeux ? Pourquoi ne pas sortir des sentiers battus et stimuler toutes les parties régulatrices de vos systèmes de défense, afin qu'elles mettent votre système immunitaire à l'arrêt, vous laissant exposé aux infections, même par les agents pathogènes les plus inoffensifs ? Vous comprenez probablement ce à quoi je veux en venir : *booster le système immunitaire est une idée ignoble qui est utilisée par des gens qui essaient de vous faire acheter des trucs inutiles !*

Heureusement, le risque que vous puissiez vraiment renforcer votre système immunitaire est plutôt faible, car pratiquement rien de ce que vous pouvez acheter légalement ne le fait réellement ! Même la simple expression, « système immunitaire fort », est impropre. Ce que vous voulez par-dessus tout est un système immunitaire *équilibré. L'homéostasie. Agressivité et apaisement.* Vous voulez des danseurs élégants qui se souviennent parfaitement de la chorégraphie plutôt que des joueurs de rugby gonflés à bloc déterminés à tout casser. Selon toute vraisemblance, votre système immunitaire fonctionne exactement comme prévu.

Mais attendez. Si renforcer le système immunitaire est tellement compliqué et dangereux, pourquoi Internet regorge-t-il de produits qui promettent de faire exactement cela ?

Du café infusé aux protéines en poudre, en passant par des racines mystiques déterrées dans la forêt amazonienne ou des pilules vitaminées, il existe une quantité infinie de produits que vous pouvez acheter pour « renforcer » votre système immunitaire.

En réalité, personne ne sait combien de cellules de quel type sont nécessaires, ni à quel niveau d'activité, pour que votre système immunitaire spécifique fonctionne de manière optimale. Quiconque affirme savoir ce qui est nécessaire essaie probablement de vous vendre quelque chose.

Du moins pour l'instant, il n'existe aucun moyen scientifiquement validé de renforcer directement votre système immunitaire avec des produits facilement disponibles. Et s'il en existait, il serait très dangereux de les utiliser sans surveillance médicale.

La chose la plus importante à faire pour avoir un système immunitaire sain est une alimentation qui vous apporte toutes les vitamines et tous les nutriments dont votre corps a besoin. La raison en est simple : votre système immunitaire fabrique constamment plusieurs milliards de nouvelles cellules. Et toutes ces cellules nouveau-nées ont besoin de ressources pour fonctionner correctement. La malnutrition est étroitement associée à un système immunitaire faible. Si vous mourez de faim, vous êtes plus sensible aux infections et aux maladies, car votre corps doit prendre des décisions difficiles dont le système immunitaire souffre.

Mais si votre alimentation est au moins un peu équilibrée et comporte des fruits et des légumes, vous obtiendrez tous les micronutriments et macronutriments dont votre système immunitaire a besoin pour fonctionner parfaitement. Il est intéressant de noter que, même dans les pays développés, il existe une malnutrition en micronutriments, en particulier chez les personnes âgées. Une carence en nutriments essentiels et en vitamines vient généralement du fait que la personne ne mange pas assez ou que son alimentation n'est pas assez variée. Ne manger que de la pizza n'est pas sain, mais cela devrait déjà être clair. Selon toute vraisemblance, si vous mangez à peu près correctement, votre système immunitaire fonctionne comme il le devrait.

Outre une alimentation saine, les effets positifs sur la santé de la pratique régulière d'un exercice physique, même modéré, sont connus depuis longtemps. Votre corps est fait pour le mouvement et le fait de le bouger quelque peu maintient divers systèmes en bonne santé, en particulier votre système cardiovasculaire. L'exercice renforce également directement votre système immunitaire, car il favorise une bonne circulation des fluides dans tout votre corps. En un mot, rien qu'en bougeant, en vous étirant et en contractant différentes parties de votre corps, vos fluides circulent mieux et plus librement que si vous restez allongé sur votre canapé toute la journée. Et une bonne circulation est bénéfique pour le système immunitaire, car elle permet à vos cellules et protéines immunitaires de se déplacer plus efficacement et plus librement, ce qui les aide à mieux faire leur travail.

Mais en résumé, c'est ce que vous pouvez faire.

Certaines personnes ont effectivement des carences et tirent profit de certains compléments alimentaires, mais ce n'est pas quelque chose qu'on peut diagnostiquer soi-même. L'amère réalité est que les êtres humains sont tous très différents et les raisons pour lesquelles différents changements de régime alimentaire ou de mode de vie peuvent avoir un effet positif ou négatif sur vous sont bien trop complexes pour être résumées dans un livre de vulgarisation sur le système immunitaire.

Si vous avez l'impression de manquer d'une vitamine ou d'un micronutriment ou de quelque chose de ce genre, vous devriez en parler avec votre médecin dans la vraie vie.

Cette affirmation générale laissera de nombreuses personnes insatisfaites. Comment est-il possible que les humains puissent voler jusqu'à la Lune, construire des accélérateurs de particules et créer 980 Pokémons différents, mais qu'ils ne soient pas capables d'améliorer leur système immunitaire ?

Eh bien, voyons les choses ainsi : si vous aviez une vieille voiture rouillée que vous avez utilisée en tout-terrain pendant des décennies, avec un essieu rompu, des pneus crevés et un phare cassé, pensez-vous que vous pourriez la réparer en mettant une essence spéciale dans son réservoir et en lui appliquant une nouvelle couche de peinture ? Vous ne pouvez pas réparer avec de la magie les dommages que vous avez causés en maltraitant une voiture. Si vous voulez que votre voiture fonctionne mieux et plus longtemps, il suffit d'en prendre soin et, vous l'aurez peut-être deviné, il en va exactement de même pour votre corps.

Si vous voulez « booster » votre système immunitaire pour qu'il soit en bonne santé, commencez par mieux prendre soin de vous en menant une vie saine, car ainsi, le concert complexe de votre système immunitaire avec ses milliards de composantes différentes fonctionnera correctement plus longtemps. Malheureusement pas éternellement, car ni les voitures ni les humains ne sont faits pour cela. Mais plus longtemps et mieux. C'est ce que la science a à dire sur ce sujet, du moins pour l'instant.

On pourrait considérer comme drôles les discours au sujet du renforcement du système immunitaire et les allégations non scientifiques formulées par de nombreuses personnes travaillant dans l'industrie multimilliardaire de la vente de compléments alimentaires, car au pire, la majorité des gens ne font que gaspiller leur argent. Malheureusement, il y a des millions de personnes qui souffrent de maladies réelles et graves, du cancer aux maladies auto-immunes, qui sont tout sauf drôles.

Et les personnes qui souvent cherchent désespérément à soulager leurs symptômes ou qui tentent simplement de survivre sont celles qui risquent d'être victimes des promesses vaines de l'industrie des compléments alimentaires. Pire encore, certaines pourraient même aller jusqu'à négliger un véritable traitement médical en raison de ces mensonges soutenus par la cupidité ou par des appels bien intentionnés mais malavisés au naturalisme. Ces idées fausses sur la santé et le renforcement du système immunitaire ne peuvent être perpétuées que par notre incompréhension collective des mécanismes de notre propre système immunitaire et de ce qu'il est réellement.

Même les experts doivent se montrer très prudents s'ils veulent tenter de renforcer le système immunitaire, et c'est peut-être le bon moment pour raconter une histoire dans laquelle tout a affreusement mal tourné.

La compréhension des mécanismes de notre système immunitaire ayant considérablement progressé au cours des dernières décennies, les scientifiques ont tenté de trouver de nouvelles manières de lutter contre les maladies qui nous affligent. Si nous pouvions simplement manipuler notre système de défense complexe, les avantages pour notre espèce seraient énormes. Mais comme nous l'avons dit, manipuler le système immunitaire est très dangereux. Il joue constamment un rôle d'équilibriste entre trop fort et trop doux, de sorte que toute tentative d'interférence peut se solder par un échec cuisant.

Un exemple tristement célèbre est celui du TGN1412, un essai de médicament qui a si affreusement mal tourné qu'il a dépassé la sphère de l'immunologie et fait la une des journaux. Cet essai était censé rechercher des effets secondaires chez les humains qui prenaient un médicament censé stimuler les lymphocytes T chez les patients cancéreux et leur permettre de survivre plus longtemps.

Ce médicament était un anticorps artificiel capable de stimuler et de se connecter à la molécule CD28 des lymphocytes T – nous avons déjà rencontré la CD28 auparavant, mais sans la nommer –, l'un des signaux dont les lymphocytes T ont besoin pour être activés. Nous avons décrit cela comme un doux baiser que la cellule dendritique doit donner à un lymphocyte T pour l'activer.

L'idée du TGN1412 est donc assez simple : donner aux lymphocytes T un « baiser » artificiel pour les inciter à être plus efficaces et plus faciles à activer chez les patients atteints de cancer. En résumé, « renforcer » leur système immunitaire pour qu'il soit plus redoutable face à cette maladie mortelle. Et en effet, cela a fonctionné.

Pour des raisons de sécurité, la quantité de TGN1412 administrée était cinq cents fois inférieure à la dose qui avait provoqué une réaction chez les macaques (une espèce de singes très mignons, si jamais vous vous posez la question), et les chercheurs qui ont réalisé les essais ne s'attendaient donc pas à ce qu'une réaction se produise réellement chez les volontaires humains.

Mais au lieu de cela, quelques minutes après que le TGN1412 a été administré à de jeunes hommes en bonne santé, l'enfer s'est déchaîné. Il s'est avéré que les macaques, les animaux sur lesquels avait été testé le médicament dans des modèles animaux, ont beaucoup moins de molécules CD28 sur leurs lymphocytes T que les humains, de sorte qu'ils ont réagi beaucoup moins fort que prévu au médicament, créant un faux sentiment de sécurité. De plus, pour une raison inconnue, le médicament a été administré dix fois plus rapidement aux volontaires humains qu'il ne l'avait été dans le modèle animal[1].

1. Il fallait que ce soit mentionné quelque part dans ce livre, alors autant que ce soit ici. Méfiez-vous des gros titres sur tout ce qui concerne la santé et qui mentionnent des modèles animaux. Oui, il est crucial de tester les médicaments sur des animaux, mais le fait que les animaux et les humains soient différents n'a rien de surprenant. Oui, nous avons créé des souris avec des systèmes immunitaires quasiment identiques à notre système immunitaire humain, oui, nous avons des singes tels que les macaques qui vivent sur une branche évolutive pas très éloignée de la nôtre, mais ce sont toujours des organismes complètement différents. Il existe toutes sortes de médicaments qui guérissent les souris ou prolongent leur vie et ainsi de suite, mais qui n'ont aucun intérêt pour les humains. Ou pire encore, ils sont dangereux, voire mortels pour nous. Encore une fois, cela ne veut pas dire que ces expériences ne sont pas d'une importance capitale : des connaissances incroyablement importantes ont été acquises grâce à des modèles animaux. Mais quand il s'agit de médicaments et de remèdes, tout peut être différent lorsqu'un médicament est utilisé par l'homme. Donc, si vous entendez parler d'un médicament étonnant, vérifiez si cet engouement est basé sur des essais sur l'homme ou s'il en est encore à un stade antérieur, testé sur des animaux.

En quelques minutes, les volontaires ont expérimenté un syndrome de libération de cytokines extrêmement violent, une tempête de cytokines de grande vitesse. Partout dans leur corps, des milliards de cellules immunitaires qui nécessitent généralement une activation prudente, protégée par les dispositifs dont nous avons parlé dans cet ouvrage, se sont toutes réveillées en même temps. Fondamentalement, tous les lymphocytes T des corps des volontaires ont été surstimulés et ont libéré une avalanche de cytokines activatrices et inflammatoires. Ces grands flots de cytokines ont activé d'autres cellules immunitaires qui ont elles-mêmes libéré plus de cytokines et provoqué encore plus d'inflammation. Une épouvantable réaction en chaîne qui s'autoentretenait et s'accélérait.

Le système immunitaire des personnes volontaires avait été débridé et personne n'était préparé à ce qui s'est produit. À la suite d'une réaction rapide, violente et systémique, des fluides se sont précipités depuis leur sang jusque dans les tissus partout dans leur corps, les faisant enfler tandis qu'ils se tordaient de douleur. Il s'est ensuivi une défaillance de plusieurs organes et les personnes volontaires n'ont pu être maintenues en vie que grâce à des machines et à d'énormes doses de médicaments qui neutralisent le système immunitaire. L'une des personnes volontaires les plus touchées a souffert simultanément d'une défaillance cardiaque, hépatique et rénale, et a ensuite perdu de nombreux orteils et quelques doigts. Heureusement, les six personnes volontaires ont survécu à cette horrible journée, et après quelques semaines de soins intensifs, la plupart d'entre elles ont pu quitter l'hôpital.

L'essai TGN1412 ayant échoué de la manière la plus horrible possible, il a évidemment provoqué une onde de choc dans la communauté de la recherche médicale. De nombreuses directives relatives aux essais sur l'homme ont été modifiées suite à cela.

Mais quel est le but de cette histoire épouvantable ? Certainement pas de dire que les médicaments qui renforcent le système immunitaire sont une mauvaise idée en général, mais elle nous montre la complexité et les dangers de leur utilisation. Si on considère l'échelle, l'incroyable niveau de détail et les interactions complexes de votre système immunitaire, l'ampleur du défi à relever pour le manipuler devient une évidence. Ne vous y trompez pas, bien que nous ayons abordé de nombreux aspects dans ce livre, j'ai tout de même massivement simplifié le tout. Du point de vue de véritables immunologistes qui travaillent dans les tranchées de l'immunologie, nous avons à peine effleuré la surface.

Imaginons le système immunitaire comme une grosse machine folle avec des milliers de leviers et des centaines de cadrans. Des milliards d'engrenages, de vis, de roues et de voyants clignotants qui interagissent constamment à l'intérieur. Si on tire sur un levier, on ne peut absolument pas savoir avec certitude quel type d'interactions en aval cela va provoquer.

Par conséquent, stimuler et renforcer le système immunitaire est compliqué pour les experts, et, en dehors d'un mode de vie sain, c'est plutôt impossible (et déconseillé) pour le commun des mortels. Mais il y a en réalité une chose énorme que vous pourriez faire pour tout au moins prévenir les dommages. Car il s'avère que de nombreuses personnes inhibent leur système immunitaire sans s'en rendre compte.

43 Le stress et le système immunitaire

Pour comprendre l'influence du stress sur le système immunitaire, il nous faut remonter des millions d'années en arrière, à une époque moins compliquée, mais nettement plus cruelle de notre histoire de développement. Pour survivre, nos ancêtres ont dû faire face aux pressions évolutives auxquelles l'environnement les a soumis. Dans la nature, le stress est généralement lié à un danger de mort, par exemple un rival qui pénètre sur votre territoire ou un prédateur qui veut faire de vous son repas.

Pour vos ancêtres, c'était donc une bonne idée de réagir fortement au danger perçu, car s'ils agissaient de manière déterminée, ils avaient plus de chances de survivre – s'ils se trompaient et si quelque chose n'était pas réellement dangereux, rien n'était perdu. S'ils étaient lents à réagir à un danger potentiel, s'ils se trompaient et que le danger s'avérait réellement dangereux, quelque chose de plus gros allait probablement les dévorer. Ainsi, les organismes capables de réagir rapidement à une source potentielle de danger, à un *facteur de stress*, réel ou non, parvenaient mieux à survivre et à se reproduire que les autres.

Au fil du temps et grâce à cette pression sélective, nos ancêtres se sont perfectionnés pour identifier rapidement les facteurs de stress et y réagir vite, souvent par des processus automatisés. Chez les mammifères par exemple, cela s'est traduit par des glandes capables de libérer rapidement des hormones de stress qui accélèrent l'apport en oxygène et en sucre au cœur et aux muscles squelettiques et permet de réagir instantanément et puissamment à une menace. Les adaptations comportementales telles que la réaction de combat ou de fuite ont permis de gagner encore plus de temps crucial et les ont aidés à survivre dans la nature. Parce que si vous croyez avoir repéré un lion dans votre vision périphérique, la meilleure stratégie de survie est de courir ou de jeter votre lance, plutôt que de vous demander pendant une minute s'il s'agit vraiment d'un lion ou seulement d'un buisson qui y ressemble.

Dans le contexte de ce genre d'adaptations, il est normal que votre système immunitaire réagisse lui aussi au stress. Peu importe si vous vous battez ou si vous fuyez, dans les deux cas, la probabilité que vous soyez blessé augmente considérablement ; ainsi, des micro-organismes pathogènes pourraient avoir l'occasion de vous infecter, ce qui rend votre système immunitaire immédiatement opérationnel. L'une des adaptations au stress a donc été d'accélérer certains mécanismes immunitaires tout en en ralentissant d'autres.

Aujourd'hui, nous pouvons nous estimer incroyablement chanceux d'avoir laissé derrière nous le mode de vie de nos ancêtres et d'avoir inventé la civilisation, la livraison de nourriture et les maisons confortables, et d'avoir tenu en respect toutes les grandes créatures qui tentaient de nous manger (les petites qui tentent encore de nous manger sont malheureusement un peu plus difficiles à gérer). Mais malgré toutes ces grandes inventions, nos corps n'ont malheureusement pas encore compris ces changements. Ils se comportent toujours comme si nous essayions de survivre dans la savane ou comme si nous devions faire face à des lions sauvages qui nous chasseraient régulièrement. Et ainsi, ils continuent de conserver autant de calories que possible, malgré l'abondance de nourriture dont nous disposons dans le monde moderne. Et ils déclenchent une réaction de stress dans des situations qui en réalité nécessitent du calme et une réflexion claire. Fuir ne vous aidera pas à réussir l'examen que vous devez passer demain. Vous ne pouvez pas vous battre physiquement avec votre client si la date limite est proche (bien sûr, techniquement, vous pourriez le faire, mais cela ne vous sera probablement pas bénéfique). Notre corps ne le sait pas, et ce malentendu malheureux provoque du stress. Le stress psychologique a des conséquences physiques réelles et immédiates sur le système immunitaire, dont beaucoup ne sont guère utiles.

Une caractéristique du stress est qu'il est similaire à votre réponse immunitaire sous un aspect extrêmement important : lorsqu'il fonctionne comme il le doit, le stress est un excellent mécanisme qui aide à résoudre un problème immédiat et qui se désactive ensuite. Mais la nature des facteurs de stress auxquels nous sommes confrontés dans le monde moderne est différente de celle des facteurs avec lesquels nous avons évolué. Dans le passé, soit le lion vous attrapait, soit vous vous échappiez, et dans tous les cas, votre stress s'arrêtait. Il vous accompagnait rarement pendant des semaines ou des mois, comme c'est le cas durant la période des examens ou d'un grand projet pour un client exigeant. Ainsi, un mécanisme censé gérer de courtes périodes d'activité s'est transformé en un bruit de fond chronique.

Quel est donc l'effet du stress chronique sur votre système immunitaire ? Comme souvent, c'est très compliqué. Lorsque nous parlons du stress et de ses effets sur la santé, nous abordons des sujets tels que la dépression, la solitude, des situations de vie spécifiques et les différentes manières dont les gens gèrent tout cela. Dès que le comportement est en cause, les choses deviennent complexes et floues. On ne peut pas simplement dire que le stress chronique provoque des maladies auto-immunes, car cela pourrait être et est presque certainement plus nuancé.

Nous savons par exemple que le stress peut être l'un des facteurs qui poussent les gens à fumer davantage. Et le tabagisme est un facteur de risque de maladies auto-immunes telles que l'arthrite. C'est pourquoi il nous faut être très prudents avec nos propos dans cette section, car il y a beaucoup d'incertitudes ici ! Cette mise en garde énoncée, il est clair que le stress chronique est très malsain et lié à un certain nombre de maladies et d'affections.

De manière générale, le stress chronique semble perturber la capacité de l'organisme à stopper l'inflammation et provoque une inflammation chronique. Et comme nous l'avons vu précédemment, l'inflammation chronique est liée à un risque plus élevé de nombreuses maladies, du cancer au diabète, en passant par les maladies cardiaques et auto-immunes, ainsi qu'à une fragilité générale et à un risque de décès plus élevé. Le stress chronique modifie le comportement des lymphocytes T auxiliaires, ce qui n'est guère réjouissant, car ils sont des conducteurs particulièrement importants et influencent un certain nombre d'autres réponses immunitaires. Cela peut amener les lymphocytes T auxiliaires à prendre de mauvaises décisions, et par conséquent déséquilibrer votre réponse immunitaire.

Le stress libère également des hormones telles que le cortisol qui inhibent et répriment votre système immunitaire, le rendant plus faible et moins capable d'effectuer son travail correctement. Les plaies guérissent plus lentement, les infections sont plus susceptibles de se déclarer et de provoquer des maladies. Les agents pathogènes ou les maladies déjà présents ne peuvent plus être contrôlés efficacement, ce qui entraîne par exemple une poussée d'herpès, ou dans les cas plus graves, une progression beaucoup plus rapide du VIH. Le stress chronique provoque une libération chronique de cortisol, ce qui ralentit généralement vos systèmes de défense[1].

Un lien assez fort a également été établi ces dernières années entre l'apparition de maladies auto-immunes et le stress. Et ce dernier semble également être l'un des nombreux facteurs de risque de progression tumorale.

1. C'est un problème dans les professions qui sont très éprouvantes pour le corps, comme les unités d'élite des forces spéciales de l'armée ou les athlètes professionnels. L'un des inconvénients de ces types de professions est qu'elles se caractérisent par des niveaux plus élevés de cortisol et des niveaux plus faibles d'anticorps et de cytokines importantes.

L’éventail des maladies possibles ne pourrait pas être plus large. Il semble que le stress chronique affecte négativement chaque domaine où le système immunitaire est censé vous protéger.

Par conséquent, si vous cherchez encore des moyens de renforcer votre système immunitaire, une chose concrète que vous pouvez commencer à faire dès aujourd’hui est d’essayer d’éliminer les facteurs de stress dans votre vie et de prendre soin de votre santé mentale. Ce conseil vous semblera peut-être plutôt stupide, parce que c’est tellement évident, mais le lien entre votre état d’esprit et votre santé est bien réel. Ainsi, aider les gens à vivre une vie heureuse et épanouie avec moins de stress et de dépression aurait probablement des effets bénéfiques considérables sur la santé dans nos sociétés.

44 Cancer et système immunitaire

Pour beaucoup de gens, le cancer est probablement la maladie la plus effrayante d'entre toutes. Le simple fait de prononcer son nom déclenche des sentiments de terreur chez certains. C'est la plus grande trahison que l'on puisse vivre : nos propres cellules décident qu'elles ne veulent plus faire partie de nous.

En résumé, le cancer survient lorsque les cellules d'une certaine partie du corps commencent à se développer et à se multiplier de manière incontrôlable. Il y a essentiellement deux grandes catégories : lorsque des cellules cancéreuses se forment dans les tissus solides tels que les poumons, les muscles, le cerveau, les os ou les organes sexuels, elles forment des *tumeurs*. On peut imaginer les tumeurs comme des cellules qui fondent un nouveau petit village qui finira par devenir une zone métropolitaine s'étendant sur le continent qu'est votre corps.

À l'origine, le mot « tumeur » signifie simplement « gonflement » et, tout comme une partie du corps enflée, une tumeur n'est pas automatiquement une maladie mortelle. Il existe des tumeurs dites « bénignes » qui sont comme de vagues cousins du cancer. La principale différence est que, contrairement aux cellules cancéreuses, les tumeurs bénignes n'envahissent pas d'autres systèmes organiques. Elles restent fondamentalement entre elles et se développent simplement sous forme de masse physique à l'intérieur de votre corps. Les pronostics concernant ces tumeurs sont très bons et souvent, il suffit de les surveiller plutôt que de les détruire ou de les traiter. Cependant, même des tumeurs bénignes peuvent devenir dangereuses si elles grossissent trop et qu'elles commencent à exercer une pression sur des organes tels que le cerveau ou à affecter des systèmes vitaux tels que les vaisseaux sanguins et les nerfs. Dans de tels cas, les tumeurs sont généralement extraites avec le moins de dommages possibles aux tissus environnants. Alors oui, les tumeurs sont désagréables dans tous les cas, mais s'il fallait en choisir une, une tumeur bénigne serait la meilleure option.

Contrairement aux cancers « solides » qui forment des tumeurs, les cancers « liquides » affectent le sang, la moelle osseuse, la lymphe et le système lymphatique. Ils commencent souvent dans la moelle osseuse et ce qui se passe essentiellement en pareil cas est que les autoroutes des systèmes vasculaire et lymphatique sont submergées et encombrées par des cellules cancéreuses inutiles. (Les cancers liquides sont toujours constitués de cellules, ils ne sont pas réellement liquides.) Le terme « leucémie », ou l'expression « cancer du sang » sont souvent employés comme une sorte de désignation fourre-tout pour ces types de cancers.

Le cancer peut apparaître dans quasiment tous les types de tissus et de cellules du corps. Et comme vous êtes composé de nombreux types de cellules différentes, il n'y a pas vraiment un seul type de cancer, mais des centaines de types différents. Chacun d'entre eux est particulier et comporte des difficultés qui lui sont propres. Certains sont très lents et peuvent facilement être traités, tandis que d'autres sont très agressifs et extrêmement mortels. Près d'une personne sur quatre en vie aujourd'hui sera atteinte d'un cancer au cours de son existence. Et une personne sur six en mourra. Fondamentalement, tout le monde connaîtra quelqu'un qui devra faire face à cette maladie à un moment donné de sa vie.

Malgré les dommages épouvantables qu'elles causent, les cellules cancéreuses ne sont pas mauvaises. Elles ne veulent pas vous faire de mal. En fait, elles ne veulent rien. Comme nous l'avons déjà indiqué, les cellules sont des robots protéiques qui ne font que suivre leur programmation, et cette dernière peut malheureusement être altérée et corrompue.

Ou non pas elles, mais leur programmation. En bref, votre ADN est porteur du code de la vie, des instructions de construction pour toutes les protéines et parties qui composent vos cellules. Ces instructions de construction sont copiées et transférées de votre ADN à vos machines de production de protéines, vos ribosomes, où elles sont transformées en protéines. Le nombre et le cycle de production de différentes protéines permettent à votre cellule de faire différentes choses telles que survivre, réagir à une stimulation ou se comporter d'une certaine manière.

Comme ce processus est tellement essentiel à la vie, si votre code génétique est endommagé, cela aura des conséquences en aval. Peut-être que certaines protéines ne seront plus construites correctement, ou qu'elles seront trop nombreuses ou trop rares, ce qui affectera le bon fonctionnement de vos cellules. Ces modifications de l'ADN sont appelées « mutations », et bien que ce soit un mot lourd de sens, cela signifie tout simplement que votre code a légèrement changé. Il faut savoir que l'ADN est endommagé et modifié constamment, chaque seconde de la vie. Le code génétique d'une cellule moyenne est endommagé des dizaines de milliers de fois par jour, ce qui signifie qu'au total, un individu subit des milliers de milliards de minuscules mutations chaque jour. Cela semble pire que cela ne l'est, car, soit la quasi-totalité d'entre elles sont corrigées très rapidement, soit elles ne posent aucun problème. Ainsi, la plupart des mutations qui s'accumulent n'auront que peu de conséquences pour la personne concernée.

Pourtant, au fil du temps, cela signifie que les dommages s'accumulent, tout simplement parce que la personne vit et que ses cellules se multiplient. Vous souvenez-vous, à l'école, quand certains enseignants distribuaient de terribles photocopies de feuilles de cours aux bords un peu flous ? Imaginez devoir faire des copies à partir de copies de copies. Encore et encore, au fil des années, voire des décennies. Peut-être qu'un jour un cheveu est tombé sur le scanner ou qu'un coin s'est effiloché. Ces erreurs sont devenues une partie intégrante des nouvelles copies et donc de toutes les copies qui ont suivi.

Dans vos cellules, la plupart de ces dommages résultent du processus de base de la vie, de la division cellulaire et du fonctionnement du corps, sans aucune raison ni cause particulière. Ce ne sont que des statistiques et de la malchance. Pour augmenter vos chances de développer un cancer, vous pouvez faire beaucoup par votre mode de vie en faisant des choses qui endommagent votre code génétique, par exemple fumer des cigarettes, boire de l'alcool ou être obèse, par contact avec des substances cancérigènes telles que l'amiante ou simplement en profitant des belles journées d'été sans utiliser d'écran solaire[1].

1. Il existe un mythe selon lequel, lorsqu'il s'agit de survivre à un cancer, l'attitude de la personne concernée serait cruciale. L'idée de base est que si elle a et qu'elle affiche une attitude positive, elle activera une force mystique dans le système immunitaire, ce qui le rendra capable de vaincre la maladie. Inversement, une attitude vraiment négative pourrait avoir l'effet contraire et compliquer au corps la tâche de vaincre la maladie, ou même l'avoir provoquée. Quelle que soit l'origine de l'idée que l'attitude d'une personne affecte ses chances de survie au cancer, après des décennies de recherche, il est devenu clair avec une certitude extrêmement élevée que l'attitude d'une personne n'a aucun effet sur ses chances de survivre au cancer. Son système immunitaire ne devient pas magiquement meilleur ou pire pour combattre le cancer si elle est ou non positive et heureuse. Pourtant, ce mythe perdure, car il fait appel à notre culture de la responsabilisation et du libre arbitre et il est diffusé par de nombreuses personnes bien intentionnées. Mais outre le fait qu'il n'y a aucune preuve scientifique solide pour prouver ce lien, il est terrible de dire à une personne atteinte d'un cancer que son attitude compte et qu'elle doit rester positive, car cela a deux conséquences. D'une part, cela lui fait porter la responsabilité de guérir et de survivre. Cela implique que si elle ne gagne pas le combat et qu'elle est confrontée à la plus grave des issues, ce sera sa faute. Que si elle avait été plus positive et optimiste, peu importe comment elle se sentait vraiment, elle aurait pu se sauver. Ce qui représente un fardeau incroyablement injuste pour quelqu'un qui lutte contre cette maladie. L'autre raison est que la chimiothérapie, les chirurgies et la radiothérapie ne sont guère une expérience agréable. Et lorsqu'on dit à une personne qu'elle est censée être positive pour aller mieux, on lui dit qu'elle n'est pas autorisée à ressentir ce qu'elle ressent. Pourtant, il est important d'exprimer son mal-être et de solliciter une oreille attentive ou de demander de l'amour, car cela peut aider la personne à gérer des émotions négatives très fortes provoquées par la peur et les traitements très désagréables qu'elle doit endurer. Être plus positif et avoir une attitude positive envers la vie et ses défis rend l'existence meilleure, que l'on soit malade ou non. Être plus positif et optimiste contribue à ce qu'on se sente mieux. Cela peut réduire le stress, une réduction qui à son tour pourrait réduire l'influence négative sur les défenses immunitaires. Une attitude positive lorsqu'on est malade est donc une bonne chose. Des études ont montré qu'une attitude positive pendant le traitement du cancer est bénéfique pour le bien-être mental de la personne. Elle peut rendre l'expérience bien moins pénible. Et moins pénible est une très bonne chose pendant une chimiothérapie.

Globalement, le moyen le plus simple de contracter un cancer est de rester en vie suffisamment longtemps. Il est statistiquement impossible de ne pas développer un cancer à un moment donné de sa vie, même s'il n'est finalement pas la cause du décès.

Pour devenir cancéreuse, une cellule doit muter d'une certaine manière pour acquérir des corruptions spécifiques dans trois systèmes importants qui fonctionnent en tandem pour prévenir le cancer.

La première mutation clé doit apparaître dans les *oncogènes*, les gènes qui contrôlent la croissance et la prolifération cellulaire. Par exemple, certains de ces gènes sont très actifs au stade embryonnaire, l'embryon étant un petit amas de cellules. Pour qu'une seule cellule d'origine se transforme en des milliards de milliards en l'espace de quelques mois, elle doit se diviser et croître rapidement, pour finalement devenir un tout petit corps. Ces gènes de croissance rapide sont finalement désactivés quand il y a suffisamment de cellules pour former un humain à peu près complet. Des années ou des décennies plus tard, lorsqu'une mutation réactive ces oncogènes, la cellule corrompue peut commencer à se diviser et à proliférer rapidement, tout comme lorsqu'elle tentait de créer un nouvel humain dans un utérus. Donc, la mutation numéro un est une croissance rapide.

La deuxième mutation clé doit se produire dans les gènes responsables de la réparation de votre code génétique défectueux, appelés à juste titre *gènes suppresseurs de tumeurs*. Ces gènes produisent des mécanismes de protection et de contrôle qui analysent en permanence votre ADN à la recherche d'erreurs et de défauts de copie, et les réparent immédiatement. Donc, si ces gènes sont corrompus ou défectueux, vos cellules perdent fondamentalement la capacité de se réparer elles-mêmes.

Mais ces deux mutations spécifiques ne sont pas suffisantes.

Les cellules détectent généralement le moment où leur code est dangereusement défectueux et où elles risquent de devenir déviantes. Si elles s'en aperçoivent à temps, elles déclenchent leur propre destruction et se suicident. Ainsi, le dernier groupe de gènes qui doit être corrompu est celui des gènes qui font qu'une cellule se suicide de manière contrôlée par apoptose. Nous avons déjà parlé de l'apoptose à plusieurs reprises :

c'est la manière dont la plupart de vos cellules mettent fin à leur vie, un processus constant d'autorecyclage qui les empêche d'accumuler trop d'erreurs au fil du temps. Si les cellules perdent la capacité de s'autodétruire au moment opportun, si elles deviennent incapables de réparer les erreurs qui s'accumulent naturellement dans leur code génétique, et si elles commencent à se développer sans retenue, elles deviennent cancéreuses et dangereuses. Bien sûr, nous avons simplifié un peu les choses ici. En général, une seule mutation dans ces trois systèmes n'est pas suffisante. Il faut que plusieurs gènes dans chacun de ces systèmes mutent dans le mauvais sens. Mais c'est le principe de base qui sous-tend le cancer.

Lorsque ces dommages s'accumulent et qu'une de vos cellules se transforme en cellule cancéreuse, elle devient autre chose. Quelque chose d'ancien et quelque chose de nouveau. Pendant des milliards d'années, l'évolution a façonné les cellules pour qu'elles s'optimisent afin de survivre et de prospérer dans un environnement hostile. Se battant les unes contre les autres pour les ressources et l'espace. Jusqu'à l'émergence d'un mode de vie très nouveau et passionnant : la coopération. Une forme de coopération qui a rendu possible une division du travail et qui a permis aux cellules de se spécialiser et de devenir plus performantes en tant que groupe. Mais la coopération exige des sacrifices. Pour qu'un être multicellulaire puisse rester en vie, la cohésion et le bien-être collectif doivent l'emporter sur la survie de la cellule individuelle.

Les cellules cancéreuses effectuent ce processus à l'envers et cessent de faire partie du collectif pour, en quelque sorte, redevenir des individus. En théorie, cela pourrait être acceptable. Votre corps peut supporter que quelques cellules agissent autrement et même vivre en harmonie avec elles. Mais malheureusement, les cellules cancéreuses ne se contentent généralement pas de faire cavalier seul, car elles se divisent et se divisent, encore et encore. Elles passent d'un statut individuel à un statut collectif. Une sorte de nouvel organisme à l'intérieur de vous. Il fait toujours partie de vous, mais il n'est plus du tout vous. Ces cellules accaparent les ressources dont vous avez besoin pour survivre, détruisant les systèmes organiques dont elles faisaient partie, et commencent à vous disputer l'espace que vous occupez.

On pourrait penser que l'évolution aurait dû s'occuper de ce genre de corruption, mais comme on a tendance à avoir un cancer après l'âge de procréer, elle a eu peu d'intérêt à optimiser la protection contre le cancer. En 2017, seuls 12 % des décès par cancer sont survenus chez des personnes de moins de 50 ans. Ainsi, si vous avez la chance de vieillir, vous êtes presque certain d'avoir une certaine quantité de cellules cancéreuses en vous, mais il se peut que d'autres choses vous tuent avant que ces dernières n'en aient l'occasion.

Le cancer étant un danger constant et une menace existentielle pour la survie, le corps humain est généralement assez efficace pour y faire face. Ou plus précisément, votre système immunitaire l'est. Il est presque certain que vos cellules immunitaires ont tué tout un tas de cellules cancéreuses quelque part dans votre corps tandis que vous lisiez les derniers chapitres.

Au cours de votre vie, certaines de vos cellules cancéreuses ont pu se développer en petites tumeurs qui ont fini par être anéanties par vos défenses. Cela aurait pu se produire aujourd'hui, et vous n'en auriez aucune idée. Vous pouvez donc être rassuré sur le fait que la grande majorité des cellules cancéreuses que vous développerez au cours de votre existence seront tuées sans même que vous vous en aperceviez. Et bien que ce soit formidable, nous ne nous soucions pas des 99,99 % de cas où tout s'est bien passé, nous nous soucions de la seule fois où le système immunitaire a été vaincu et où une jeune cellule cancéreuse devient une véritable tumeur potentiellement mortelle.

Examinons donc l'*immunoédition*, le va-et-vient, la lutte entre votre système immunitaire et les cellules cancéreuses. En général cela se passe de la manière suivante.

1. La phase d'élimination

Félicitations, vous avez une vraie cellule cancéreuse. Elle n'est plus capable de surveiller et de réparer son code génétique, elle ne peut plus se suicider, elle a perdu toute retenue et commence à se multiplier rapidement. Et à chaque génération, elle mute davantage. Ce n'est vraiment pas génial, pas terrible du tout.

En quelques semaines, la cellule se clone de manière incontrôlable, créant tout d'abord des milliers, puis des dizaines de milliers de copies dans une toute petite zone cancéreuse. Cette croissance rapide a besoin de beaucoup de nutriments et de ressources. La minitumeur se met à voler les nutriments de votre corps en déclenchant la croissance de nouveaux vaisseaux sanguins, exclusivement conçus pour la nourrir. Et ainsi, les cellules cancéreuses causent des dommages en se comportant de manière égoïste. Dans leur voisinage, les cellules saines du corps commencent à avoir terriblement faim et à mourir.

Mais comme nous l'avons vu précédemment, la mort non naturelle de civils attire l'attention, car elle provoque une inflammation et met votre système immunitaire en état d'alerte maximale. Imaginons une histoire qui illustre ce qui se passe en pareil cas : un groupe de personnes de Brooklyn décident qu'elles ne font plus partie de la ville de New York, mais qu'elles sont désormais une nouvelle colonie appelée *Tumeurville* (ce n'est pas très subtil, je le reconnais) qui occupe justement le même espace.

Le nouveau conseil municipal de Tumeurville est ambitieux et souhaite créer un formidable nouveau centre-ville. C'est pourquoi il commande des tonnes de matériaux de construction tels que des poutres en acier, du ciment, des dalles et des cloisons sèches, et il se met à construire de nouveaux immeubles d'habitation, des magasins de proximité et des industries en plein cœur du site autrefois connu sous le nom de Brooklyn. Bien sûr, aucun des nouveaux bâtiments et structures n'est construit selon les règles de l'art : ils sont mal planifiés, fragiles et dangereux, avec des arêtes vives et dangereusement tordues. De plus, ils sont vraiment laids. Il n'y a pas non plus de logique apparente à tout cela : les nouveaux bâtiments sont construits en plein milieu des rues, sur les terrains de jeux et les infrastructures existantes. Pour relier toutes ces nouvelles constructions, l'ancien quartier est démoli ou surchargé pour faire place à de nouvelles autoroutes et détourner le trafic et les touristes de New York vers Tumeurville. Beaucoup d'anciens résidents de Brooklyn sont piégés en plein milieu. Certaines personnes âgées sont solidement emmurées, sans aucun moyen de faire leurs courses, et elles commencent à mourir de faim.

Ce « manège » se poursuit pendant un certain temps jusqu'à ce qu'un jour, alertés par de nombreuses plaintes relatives à la puanteur des personnes âgées mortes, les inspecteurs des bâtiments de New York et la police se présentent, à la recherche des personnes chargées de la construction.

Si nous ramenons cela à votre corps, attirées par l'agitation provoquée par la croissance incontrôlable du cancer, les premières cellules immunitaires se frayent un chemin vers la tumeur et l'envahissent : les macrophages et les cellules tueuses naturelles veulent voir ce qui se passe. L'une des caractéristiques des cellules cancéreuses est qu'elles présentent des signes indiquant qu'elles ne vont pas bien. Comme elles n'ont pas de fenêtres de présentation ou qu'elles ont tout simplement beaucoup de molécules de stress sur leurs membranes, les cellules tueuses naturelles se mettent au travail, tuant les cellules cancéreuses et libérant des cytokines qui provoquent davantage d'inflammation, tandis que les macrophages nettoient les corps.

Grâce aux signaux émis par les cellules tueuses naturelles, les cellules dendritiques se rendent compte que quelque chose de dangereux est présent et s'activent en mode alerte. Elles collectent des échantillons de cellules cancéreuses mortes et se mettent à activer les lymphocytes T auxiliaires et les lymphocytes T cytotoxiques dans les ganglions lymphatiques. Vous vous demandez probablement comment le système immunitaire adaptatif peut disposer d'armes contre les cellules cancéreuses, puisqu'elles font partie du corps.

Comme nous l'avons dit au début, les cellules cancéreuses sont toujours accompagnées d'un certain nombre de corruptions génétiques qui aboutissent à des protéines corrompues. Certaines de vos cellules immunitaires adaptatives possèdent des récepteurs capables de se connecter à ces protéines. En tout cas, au moment où vos cellules immunitaires adaptatives arrivent, la tumeur a grandi au point de comporter des centaines de milliers de cellules, mais la situation est sur le point de changer. Les lymphocytes T commencent par bloquer la croissance de nouveaux vaisseaux sanguins, ce qui affame totalement de nombreuses cellules cancéreuses ou du moins rend très difficile la poursuite de la croissance de la tumeur. Imaginez les inspecteurs en bâtiment de Tumeurville dressant des barrages routiers et mettant fin au transfert de touristes et de ressources vers la nouvelle ville illégale.

Les lymphocytes T cytotoxiques scannent les fenêtres d'affichage des cellules tumorales à la recherche de protéines malformées qui ne devraient pas être présentes et leur ordonnent de se suicider. Les cellules tueuses naturelles tuent les cellules cancéreuses qui ont dissimulé leurs fenêtres d'affichage aux molécules du MHC. Sans possibilité de se cacher et sans moyen d'obtenir des nutriments frais dans le sang, la tumeur s'effondre. C'est un massacre, et des centaines de milliers de cellules cancéreuses périssent. Leurs carcasses sont nettoyées et consommées par les macrophages. Imaginez que, tout comme la ville de New York démolirait les constructions illégales, votre corps écrase la tumeur illégale. Sauf que... quelque chose ne s'est pas passé comme prévu.

2. L'équilibre

Alors que la bataille semblait terminée, la sélection naturelle gâche votre belle victoire. La réponse initiale du système immunitaire a été très efficace. Vos cellules immunitaires ont tué les cellules cancéreuses qui ont eu la gentillesse de leur faire savoir que quelque chose n'allait vraiment pas chez elles. C'est exactement la manière dont vos cellules sont configurées : elles sont censées signaler qu'elles sont défectueuses, et en fait, c'est un signe qu'elles ne sont pas encore complètement corrompues. Dans des circonstances normales, cela suffit et la tumeur est éliminée.

Mais si les choses tournent mal, les cellules cancéreuses ont le temps de se corrompre encore plus, un peu comme les virus que nous avons observés auparavant. Comme elles se multiplient rapidement et sans contrôle, il y a plus de chances que de nouvelles erreurs apparaissent dans leur code génétique, d'autant plus que leurs mécanismes d'autoréparation sont déjà endommagés.

Plus ces cellules cancéreuses vivent longtemps et plus elles prolifèrent, plus elles ont de chances d'acquérir de nouvelles mutations qui leur permettent de se cacher un peu mieux du système immunitaire. Et au fur et à mesure de l'évolution, en faisant de son mieux pour détruire le cancer, votre système immunitaire sélectionne les cellules cancéreuses les plus adaptées. En fin de compte, des centaines de milliers de cellules cancéreuses sont mortes. Peut-être même des millions. Mais une seule cellule cancéreuse est toujours là, et elle a trouvé des moyens de se défendre efficacement.

Par exemple, l'une des méthodes aussi ingénieuses qu'épouvantables dont disposent les cellules cancéreuses pour se protéger du système immunitaire est de cibler les *récepteurs inhibiteurs* sur les lymphocytes T cytotoxiques et sur les cellules tueuses naturelles. Les récepteurs inhibiteurs empêchent ces cellules de tuer. Ils constituent une sorte d'interrupteur qui désactive les cellules tueuses avant qu'elles ne puissent

Cancer

Une cellule cancéreuse s'est clonée de manière incontrôlable et s'est transformée en une minitumeur. Les cellules tueuses naturelles commencent à intervenir et à tuer les premières cellules cancéreuses, tandis que les macrophages nettoient leurs restes. Les cellules dendritiques collectent des échantillons et activent les lymphocytes T auxiliaires et cytotoxiques. Mais le danger n'est pas encore écarté...

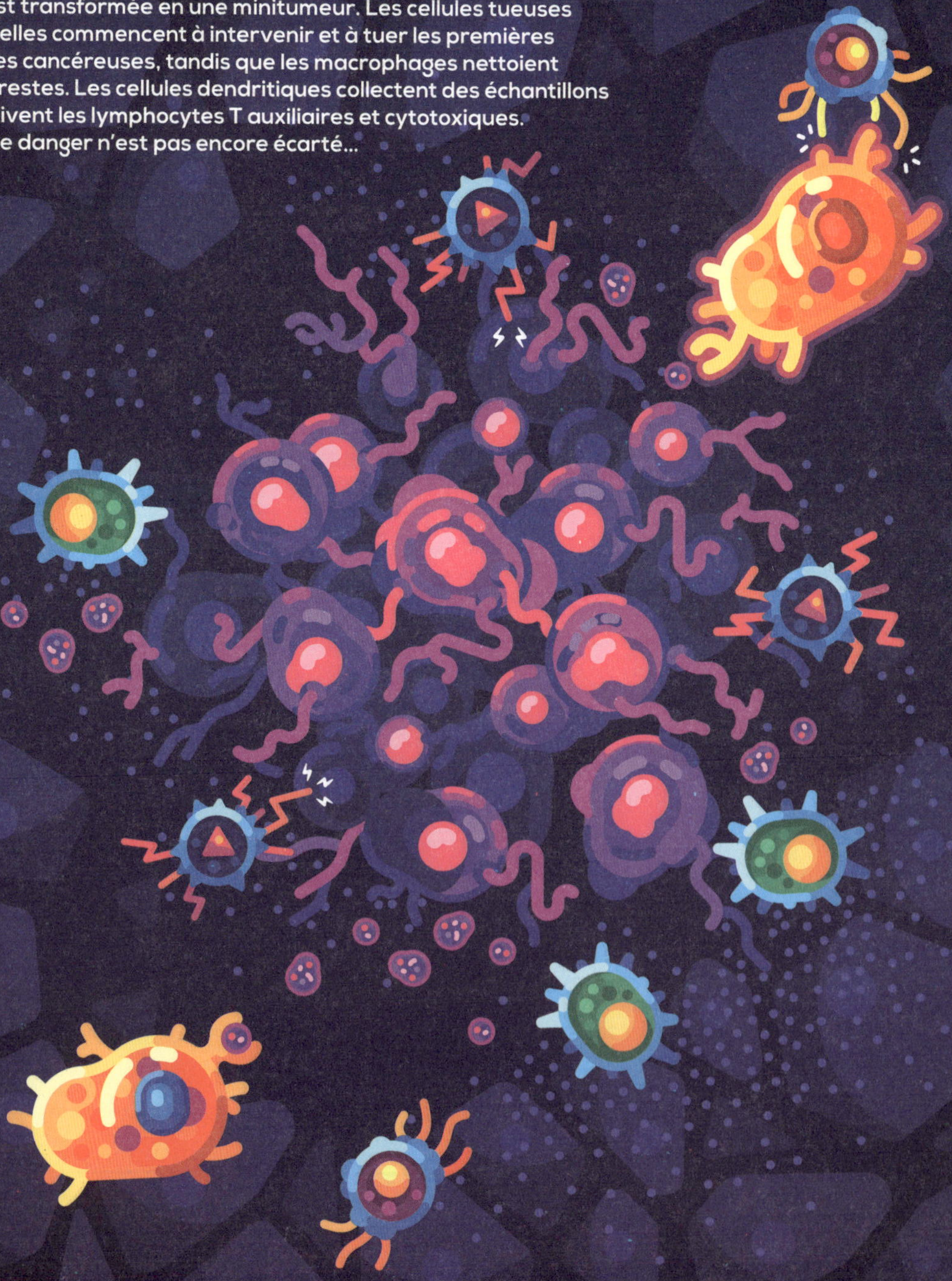

attaquer une cellule et la détruire, ce qui est en principe une bonne idée. Nous avons souligné à plusieurs reprises à quel point votre système immunitaire est dangereux ainsi que la nécessité de disposer de mécanismes pour stopper les cellules immunitaires trop impatientes, de sorte que les récepteurs inhibiteurs jouent un rôle important dans le concert complexe de votre système immunitaire. Mais malheureusement, les cellules cancéreuses peuvent muter d'une manière qui leur permet de neutraliser vos cellules tueuses.

Nous avons donc maintenant une cellule cancéreuse capable de désactiver les défenses du système immunitaire. Et c'est ainsi qu'une nouvelle tumeur commence à se développer, produisant des milliers de nouveaux clones qui changent et mutent à nouveau.

3. L'échappée

Les nouvelles cellules cancéreuses qui ont été modelées et formées par les contre-mesures de votre système immunitaire sont celles qui finiront par provoquer tous les problèmes. D'une manière tout à fait perverse, elles ont réussi à s'immuniser contre le système immunitaire. Elles ne montrent pas leur nature défectueuse sur leurs surfaces. Elles ne libèrent que très peu de signaux qui alarment le corps. Elles sont silencieuses et se cachent à la vue de tous. Elles stoppent activement le système immunitaire en envoyant des signaux corrompus. Et elles se développent. Au fur et à mesure que la tumeur grandit, elle se met à tuer des tissus sains, ce qui attire l'attention, mais cette fois, elle n'est plus une débutante. La phase finale commence : l'échappée.

Les cellules cancéreuses commencent à créer leur propre monde, le *microenvironnement du cancer.*

Si nous retournons à notre histoire de Tumeurville, à Brooklyn, tout est différent cette fois. La ville a été reconstruite, mais le nouveau conseil municipal a forgé toutes sortes de permis qui déroutent les inspecteurs en bâtiment de New York. Ces derniers ne sont plus en mesure d'ordonner la destruction de la tentaculaire Tumeurville qui prend lentement le contrôle de la ville. Cette fois, de nouveaux barrages routiers garantissent qu'aucun inspecteur ne peut pénétrer dans la colonie illégale en expansion rapide et vérifier si les faux permis sont légitimes. Les cellules cancéreuses ont créé une sorte de frontière difficile à franchir pour vos cellules immunitaires.

Si tous ces éléments sont réunis, le cancer a quasiment gagné et a réussi à soumettre le système immunitaire. Toutes les voies d'attaque ont été fermées et une croissance incontrôlable en est la conséquence. En fin de compte, si elles ne sont pas traitées, ces nouvelles cellules cancéreuses optimisées deviennent métastatiques, ce qui signifie qu'elles partent explorer le monde et se propagent dans d'autres tissus ou organes où elles continuent de croître. Si cela affecte des organes vitaux tels que les poumons, le cerveau ou le foie, la machine complexe et sophistiquée qu'est votre corps commence à s'effondrer.

Imaginez que vous installiez chaque jour des pièces nouvelles mais inutiles dans le moteur de votre voiture. Votre véhicule fonctionnera encore pendant un certain temps, mais à un moment donné, le moteur ne démarrera plus. C'est ainsi que le cancer finit par tuer. En prenant tellement d'espace et en volant tellement de nutriments que votre véritable moi n'a plus d'espace pour fonctionner correctement et que vos organes affectés doivent stopper leur activité. Voilà, en résumé, comment le cancer vient à bout de votre système immunitaire. Toutefois, comme nous le verrons dans le dernier chapitre de cet ouvrage, votre système immunitaire pourrait également être la clé pour vaincre le cancer, ou du moins pour le rendre bien moins meurtrier.

Mais pour le moment, comme nous parlons du cancer, voyons ce que vous pouvez faire pour augmenter activement vos chances d'en avoir un, et le rôle que joue votre système immunitaire en pareil cas !

Petit aparté tabagisme et système immunitaire

Bien que la pollution de l'air soit réelle et qu'elle soit responsable de jusqu'à cinq millions de décès par an, rien de ce que vous pouvez respirer en vous promenant dans une ville n'est comparable, même de loin, à ce que vous inspirez en fumant une seule cigarette. Même si vous savez peut-être que fumer est incroyablement mauvais pour vous, parce que « c'est cancérigène », il y a plus ! Il s'avère que le tabagisme est mauvais à bien des égards qui sont étroitement liés au système immunitaire. En un mot, vous détruisez les mécanismes qui vous protègent contre les maladies et le cancer, tout en augmentant le risque d'infection ou de cellules cancéreuses !

La fumée de cigarette est saturée de plus de quatre mille substances chimiques différentes dont beaucoup ont des propriétés et des interactions inconnues. Mais nous savons avec certitude que la nicotine, la substance magique et infâme qui rend le tabagisme addictif, inhibe votre système immunitaire. Elle rend vos cellules immunitaires lentes et inefficaces. Le principal endroit où cela se produit est le système respiratoire, surtout les poumons, ce qui n'est guère surprenant, car c'est là que va toute la fumée. Que fait exactement la nicotine ?

Tout d'abord, elle affecte vos macrophages alvéolaires que nous avons décrits brièvement plus tôt. Il s'agit en fait de macrophages plus fragiles qui patrouillent à la surface de vos poumons pour ramasser les déchets et les agents pathogènes occasionnels. Dans les poumons des fumeurs, il y a énormément plus de ces macrophages spéciaux que chez les non-fumeurs. Ce qui est logique, car la fumée de cigarette contient toutes sortes de microparticules et de substances charmantes telles que du goudron qui doivent être nettoyées en permanence. Mais en raison de l'exposition constante à la nicotine, ces macrophages déjà affaiblis sont encore plus faibles. Ils ne sont plus seulement fragiles, mais aussi constamment fatigués et apathiques.

Ils sont moins capables d'appeler du soutien et des renforts, et ils ont beaucoup plus de mal à tuer leurs ennemis. En outre, ces pauvres macrophages dysfonctionnels endommagent également accidentellement vos poumons en vomissant périodiquement des substances chimiques qui dissolvent vos tissus pulmonaires.

Avec le temps, ces macrophages bourrés de nicotine peuvent détruire de grandes quantités de tissu fonctionnel des poumons, créant des plaies qui se transforment en tissu cicatriciel. Si cela n'est pas clair dans le contexte : si vous aimez respirer, il est mauvais d'avoir du tissu cicatriciel dans les poumons. Car les blessures dans les poumons ont également pour effet secondaire malheureux de provoquer une inflammation qui active davantage de cellules immunitaires, lesquelles provoquent ensuite des dommages supplémentaires.

D'autres cellules cruciales qui s'affaiblissent sérieusement et qui deviennent moins actives avec le tabagisme sont vos cellules tueuses naturelles, qui, comme nous l'avons vu tout à l'heure, constituent l'une de vos principales mesures de lutte contre les jeunes cellules cancéreuses. On pense que cela joue un rôle important dans l'incidence considérablement plus élevée de cancer du poumon chez les fumeurs. Ce qui est logique : d'une part, vous saturez vos poumons de poison cancérigène et d'une substance qui fait que votre système immunitaire provoque des blessures dans vos poumons, et d'autre part, vous rendez les cellules chargées de tuer le cancer moins capables de le faire efficacement.

Qu'en est-il du système immunitaire adaptatif ? Bien que les fumeurs réguliers aient globalement beaucoup plus de cellules immunitaires dans leur sang, ces dernières semblent être moins efficaces. Les lymphocytes T ont beaucoup plus de mal à proliférer après avoir été activés, et leur comportement est également plus lent. Les anticorps en général semblent se détériorer beaucoup plus rapidement dans les fluides corporels des fumeurs, ce qui réduit considérablement l'efficacité globale du système immunitaire adaptatif et explique pourquoi les infections telles que la grippe sont nettement plus mortelles pour les fumeurs.

Mais il y a une exception : les autoanticorps, une sorte d'anticorps qui peuvent provoquer certaines maladies auto-immunes, sont nettement plus nombreux. En résumé, si vous fumez, votre système immunitaire fait beaucoup plus de choses mauvaises et dommageables pour le corps et en même temps, il est moins efficace pour combattre vos ennemis, appeler des renforts et empêcher les envahisseurs de se répandre. En prime, les fumeurs ont plus de mal à cicatriser, car leur système immunitaire affaibli n'est pas en mesure de soutenir la cicatrisation autant qu'il le devrait. Même si vous arrêtez de fumer aujourd'hui, votre système immunitaire restera inhibé pendant une semaine, voire des mois, donc plus tôt vous arrêterez, mieux ce sera.

Le monde n'étant pas binaire, il serait malhonnête de prétendre qu'il n'y a pas quelques effets positifs du tabagisme : parfois, un système immunitaire inhibé peut être une bonne chose. L'inflammation est une arme à double tranchant, indispensable à votre survie, mais aussi très nocive pour vous.

Les fumeurs souffrent moins souvent de maladies inflammatoires, tout simplement parce que l'inflammation est régulée à la baisse lorsque votre système immunitaire se comporte comme une limace qui a mangé quelques brownies au haschisch au petit déjeuner. Ainsi, dans le cas de certaines maladies auto-immunes inflammatoires telles que la rectocolite hémorragique, le tabagisme semble offrir une forme de protection.

N'utilisez pas ce fait comme argument lors de votre prochaine discussion avec votre mère pour lui expliquer pourquoi vous devriez absolument continuer à fumer : dans l'ensemble, même si fumer offre une certaine protection contre certaines maladies, cela vous rend aussi beaucoup plus vulnérable à beaucoup, beaucoup d'autres. Ces légers avantages ne valent pas ces énormes inconvénients. Ce serait le moment idéal pour faire une analogie sur la stupidité de fumer pour éviter certaines maladies, mais c'est inutile. Car fumer pour avoir un peu plus de chances d'éviter les maladies inflammatoires serait vraiment stupide.

45 La pandémie de coronavirus

Le système immunitaire a toujours été fondamental pour notre santé et notre bien-être collectif, mais dès que l'on est à peu près en bonne santé, il est également assez facile d'ignorer cet aspect de la vie. Toutefois, tout cela s'est terminé lorsque soudain, une maladie a interrompu la vie publique et privée d'une manière que la plupart des gens n'auraient jamais crue possible. Et tout à coup, de nombreux termes et concepts issus de l'immunologie ont été évoqués régulièrement.

Au moment où ce livre a été écrit, la pandémie de coronavirus faisait encore rage et de nombreuses questions restaient en suspens. De nombreuses recherches sont menées dans le monde entier par d'innombrables scientifiques et nous en apprendrons beaucoup plus dans les années à venir. D'une certaine manière, ce moment est à la fois le meilleur et le pire pour écrire un livre sur le système immunitaire : le meilleur, parce que plus de gens pourraient avoir envie de comprendre ce qui se passe à l'intérieur de leur corps et comment ce dernier gère les maladies. Mais aussi le pire, car ce serait absolument génial de publier une explication complète du COVID-19, ce qui est actuellement impossible, tant il y a de travail scientifique en cours.

Mais il me semble qu'il est tout de même utile d'en parler un peu. Heureusement, dans l'ensemble, les immunologistes ont déjà une solide compréhension des principes fondamentaux du coronavirus et de ce qu'il nous fait. Mais avant tout, définissons ce dont nous parlons.

Peu après le début de la pandémie, le virus, qui porte l'affreux nom officiel de *syndrome respiratoire aigu sévère coronavirus 2*, a tout simplement été appelé « coronavirus » par le public. Ce qui est malheureux et erroné, car les coronavirus sont un groupe de virus, et non pas une seule espèce. Mais en raison de la propagation rapide de la pandémie, nous avons raté l'occasion de donner à cette espèce particulière de coronavirus un nom unique et approprié. Et tandis que je me plains beaucoup dans cet ouvrage des scientifiques et des noms qu'ils choisissent pour désigner certaines choses, cette fois, je ne peux vraiment pas les blâmer, car ils étaient naturellement très occupés. Lorsque des événements stressants se produisent à un rythme rapide, nous nous contentons de tout ce qui fonctionne sur le moment, et c'est compréhensible.

Il existe donc de nombreuses espèces différentes de coronavirus, et elles font beaucoup de choses différentes. Elles infectent principalement le système respiratoire des mammifères, comme les chauves-souris, et malheureusement aussi les humains.

Les humains en particulier sont affectés par un certain nombre de coronavirus différents. Par exemple, environ 15 % des cas de rhume banal sont causés par une espèce de coronavirus. Les coronavirus nous entourent depuis longtemps, et beaucoup d'entre vous qui lisez cette phrase ont déjà en circulation dans leur sang des anticorps contre certains d'entre eux.

Au cours des dernières décennies, il y a même eu de dangereuses pandémies de coronavirus dont vous avez peut-être entendu parler, comme le *coronavirus du SRAS* (SRAS est l'abréviation de « syndrome respiratoire aigu sévère »). Il s'agit d'une maladie respiratoire causée par une souche de coronavirus qui a également été trouvée chez des chauves-souris en Chine au début des années 2000. Elle a infecté quelques milliers de personnes et en a tué quelques centaines, avec un taux de mortalité proche de 19 %, ce qui est assez lourd.

Quelques années plus tard, il y a eu une deuxième épidémie grave de coronavirus. Cette fois, le virus était originaire du Moyen-Orient et avait été appelé MERS, abréviation de « Middle East respiratory syndrome » (syndrome respiratoire du Moyen-Orient). Il était encore plus mortel que le SRAS, et bien qu'il n'ait infecté qu'environ 2 500 personnes, il en a tué plus d'un tiers, avec un taux de mortalité épouvantable de 34 %. Ces deux espèces de coronavirus ne se sont jamais développées suffisamment pour devenir une véritable pandémie mondiale, ce dont nous pouvons vraiment être soulagés au vu de leurs taux de mortalité.

Notre chance collective par rapport au coronavirus s'est terminée fin 2019, lorsqu'un autre coronavirus est apparu. Il est outrageusement plus contagieux que ses prédécesseurs, mais aussi beaucoup moins mortel. Grâce au SRAS et au MERS, les scientifiques ont eu amplement le temps d'en apprendre beaucoup sur les mécanismes des infections dangereuses à coronavirus avant le début de la pandémie mondiale.

Il est impossible de décrire avec une certitude absolue ce qui se passe pendant le COVID-19, car en grande partie, cela dépend du patient. Il a été largement rapporté que la plupart des personnes ne présentent aucun symptôme ou seulement des symptômes légers d'une infection, tandis qu'une minorité présente des symptômes graves, nécessitant souvent une hospitalisation, et qu'un groupe encore plus petit en meurt. Dans les maladies dont les symptômes varient aussi considérablement d'une personne à l'autre, la raison réside généralement dans le système immunitaire de la personne et dans la manière dont il affronte l'infection. De plus, le développement des infections au COVID-19 est assez complexe et on apprend constamment de nouvelles choses. Tout cela rend le COVID-19 difficile à expliquer en détail, du moins si ce chapitre doit rester valable pendant un certain temps. Nous nous en tiendrons donc à ce que nous savons, ou tout au plus, à ce dont les scientifiques sont relativement sûrs.

Certaines des personnes infectées par le coronavirus ne développent aucun symptôme, même si elles semblent transmettre le virus à des tiers. Jusqu'à 80 % des patients développent une maladie bénigne, ce qui malgré tout signifie des symptômes généralement assez désagréables. Dans ce contexte, « bénigne » signifie seulement que ces personnes n'ont pas besoin d'être hospitalisées. L'un des premiers signes d'une infection est souvent la perte de l'odorat et parfois même du goût, ce qui a une incidence bien plus importante sur la qualité de vie que la plupart des gens ne le pensent avant d'être eux-mêmes concernés. Chez la plupart des gens, les sens du goût et de l'odorat commencent à revenir après quelques semaines. Mais ce virus n'existe pas depuis assez longtemps pour que nous sachions combien de temps cette récupération sensorielle nécessitera.

En dehors de cela, la plupart des cas bénins présentent ce que l'on pourrait appeler des symptômes pseudogrippaux tels que de la fièvre, de la toux, des maux de gorge, des maux de tête, des courbatures et une sensation générale d'épuisement. Un état d'épuisement constant, des problèmes de concentration et une capacité pulmonaire réduite sont également des symptômes qui ne régressent pas chez certaines personnes, même plusieurs mois après leur infection.

Mais il reste beaucoup de questions en suspens, en particulier sur les conséquences à long terme pour les personnes concernées. À ce stade, nous ne savons pas encore si la pandémie de coronavirus causera des dommages irréversibles ou non. Dans les cas des épidémies plus meurtrières de SRAS et de MERS, il a fallu au moins cinq ans pour que les altérations physiques dans les poumons des patients reviennent à la normale. Que fait exactement le coronavirus et pourquoi est-il si meurtrier pour certains ?

Le coronavirus cible un récepteur spécifique et très important appelé ACE2. Ce récepteur remplit diverses fonctions vitales dans votre corps, en particulier la régulation de votre tension artérielle, ce qui signifie que de nombreuses cellules de votre corps le portent et peuvent être infectées. Si vous aviez deviné que les cellules épithéliales de votre nez et de vos poumons contiennent un grand nombre de ce récepteur, vous aviez raison. Du point de vue d'un coronavirus, vos poumons représentent des kilomètres et des kilomètres de territoire gratuit.

Mais le récepteur ACE2 se trouve également sur les cellules de divers tissus et organes dans votre corps. Vos vaisseaux sanguins et capillaires, votre cœur, vos intestins, et vos reins. Tous ont des récepteurs ACE2. Comme nous l'avons vu précédemment, la première réponse de votre corps à une infection virale est une guerre chimique qui se traduit essentiellement par trois actions : les interférons interfèrent avec la reproduction du virus et la ralentissent, tandis que d'autres cytokines provoquent une inflammation et alertent les cellules immunitaires.

L'un des aspects qui rendent le coronavirus tellement dangereux est qu'il semble être capable de stopper (ou de retarder fortement) la libération d'interférons, tandis que les cellules infectées continuent de libérer toutes les cytokines qui provoquent une inflammation et alertent le système immunitaire. Ainsi, le virus est capable d'infecter de nombreuses cellules et de se propager rapidement sans être ralenti, tout en déclenchant une inflammation généralisée et en activant les cellules immunitaires qui provoqueront elles-mêmes encore plus d'inflammation[1].

Et c'est là que la situation devient dangereuse pour de nombreuses personnes. Les quantités massives d'inflammations et de cellules

1. Un rappel de ce que nous avons appris tout à l'heure. L'une des raisons pour lesquelles certaines personnes sont capables de mieux faire face au coronavirus que d'autres est la variabilité génétique et la différence dans les molécules du CMH ou les récepteurs de type Toll qui aboutissent à des systèmes immunitaires légèrement différents d'une personne à l'autre. Certains systèmes immunitaires sont tout simplement plus performants que d'autres pour lutter contre le virus. Et d'autres sont malheureusement très mauvais. Par conséquent, si vous entendez dans les médias que des personnes apparemment jeunes et en bonne santé souffrent de cas graves de COVID-19 et en meurent même, c'est un aspect de la problématique. Nous ne savons jamais ce que notre système immunitaire personnel est capable de combattre jusqu'à ce qu'il soit mis à l'épreuve.

immunitaires actives peuvent causer de graves dommages à vos poumons – si vous vous en souvenez, c'est une zone où votre système immunitaire tente généralement de se comporter avec retenue, car le tissu y est assez sensible. Sans interférons, le virus continue de se multiplier avec très peu de résistance, tandis que l'inflammation cause déjà des dégâts.

Après la mort de millions de cellules épithéliales, le revêtement protecteur des poumons disparaît soudain, et les alvéoles, ces minuscules sacs d'air qui assurent la respiration en échangeant des gaz entre l'intérieur et l'extérieur, sont à nu et peuvent être endommagées ou même détruites dans la bataille continue qui se livre.

Si la situation se dégrade à ce point, de nombreux patients en phase critique devront probablement être ventilés mécaniquement, ce qui est une manière élégante de dire qu'on leur « introduit un tube dans les poumons », et bien sûr, c'est un excellent moyen pour les bactéries d'obtenir un raccourci pour pénétrer profondément dans vos poumons où elles trouvent un système immunitaire assez stressé et beaucoup de tissus en attente d'être colonisés. Cela peut très vite devenir dramatique. Si la personne n'a vraiment pas de chance, elle pourra également contracter une co-infection avec des bactéries plus dangereuses encore, qui n'en croient pas leur chance et pénètrent au plus profond des poumons. Au fur et à mesure que les bactéries se multiplient, le système immunitaire doit réagir à la nouvelle menace et envoie des troupes, plus de macrophages et de neutrophiles qui font leur travail : vomir de l'acide et provoquer plus d'inflammation et de dommages.

Vous voyez l'épouvantable tableau qui se dessine ici ? La stimulation provoque l'activation, ce qui provoque plus de stimulation, provoquant plus d'activation, et ainsi de suite. Un cycle affreusement dangereux et sournois aux conséquences souvent mortelles. La quantité massive d'inflammation dans les poumons peut littéralement déchirer les tissus et provoquer des dommages irréversibles et des tissus cicatriciels là où votre corps tente de guérir à la hâte. Même après avoir survécu, de nombreuses personnes peuvent conserver une capacité pulmonaire réduite pour le reste de leur vie, ce qui signifie des difficultés respiratoires et une capacité réduite pour réaliser des activités physiques.

Dans ce contexte, de nombreuses personnes ont peut-être également entendu parler pour la première fois de tempêtes de cytokines, ce qui désigne une réaction massive et une stimulation excessive avec tous les signaux que votre système immunitaire prend généralement soin d'utiliser dans des proportions parfaites.

Et nous n'en avons toujours pas fini avec l'infection. Il y a donc encore plus de mauvaises nouvelles à ce stade : un autre système essentiel du corps peut être affecté par le typhon de hurlements chimiques et de surstimulation qui se produit. Dans de nombreux cas graves de COVID-19, une cascade de coagulation est déclenchée, conduisant à la coagulation du sang, ce qui signifie que les éléments du sang responsables de la fermeture d'une plaie peuvent s'activer et se mettre à coaguler dans les vaisseaux sanguins fins, entraînant un manque d'approvisionnement en oxygène dans les organes. Le corps est maintenant étouffé par l'oxygène de l'intérieur, tandis qu'il a également plus de mal à respirer, car les poumons se remplissent de liquide. Et bien sûr, la coagulation peut provoquer un accident vasculaire cérébral ou une crise cardiaque, avec toutes les conséquences que l'on connaît.

Pour de nombreuses personnes qui souffraient déjà de maladies graves, c'en est trop. Le diabète, les maladies cardiaques, l'hypertension artérielle et l'obésité ne sont que quelques-uns des facteurs de risque[2].

2. L'une des nombreuses raisons pour lesquelles l'obésité est tellement malsaine est que le tissu adipeux produit des charges de cytokines inflammatoires. Ainsi, même dans une bonne journée, l'organisme d'une personne obèse présentera beaucoup de signaux inflammatoires. Lorsque cette personne est par exemple infectée par le coronavirus, son état initial est déjà nettement moins bon, elle présente déjà plus d'inflammation qu'elle ne devrait en avoir.

En outre, de nombreuses personnes âgées ont un système immunitaire plus faible, qui n'a pas présenté une réponse interférons forte au départ et qui est beaucoup plus facilement submergé par le coronavirus. C'est la raison pour laquelle la plupart des décès surviennent chez des personnes âgées et des personnes atteintes de pathologies préexistantes. Mais ne nous y trompons pas, beaucoup de personnes jeunes et en bonne santé meurent aussi. C'est juste une question de malchance et cela dépend de la manière dont votre système immunitaire gère tous ces défis.

Nous allons clore ce chapitre ici. Au moment où j'écris cette phrase, le monde a commencé à vacciner contre le COVID-19 et, avec un peu de chance, au moment où vous lisez cette phrase, nous retrouvons tous un monde qui semble à nouveau normal. En tout cas, la pandémie de coronavirus aura été un rappel brutal de la raison pour laquelle votre système immunitaire est si incroyablement important et pourquoi davantage de personnes gagneraient à mieux le comprendre.

Le système immunitaire : Aperçu

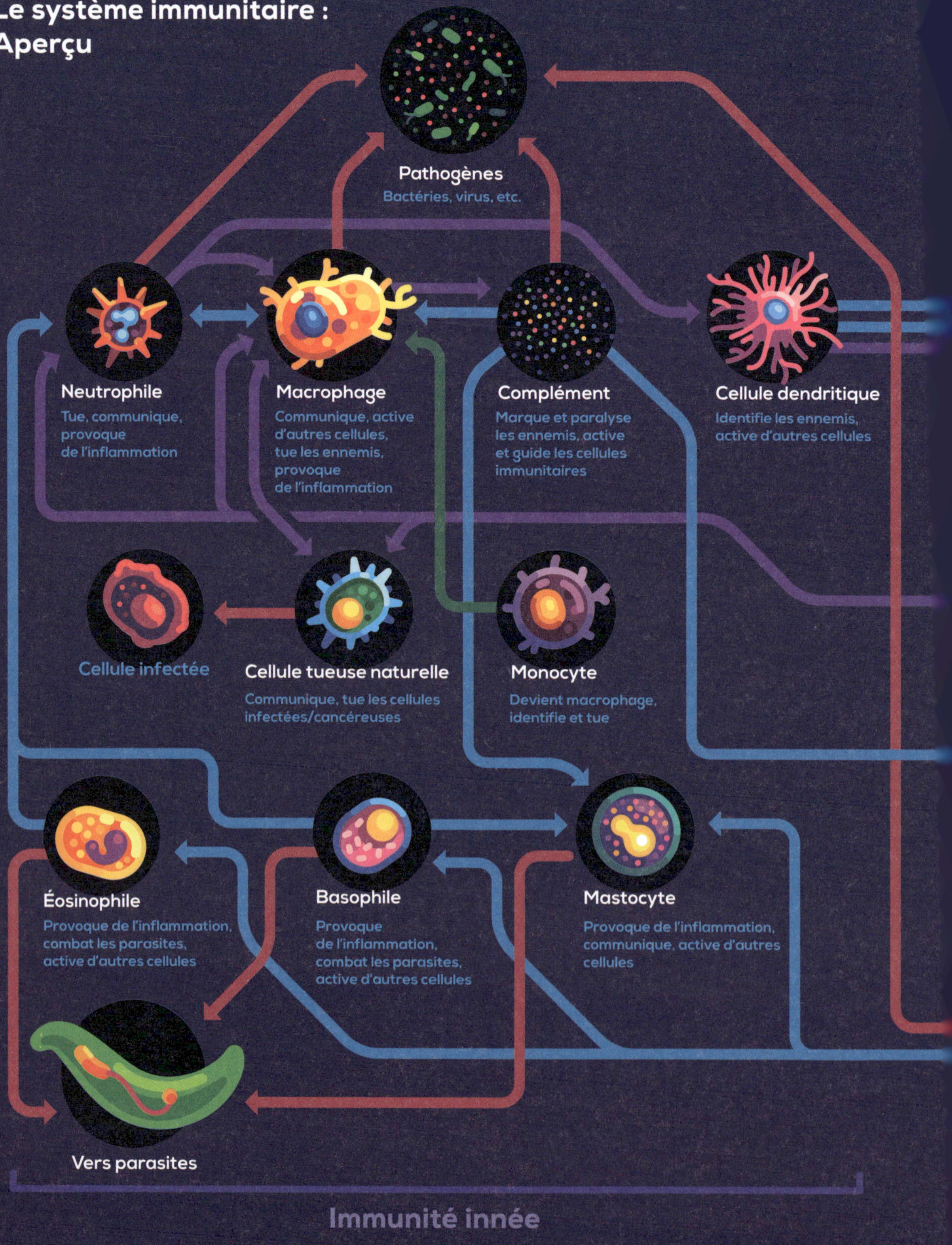

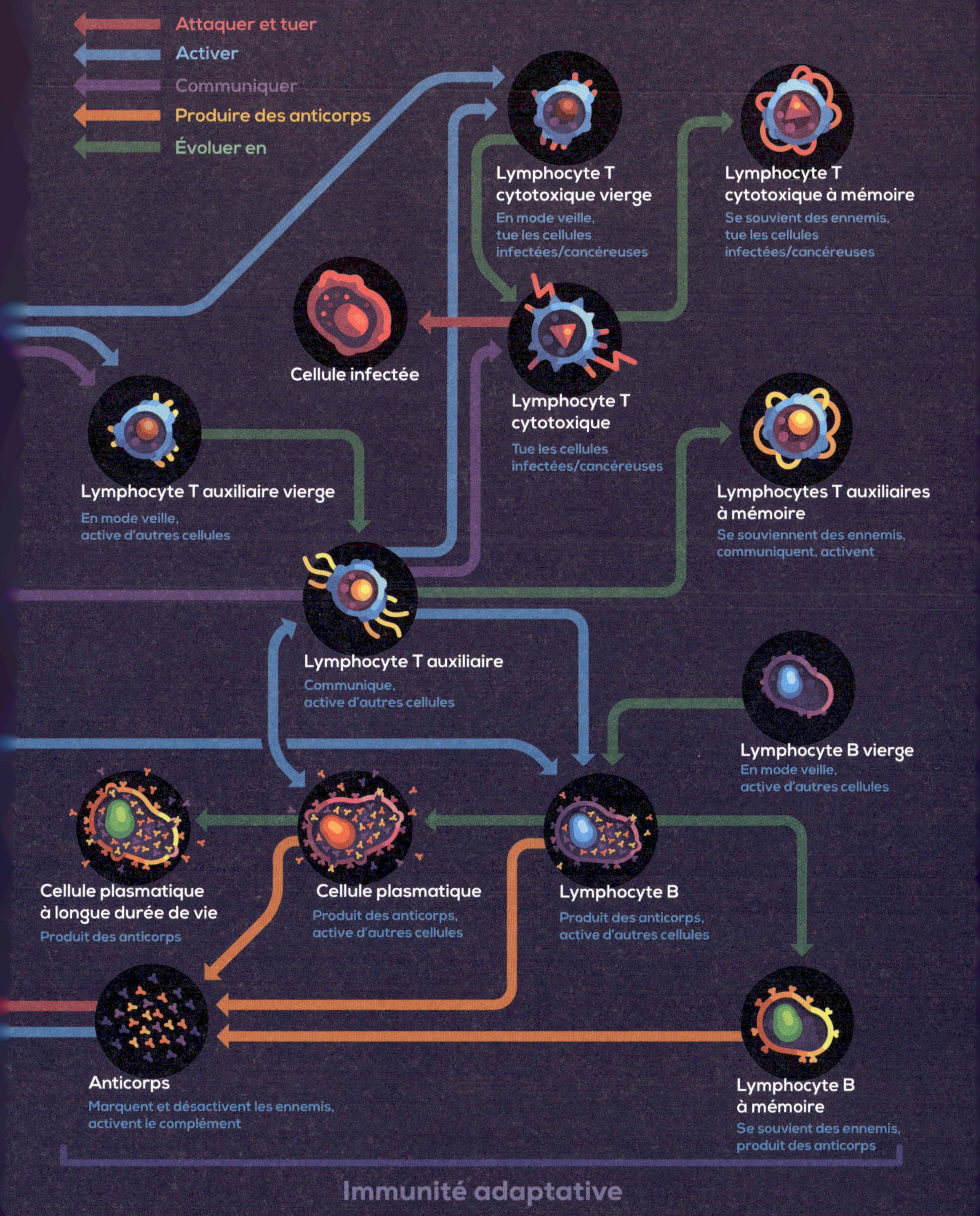
Attaquer et tuer
Activer
Communiquer
Produire des anticorps
Évoluer en
Lymphocyte T cytotoxique vierge
En mode veille, tue les cellules infectées/cancéreuses
Lymphocyte T cytotoxique à mémoire
Se souvient des ennemis, tue les cellules infectées/cancéreuses
Cellule infectée
Lymphocyte T cytotoxique
Tue les cellules infectées/cancéreuses
Lymphocyte T auxiliaire vierge
En mode veille, active d'autres cellules
Lymphocytes T auxiliaires à mémoire
Se souviennent des ennemis, communiquent, activent
Lymphocyte T auxiliaire
Communique, active d'autres cellules
Lymphocyte B vierge
En mode veille, active d'autres cellules
Cellule plasmatique à longue durée de vie
Produit des anticorps
Cellule plasmatique
Produit des anticorps, active d'autres cellules
Lymphocyte B
Produit des anticorps, active d'autres cellules
Anticorps
Marquent et désactivent les ennemis, activent le complément
Lymphocyte B à mémoire
Se souvient des ennemis, produit des anticorps
Immunité adaptative

Un dernier mot

Comme pour tout bon voyage, l'arrivée est aussi importante que le départ. Nous avons vu beaucoup de choses et de nombreux systèmes complexes et imbriqués. Nous avons appris à connaître toutes vos surfaces, intérieures et extérieures, et leurs réseaux de défense complexes. Nous avons rencontré vos soldats, depuis les rhinocéros noirs qui la plupart du temps restent calmes jusqu'aux singes déjantés armés de mitraillettes.

Nous avons observé comment votre système immunitaire passe à la vitesse supérieure lorsque votre corps est attaqué et blessé, comment plusieurs couches de complexité fonctionnent de concert pour organiser exactement le bon type de défense sur des distances extrêmement grandes pour vos minuscules cellules. Nous avons visité la plus grande bibliothèque de l'univers, ainsi que l'université la plus meurtrière que vous portez en vous sans même y penser.

Nous avons été témoins d'une attaque sournoise contre votre moi le plus profond par une armée de virus aussi efficace que cruelle et indifférente. Nous avons exploré la manière dont votre système immunitaire se souvient de ses batailles et comment nous, les humains, nous pouvons l'y aider. Nous avons examiné ce qui se passe lorsque votre système immunitaire échoue ou lorsqu'il déborde et devient la source de maladies et de dommages. Et même si nous avons parfois plongé assez profondément dans tous ces sujets, il y a tellement d'autres endroits et de systèmes incroyables que nous n'avons pas eu le temps de visiter. Mais si vous êtes arrivé jusqu'à cette page, vous avez fait un véritable tour d'horizon de votre propre corps, et de certaines des choses les plus importantes auxquelles vous n'aviez probablement jamais pensé.

Le système immunitaire a ceci de contrariant qu'il faut comprendre plusieurs choses en même temps avant que tout le système ne commence à faire sens et que sa véritable beauté ne se révèle. Si vous comprenez les macrophages, les molécules du CMH, les cytokines, les récepteurs des lymphocytes T, le système lymphatique et les anticorps, ils se combinent tous en un système incroyablement élégant qui a énormément de sens et qui est assez époustouflant.

Mais il est extrêmement difficile de s'y plonger, car le système immunitaire semble avoir été conçu pour être opaque et difficile à appréhender. Je me suis beaucoup plaint du langage de l'immunologie et si, comme je l'espère, cela vous a amusé, sachez que je ne l'ai pour ma part pas trouvé particulièrement divertissant. Pour faire des recherches en vue de l'écriture de cet ouvrage, il m'a fallu lire des manuels et des articles universitaires à la vitesse d'un élève de première année, juste pour parvenir à suivre ce qu'ils essayaient de dire. Je ne peux pas imaginer un domaine qui gagnerait davantage à nettoyer son langage et à faire un effort pour devenir plus compréhensible pour le grand public. Parce qu'en fin de compte, l'immunologie est vraiment l'un des sujets les plus passionnants de tous les temps.

La science offre un éventail de sujets incroyablement diversifié dans lesquels vous pouvez vous immerger. Et dans la culture populaire, les sujets et les domaines les plus appréciés sont souvent ceux qui paraissent les plus vastes. L'espace, par exemple, avec ses distances phénoménales, ses trous noirs et ses étoiles gigantesques, est un sujet facile à vendre pour les documentaires et les livres de vulgarisation scientifique. Mais alors que l'espace est agréable et attrayant, il n'a rien à envier à la biologie. Les étoiles sont des amas morts de plasma brûlant, et même les plus complexes et les plus intéressantes ne peuvent rivaliser avec la sophistication et la complexité de la plus simple des bactéries essayant d'échapper à un macrophage.

Le système immunitaire n'est pas aussi sympathique ni aussi compréhensible que d'autres domaines de la vulgarisation scientifique.

D'emblée, il exige beaucoup de vous. Un certain investissement de temps et d'efforts est nécessaire pour arriver à un point où l'on peut vraiment l'apprécier. Et à une époque où l'on s'attend à ce que l'information soit agréable et facile à digérer, c'est peut-être beaucoup demander. Malgré ces défis, le système immunitaire est l'un des meilleurs sujets à étudier, car il est tellement complexe et composé de tant de couches qui interagissent toutes de manière si ingénieuse qu'il est une sorte de fenêtre sur l'univers lui-même. Une fenêtre sur la complexité qui vous entoure et dont vous faites partie. Vous avez une chance incroyable d'être en vie et d'avoir un corps que vous pouvez appeler le vôtre. Du moins, c'est ce que je pense.

C'est pourquoi je dirais que cet investissement en vaut la peine, parce qu'il apporte des bénéfices formidables, et j'espère que si vous avez lu cet ouvrage jusqu'ici, vous partagez ce sentiment. Une fois que vous avez atteint le sommet de la montagne et que vous obtenez une vision assez claire du système immunitaire, la vue est sans pareille. Vous avez un aperçu de ce que signifie rester en vie dans un monde qui est une lutte entre différentes forces qui ne se soucient guère de ce que vous ressentez pour elles.

Toute cette belle complexité comporte une pointe de tristesse. Il est difficile de songer que la vie est trop courte et que nous sommes trop occupés pour vraiment en apprendre davantage sur toutes les couches qui composent la réalité. Mais en fin de compte, nous ne pouvons rien y changer. Ce que nous pouvons faire en revanche, c'est relever le défi de temps à autre, et faire l'effort d'obtenir un aperçu de quelque chose de tellement plus grand que nous.

Même si nous ne parviendrons jamais au fond des choses.

Sources

Publier des textes imprimés a ceci d'étrange qu'il faut terminer bien avant la publication réelle. Ainsi, afin de gagner du temps et de faciliter la vie des imprimeurs, une bibliographie détaillée des articles et des livres utilisés pour la recherche concernant cet ouvrage est disponible en ligne (en anglais) sur https://kurzgesagt.org/immune-book-sources/.

Remerciements

Ce livre n'existerait pas sans l'aide généreuse d'experts qui, malgré leur emploi du temps chargé, m'ont accordé de leur temps. Ils ont patiemment répondu à mes nombreuses questions, ils m'ont orienté dans la bonne direction lorsque je m'égarais dans mes recherches et ils m'ont raconté des histoires incroyables sur le système immunitaire et ses adversaires. Les échanges avec eux ont tout simplement été incroyablement passionnants. Tout cela tandis que nous étions occupés à rendre le monde meilleur pendant une pandémie mondiale qui n'a facilité la vie de personne.

Un grand merci au Dr James Gurney, qui nous a adressé de nombreux commentaires, a vérifié de nombreux faits et raconté des histoires passionnantes sur le monde des microbes et des virus. Un grand merci également au Pr Thomas Brocker, directeur de l'Institut d'immunologie de Munich, qui a participé à de nombreux appels vidéo pour répondre à une multitude de questions souvent étranges sur les détails de l'immunologie. Nous adressons aussi nos remerciements transatlantiques au Pr Maristela Martins de Camargo de l'université de São Paulo pour les nombreuses histoires étonnantes et mystérieuses sur toutes les choses folles que font nos cellules immunitaires !

Je n'aurais jamais osé publier un livre sur un sujet aussi complexe sans votre aide et je vous suis infiniment reconnaissant pour votre temps et votre enthousiasme. De plus, ce fut un immense plaisir d'apprendre de vous tous et j'espère qu'après la fin de la pandémie, nous aurons l'occasion de nous rencontrer à un moment donné !

Et puis, je tiens à remercier mes amis Cathi Ziegler, John Green, Matt Caplan, CGP Grey, Lizzy Steib, Tim Urban, Philip Laibacher et Vicky

Dettmer, qui ont tous lu l'intégralité de cet ouvrage à différents stades d'achèvement, certains d'entre eux plusieurs fois. Merci à tous pour vos commentaires détaillés et nos conversations sur le ton juste, lorsque vous me disiez si les blagues étaient bien placées ou si les explications fonctionnaient. Merci d'avoir été absolument honnêtes avec moi lorsque cela était nécessaire et de m'avoir encouragé lorsque j'étais déprimé et que je ne croyais pas qu'il me serait possible de terminer ce livre. C'est une requête énorme envers un ami de lui demander de lire un livre entier pour avoir son avis, surtout quand l'ouvrage n'est pas encore terminé, de sorte que je vous suis extrêmement reconnaissant d'avoir pris le temps nécessaire. Merci beaucoup.

Merci à Philip Laibacher, le premier collaborateur et le directeur créatif de Kurzgesagt – In a Nutshell, pour avoir créé les belles illustrations du livre et sa superbe couverture. Et merci d'avoir sacrifié une partie de tes vacances de Noël pour que tout puisse être prêt à temps.

Bien sûr, je dois aussi un grand merci à mon agent, Seth Fishman, de The Gernert Company, pour m'avoir calmé lorsque je me suis senti paniqué à l'idée d'écrire mon premier livre, et qui a mis tout cela sur les voies. À mon éditeur, Ben Greenberg de Random House, pour avoir cru en ce projet, pour avoir édité les premières ébauches et les avoir fait avancer dans la bonne direction, et tout simplement pour avoir été une présence calme dans tout ce processus. Merci à tous deux de ne pas vous être moqués de moi lorsque j'ai affirmé avec assurance, comme un idiot, que je bouclerais ce livre en trois mois. À Kaeli Subberwal, Rebecca Gardner et à Jack Gernert pour avoir fait preuve d'une grande patience avec moi, car j'étais un auteur cliché qui ne répondait jamais à ses e-mails. Un grand merci à tous les collaborateurs de The Gernert Company et de Random House pour avoir travaillé avec moi, pour l'excellence dont ils ont fait preuve, pour leur attitude tellement positive et pour avoir rendu possible la publication de ce livre.

Je tiens également à remercier toute mon équipe de Kurzgesagt – In a Nutshell. J'ai en quelque sorte pris un congé prolongé pour écrire un livre qui me tenait à cœur. Mon équipe m'a soutenu et a assuré le fonctionnement de la chaîne et de l'entreprise. Je suis désolé d'avoir parfois mal communiqué, je vous apprécie tous, ainsi le travail que vous faites.

Un grand merci à tous les spectateurs et fans de Kurzgesagt. Je ne connais pas la plupart d'entre vous personnellement et je ne sais jamais quoi répondre lorsque quelqu'un me dit en face que le travail que mon équipe et moi réalisons a de l'importance à ses yeux. Mais ici, dans la sécurité d'une page imprimée, je vous remercie d'aimer ce que j'écris et de le soutenir. Cela m'est tellement précieux.

Et si vous avez lu ce livre et que vous en êtes arrivé jusqu'ici : il y a tellement d'autres choses que vous auriez pu lire, et pourtant, c'est ce livre-ci que vous avez lu. Alors merci.

À propos de l'auteur

Philipp Dettmer est le fondateur et le rédacteur en chef de Kurzgesagt, l'une des plus grandes chaînes scientifiques sur YouTube, avec plus de 17 millions d'abonnés et un milliard de vues. Après avoir abandonné l'école à l'âge de 15 ans, Philipp Dettmer a rencontré un professeur remarquable qui lui a donné la passion d'apprendre et de comprendre le monde. Il a ensuite étudié l'histoire et la conception de l'information en se concentrant sur l'infographie. Philipp Dettmer a lancé Kurzgesagt, un projet passionnant dont la vocation vise à expliquer des idées complexes d'un point de vue holistique. Dès que sa chaîne a décollé, il s'est consacré à plein temps à la vulgarisation et à une diffusion compréhensible par tous de concepts difficiles.

philippdettmer.com
YouTube : Kurzgesagt – In a Nutshell

Index

leucémie, 406

M

Cet ouvrage a été composé en Scala, une police de caractère créée en 1991 par Martin Majoor. Elle a initialement été conçue pour une salle de concert aux Pays-Bas, mais ensuite, elle a été diffusée par FontShop International, une fonderie internationale de caractères numériques. Ses empattements étendus caractéristiques renforcent l'articulation des formes des lettres pour en faire une typographie particulièrement lisible.

Composition : Soft Office

Imprimé en Espagne

Achevé d'imprimer sur les presses de Espacegrafic
en décembre 2021.